新体系
看護学
全書

看護の統合と実践❶

看護実践マネジメント／医療安全

メヂカルフレンド社

まえがき

医療の発展とともに複雑化する医療現場で，看護職者の役割が大きく拡大しつつある。特定行為看護師が医師業務の一部を担う，へき地や地域医療に貢献する，患者が地域社会でいきいきと生活できるよう継続した支援を行うといった役割が増えている。さらに，医療チームのコーディネーターとしての期待も高まっている。

また，看護実践では，専門的知識・技術・コミュニケーションの3つを駆使した高度の実践が求められている。

たとえば，患者に対峙した際には，患者の状況や，その個別性に応じて，看護に必要な専門知識と結び付け，最善の方法を考え，患者・家族と目標を合致させ実践と評価を行う。また，医療現場では，患者の24時間の治療と生活を支えるために多職種のチームで取り組んでいる。個々の看護判断は，看護チーム・医療チームなどのチーム全体でいかされ，1＋1が2以上になるようにシステム化されている。

看護実践者としては，時代や医療環境の変化を受け止め，患者の生活を守る専門職としてぶれない軸をもつ。さらにマネジメント力を身につけ，より安全に専門性の高い職務を全うするために，医療安全の基本を修得していく必要がある。

2008（平成20）年に厚生労働省より公表された看護基礎教育カリキュラムにおいて，より臨床に近い形での学習を基礎教育で行い知識と技術を統合させる「統合分野」が新設された。本書は，その一部である「看護実践マネジメント」と「医療安全」の修得を目的として，2009（平成21）年に出版された。

本書は，刊行時の基本コンセプトはそのままに，「臨床に即した実践的な考え方に基づくマネジメント・医療安全の内容」「学生が卒後業務をイメージできる内容」「看護の基礎的な管理知識を身につける」の3点をテーマとした。今回の改訂では，文章の量，読みやすさを考え，見直しを図った。

『看護実践のマネジメント』では，序章にてマネジメントの概念を示し，第1編第1章では，臨床に出た際にすぐに体験すると思われる「看護遂行のためのマネジメント」，第2章では「多重課題への対処」について記述している。

第2編第1章は，「看護職者自身のマネジメント」，第2章は「キャリア開発・継続教育」とし，自身の健康管理とキャリア形成について理解し，看護職をとおして豊かな人生を積み重ねているようにそのヒントを様々な視点から記述した。

第3編は，第1章では「医療チームのマネジメント」，第2章では「多職種とのコミュニケーション」とし，患者家族の一番近くにいる医療チームメンバーの一員として活躍できるような内容をまとめた。

第4編は，第1章「薬物・物品の管理」にて日々の看護実践を安全かつ円滑にする物流管理を，第2章「情報のマネジメント」では情報管理の基礎について記載した。また，第3章「医療安全のマネジメント」では，医療安全に必要なマネジメントの視点を盛り込んだ。

第5編では，第1章「地域との連携システムとマネジメントシステム」，第2章「地域における看護マネジメント」の構成とし，地域医療における病院管理のマネジメントを入れた。

『医療安全』では，医療安全の基本，国が行っている医療安全対策，組織の取り組み，種別の具体的医療安全，医療の安全に重要なコミュニケーションについて記載し，各項目のなかにできる限り具体的な事例を入れ，学習中に臨床実践の場がイメージ化できるようにしている。

本書一冊でも膨大な情報量であるが，全てはより良い看護実践のために重要な内容をとりあげている。読者には，つながりを発見しながら学んでいただけると幸いである。

2020（令和2）年以降，新型コロナウイルス感染症流行の最前線にたった看護師たちは，これまでの経験と専門知識を結集し，一致団結して懸命に取り組んだ。周囲からの多大なる支援もたくさんあった。その一方で，医療者という立場であるがゆえに，社会生活を営みにくい状況を抱えることもあり，苦しい思いをしながらも踏ん張ってきた。

1年半余りが過ぎ，突発的とも思える事象があっても，しなやかに強く立ち上がり，それ以上に成長する看護職者の姿を目の当たりにし，今，あらためて看護という仕事に誇りを感じている。

本書が，看護の未来を担う学生の臨床実践能力を育成する一助になることを願う。

2021年12月

小澤　かおり

執筆者一覧

■看護実践マネジメント

編集

小澤かおり	東京慈恵会医科大学附属第三病院副院長，看護部長

執筆（執筆順）

髙橋　則子	学校法人慈恵大学理事
小澤かおり	東京慈恵会医科大学附属第三病院副院長，看護部長
吉原　章子	東京慈恵会医科大学附属病院看護部看護師長
宮城久仁子	東京慈恵会医科大学附属病院看護部管理師長
高木　明子	東京慈恵会医科大学葛飾医療センター看護部／精神看護専門看護師
美島　路恵	東京慈恵会医科大学附属病院感染対策部副部長／感染管理認定看護師
奈良　京子	東京慈恵会医科大学教育センター看護キャリアサポート部門副部門長
林　　由美	東京慈恵会医科大学葛飾医療センター看護部長
児玉久仁子	東京慈恵会医科大学医学部看護学科講師
川上　恵美	東京慈恵会医科大学附属病院看護部／脳卒中リハビリテーション看護認定看護師
山下　正和	東京慈恵会医科大学附属第三病院看護部管理師長
田村　宏美	東京慈恵会医科大学附属病院医療安全推進部主事

■医療安全

編集

小澤かおり	東京慈恵会医科大学附属第三病院副院長，看護部長

執筆（執筆順）

北條　文美	東京慈恵会医科大学附属病院医療安全推進部医療安全管理者
佐藤　　恵	東京慈恵会医科大学附属病院医療安全推進部副部長
及川　香織	東京慈恵会医科大学附属病院看護部管理師長
挟間しのぶ	東京慈恵会医科大学教育センター看護キャリアサポート部門主事
藤原喜美子	東京慈恵会医科大学葛飾医療センター医療安全推進室医療安全管理者

目次

看護実践マネジメント

序章 マネジメントの概念と看護における実践 003

I マネジメントとは 高橋則子 004
1 マネジメントの役割 004
2 目標達成のためのツール（マネジメントサイクルの活用） 006
3 タイムマネジメント（時間を管理する） 007
4 セルフマネジメント（自己を管理する） 007

II 看護におけるマネジメントとは 小澤かおり 008
A 看護師のマネジメント 008
1 最良の看護のための看護マネジメント 008
2 問題解決思考（システムズ思考）を活用する 009
B 看護管理者のマネジメント 010
1 チームや組織が最善を尽くせるための人材育成 010
2 患者・家族の反応から看護実践の成果を評価する 011

第1編 業務遂行のためのマネジメント

第1章 1日の業務の組み立て 吉原章子 013

I 複数患者を受け持つための情報収集・管理 014
A 患者を受け持つために必要な情報収集・管理 014
1 入院生活にかかわる基礎データ把握の目的 014
2 入院生活にかかわる主な基礎データとその内容 014
3 患者の状況の変化に対応する情報収集 018
B 受け持ち患者データの情報源 019
1 診療記録および看護記録 020
2 申し送り 021

II 1日のスケジュールの立て方と業務時間の管理 022
A スケジュール管理のための工夫 022
1 当日のスケジュール管理のための工夫 022
2 優先順位を決定するための情報整理の工夫 023
B 業務時間の管理 023
1 タイムスケジュールの作成 024
2 優先順位の決定 025
3 おのおのの業務に要する時間の把握 025
4 事前の準備 026
5 タイムスケジュール運用上の注意点 026
6 人的資源の確認とチームメンバーとの協力 026
7 記録 027

第2章 多重課題への対処 宮城久仁子 029

I 多重課題の危険性 030
A 多重課題とは何か 030
1 今日の医療現場の状況と看護の多重課題 030
2 看護現場の実際 030
B 多重課題遂行時の危険性について 031
1 多重課題とヒューマンエラー 031
2 多重課題遂行のために必要な看護師の姿勢 032

II 多重課題発生時の対処の原則 033
A 看護の現場における多重課題 033
1 予定された業務をどのように組み立てるか 034
2 業務の所要時間の設定と予期しない多重課題への対応 034
B 多重課題への対処の原則 034
1 優先順位の判断規準 034
2 安全に業務を遂行する 036
3 夜勤における多重課題への対処 036
C 多重課題への対処の実例 037
1 多重課題の3つの場面 037
2 各場面での多重課題の考察 037
3 多重課題に対応するポイント 039
D これから多重課題を経験するにあたって 040

第2編 看護職自身のマネジメント

第1章 看護職の健康管理 041

I 看護実践と健康管理 高木明子 042
A 看護職の生活の特徴 042

B 生活パターンの確立 042
1 睡眠時間の確保 043
2 食事をきちんと摂る 043
3 自分にあった運動の習慣 043
C ストレス対策 043
1 看護職のストレス 044
2 ストレスへの対処のしかた 044

II 看護師が被害者となる事故とその対策 045
A 事故,感染,被曝,抗がん薬曝露 美島路恵 046
1 血液・体液曝露事故 046
2 流行性ウイルス疾患等の罹患 046
3 放射線被曝 047
4 抗がん薬曝露 047
B 職業感染の予防策 047
1 血液・体液曝露事故の予防策 047
2 流行性ウイルス疾患の予防策 049
C 職場での暴力やハラスメント対策 高木明子 049
1 職場での暴力 049
2 ハラスメント 051

第2章 看護師のキャリア開発・継続教育 053

I キャリアについての考え方 奈良京子 054
A キャリアとは何か 054
1 キャリアの定義 054
2 看護におけるキャリア 054
B キャリア形成について 055
1 キャリア発達とキャリア開発 055
2 研究者たちによるキャリア形成理論 055
3 キャリアアンカーとは 057
4 看護師としてのキャリア 058

II 生涯学習 066
A 生涯学習とは 066
B 看護師としての生涯学習 066

III ジェネラリストとスペシャリスト 髙橋則子 067
A 専門看護師と認定看護師 067
1 専門看護師 067
2 認定看護師と特定行為 069
B 看護師の専門資格制度と教育課程 071

第3編 医療チームにおける看護マネジメント

第1章 看護師のチームワークとコミュニケーション 林由美 073

I 指示と報告の基本 074
A 医療チームにおける指示と報告 074
1 情報の共有と指示受け 074
B 医療チームにおける報告 076
1 チームの一員としての準備 076
2 速やかな報告が必要な事項と留意点 076
3 問題発生時の報告について 077
4 職員の勤務状態に関する報告 078

II 看護業務におけるチームワークとリーダーシップ 078
A 看護ケア提供システム 078
B チームワークとリーダーシップ 079
1 リーダーシップとは 079
2 看護チームリーダーの役割 079
3 勤務帯のリーダーとしての役割 080

III 看護チームでの情報伝達・共有 081
A 看護における情報共有 081
B コミュニケーションの技術の必要性 081

第2章 多職種のチームワークとコミュニケーション 083

I チーム医療の実際 児玉久仁子 084
1 チーム医療とは 084
2 チーム医療の場とその特徴 085
3 特定領域におけるチーム医療 087

II クリニカルパスの役割 川上恵美 088
1 クリニカルパスとは 088
2 クリニカルパスのメリット 088

III チームワークとコミュニケーション 児玉久仁子 093
A チームワークの構築 093
1 チームワークとは何か 093
2 チーム形成のプロセス 093
B アサーティブ・コミュニケーション 094

Ⅳ 多職種カンファレンス 095
A カンファレンスの基礎知識 095
1 カンファレンスとは 095
2 カンファレンスの特徴 096
3 ファシリテーションの重要性 097
B カンファレンスの実際 098
1 カンファレンスの流れ 098

Ⅴ チーム医療における看護師の役割 099
1 看護師の役割 099
2 看護師の責任 100

第4編 看護マネジメントの実践

第1章 薬物・物品の管理 林由美 103

Ⅰ 物品管理 104
A SPDシステム 104
B 物品供給システム 105

Ⅱ 医薬品の管理 105
A 医薬品の供給システム 106
B 医薬品の在庫管理・品質管理 106
C ハイリスク(ハイアラート)薬品の管理 106
D 規制医薬品の管理 107
1 麻薬の取り扱い 107
2 向精神薬の取り扱い 108

Ⅲ 血液製剤の管理 109
A 血液製剤の保管と受け渡し 109
B 血液製剤の速やかな実施 109

Ⅳ 医療機器の安全管理について 110
A 医療機器の保守点検・管理 110
1 日常点検 110
2 定期点検 110
B 医療機器の安全管理に関する教育・指導 111

第2章 情報のマネジメント 山下正和 113

Ⅰ 看護と情報 114
A 医療における情報の重要性 114
1 医療の場での情報と看護師の役割 114
2 情報の基本的な要素 114
B 情報とは 115
1 「データ」「情報」「知識」「知恵」の定義 115
2 「データ」と「情報」の理解 116
C 看護に必要な情報化 117
1 必要なデータ収集の場 117
2 看護師間での情報共有 118
3 看護師間および他職種との情報共有 119
D 医療チームで共有する情報 120

Ⅱ 医療における看護記録の位置づけ 121
1 看護記録の法的位置づけ 121
2 重症度,医療・看護必要度における看護記録 122

Ⅲ 医療情報の電子化 123
1 電子カルテ導入の意義 123
2 看護支援システムの利用 124
3 医療情報の電子化に伴う留意点 125

Ⅳ 医療情報の取り扱い方 125
1 守秘義務 126
2 セキュリティ 127
3 個人情報と倫理 128

第3章 医療安全のマネジメント 小澤かおり 131

Ⅰ 看護マネジメントと医療安全 132
1 医療の安全とは 132
2 看護実践の特性と医療安全 133
3 ヒューマンエラーのマネジメント 134
4 エラー発生当事者へのマネジメント 136

Ⅱ 医療安全のしくみと医療安全管理者と看護管理者の協働 137
1 医療安全への組織的取り組み 137
2 医療事故調査制度 138

第5編 地域医療における病院の理解とマネジメント

第1章 地域との連携システムとマネジメントシステム 田村宏美 141

Ⅰ 保険医療の機能分化と連携 142
A 日本の保険制度のしくみと医療機関の役割 142
1 国民皆保険制度 142
2 介護保険制度 143

3 医療機関の役割 143
4 持続可能な社会保障の確立を目指して 144
5 病床機能の分化 145

B 患者を取り巻く医療の変化と地域包括ケアシステム 146
1 地域包括ケアシステムとは 146
2 進化する地域包括ケアシステム 146

Ⅱ マネジメントにおける指標とシステム 147

A 地域連携クリニカルパス 147
1 クリニカルパスと地域連携クリニカルパスの定義 147
2 地域連携クリニカルパスの特徴 148

B 重症度, 医療・看護必要度 149
1 重症度, 医療・看護必要度とは 149
2 地域包括ケアシステムにおける地域連携と看護必要度 150

第2章 地域における看護マネジメント 田村宏美 153

Ⅰ 地域との連携における看護師の役割 154

A 退院支援と退院調整 154
1 退院支援における看護師の役割 154
2 地域包括ケアと看護師の役割 155

Ⅱ 暮らしに帰るためのマネジメントシステム 157
1 効果的な退院支援計画 157
2 スムーズな入退院をサポートするPFM 157

国家試験問題 159

D 医療安全

第1章 医療安全の基本的考え方 163

Ⅰ 医療事故と医療安全の定義 北條文美 164

A 医療事故の区分 164

B 医療安全の定義 164

C 医療安全の管理 165
1 医療安全の管理に必要なリスクマネジメント 165
2 ヒューマンエラーと対策 165

Ⅱ 国の医療安全対策 佐藤恵 170

A 日本の医療安全対策推進の背景 170

B 厚生労働省の医療安全関連の取り組み 170
1 患者の安全を守るための医療関係者の共同行動 170
2 厚生労働省の医療安全担当部署の設置 171
3 「安全な医療を提供するための10の要点」の策定 172
4 医療安全対策検討会議「医療安全推進総合対策」策定 172
5 医療機関における安全管理体制整備を徹底する施策実施 172
6 医療事故やヒヤリ・ハットの情報を収集・分析 173
7 第5次医療法改正による医療安全対策の強化 175
8 産科医療補償制度の運用開始 175

Ⅲ 組織の医療安全対策 及川香織 176

A 組織として医療安全に取り組むことの意義 176

B 医療機関における医療安全管理の組織体制 176
1 医療安全管理のための指針 176
2 医療安全管理委員会などの医療安全のための組織体制 177
3 医療安全管理のための職員研修 178
4 医療事故などの院内報告制度 178

Ⅳ 看護職の法的責任と看護職賠償責任保険制度 180

A 医療事故に伴う看護職の法的責任 180
1 刑事上の責任 181
2 民事上の責任 181
3 行政上の責任 181
4 服務規程等による処分 182

B 看護職能団体の情報提供と支援 182

C 看護職賠償責任保険制度 182

第2章 種類・状況別にみた医療安全対策 185

Ⅰ 看護師が関与した医療事故／ヒヤリ・ハット 佐藤恵 186

A 実際に起こっている医療事故やヒヤリ・ハット 186

B 医療事故やヒヤリ・ハットの原因と事故防止対策 186

Ⅱ リスクの種類による医療安全対策 186

A 患者誤認 佐藤恵 187
1 患者確認の基本 187
2 外来場面における患者誤認 189
3 入院場面における患者誤認 190
4 与薬における患者誤認 190
5 検査における患者誤認 191
6 配膳における患者誤認 191
7 手術場面における患者誤認 191
8 検体採取場面における患者誤認 193
B 薬剤関連 北條文美 193
1 患者に与薬する際の手順の遵守 193
2 正しい与薬とは(6つのR) 193
3 与薬までのプロセスの複雑性 194
4 与薬におけるヒヤリ・ハットと医療事故 194
C 医療機器関連 佐藤恵 199
1 人工呼吸器 199
2 シリンジポンプ 201
3 輸液ポンプ 203
4 心電図モニター 203
D 輸血 北條文美 204
E 点滴ライン, チューブ, ドレーン, カテーテル関連 佐藤恵 207
1 経管栄養(経鼻栄養チューブ・胃瘻カテーテル) 207
2 事故(自己)抜去 208
3 静脈ライン 210
4 胸腔ドレナージ 211
F 浣腸 北條文美 212
G 転倒・転落 214
1 転倒・転落が起きる理由 214
2 転倒・転落防止に関する考え方 214
3 転倒・転落のリスクアセスメント 214
4 転倒・転落の事例と防止対策 215
5 転倒・転落発生後の対応 216
H 入浴介助中のインシデント・医療事故 佐藤恵 216
1 入浴中の熱傷 216
2 入浴中の転倒・転落 217
3 入浴中のおぼれ, 意識障害 217
I 温罨法 北條文美 218
1 温罨法による熱傷 218
J 食事 219
1 配膳時における事故 219
2 異食・誤飲 220
3 誤嚥・窒息 220

Ⅲ 災害対策・防災管理 挾間しのぶ 221

A 災害医療の基本 221
1 災害の定義と種類 221
2 災害対策と災害医療システム 222
3 災害対応の原則 224
4 災害に対する医療機関の準備 226
B 災害看護の役割 227

第3章 医療安全とコミュニケーション 藤原喜美子 229

Ⅰ 正確なコミュニケーションの重要性 230

1 コミュニケーションエラーによる医療事故 230
2 コミュニケーションエラーにかかわる人間の認知的特性 232

Ⅱ 医療事故防止のための他職種とのコミュニケーション 234

1 医療現場のコミュニケーションの特徴 234
2 エラーを防止するためのコミュニケーション 237

Ⅲ 医療事故防止のための患者とのコミュニケーション 241

1 患者・家族へのわかりやすい説明 241
2 患者自身による医療行為の安全確認 242
3 患者からの情報の発信 242

国家試験問題 244
国家試験問題 解答・解説 245
索引 247

看護実践マネジメント

序章

マネジメントの概念と看護における実践

この章では

- マネジメントの概念とその役割を説明できる。
- 病院における組織の種類とその目的を列記できる。
- マネジメントサイクル（PDCAサイクル）と看護過程の思考過程を説明できる。
- タイムマネジメント，セルフマネジメントなどマネジメントのあり方を述べられる。
- 患者・家族の事前期待に応える方法を説明できる。
- 看護現場の人材育成とシステムを動かす方法を説明できる。
- 看護管理者による看護実践の評価の方法を説明できる。

I マネジメントとは

1. マネジメントの役割

近年，わが国は少子高齢化の進展に伴い，一人暮らしや認知症の高齢者が増加し，国の社会保障費が増大している。また，人口減少のなかで地域医療の確保，医療保険制度の維持などが大きな課題となっている。高齢化に伴い疾病構造も変化しており，従来の「治す医療」から地域での生活の継続を考えた「治し支える医療」へと転換が図られている。健康上の問題で日常生活が制限されることがない健康寿命の延伸（えんしん）の観点からは，疾病予防・健康づくりへの取り組みが重要となっている。

このような状況から，医療と生活の両方に視点をもつ看護職への期待は大きくなり，活動の場が拡大している。看護職が活躍する様々な場において，多くの職種と連携・協働し，変化する社会のニーズに応えるためには「マネジメント」が欠かせない。

▶ **マネジメント**　英語のmanagementを，そのまま日本語に訳すと「管理」「経営」などの意味がある。たとえば「管理」は，「ある規準などから外れないよう，全体を統制すること」「事が円滑に運ぶよう，事務を処理し，設備などを保存維持していくこと」（大辞泉，第2版），「良い状態を保つように処置すること」（広辞苑，第7版）などの意味がある。

「マネジメント」の定義は様々であるが，いくつか紹介すると，高梨は会社という枠組みから「ヒト・モノ・カネ・情報等の経営資源をタイミングよく配分すること」すなわち「その時代の経営環境に適した管理をすること」といい[1]，坂本は看護管理の立場から「1つのことを実行すると決めたら，それを成し遂げていくプロセス全体」と述べている[2]。著書「マネジメント；基本と原則」で有名なアメリカの経済学者ピーター・F・ドラッカー（Peter Ferdinand Drucker）は，マネジメントを「その組織に成果をあげさせるもの」であるといい，そのための「道具，機能，機関である」と定義している[3]。本書では，諸説あるなかでも，このドラッカーの考え方を参考にする。

▶ **組織**　それでは組織（organization）とは何なのだろうか。広辞苑（第7版）によると「ある目的を達成するために，分化した役割を持つ個人や下位集団から構成される集団」となっている。言い換えれば，共通の目的を達成するために，役割を分担し協働しながら継続的に活動する人々で構成された集団である。私たちの社会には，企業，行政機関，病院，学校，研究所，労働組合，各種団体など様々な組織が存在する。

▶ **病院という組織**　病院を例にとってみると，病院という組織は，診療部，看護部，栄養部，薬剤部，事務部など，いくつかの部門で構成されている。看護部という組織においては，病棟，外来，手術室などの機能別に複数の看護単位を設け，1つの看護単位のなかで2～3の看護チームを形成している場合が多い。規模や役割の違いはあるが，共通の目的を達成するために協働する集団であり，これらも組織である。

▶ **手段としての組織**　ドラッカーは「組織が社会に存在するのは組織自身のためではない。自らの機能を果たすことによって，社会，コミュニティ，個人のニーズを満たすためである。組織は目的ではなく，手段である」と述べ「その組織は何をなすべきか。機能は何か」を問題視している[4)]。そして，**マネジメントの役割**として以下の3つをあげている[5)]。

- 自らの組織に特有の使命を果たす
- 仕事を通じて働く人たちを生かす
- 自らが社会に与える影響を処理するとともに，社会の問題について貢献する

この3つの役割について少し具体的に考えてみる。これらは組織を構成する一人ひとりが自分のこととして考え，全体で共有して取り組んでいかなければならないものである。

1　自らの組織に特有の使命を果たす

組織の成果（なすべきことをなした結果）は，その組織の使命によって異なってくる。「自分が所属する組織の使命は何か」を問い，その使命を果たすために何をなすべきかを考えることが重要である。

医療においては，病院，診療所，訪問看護ステーションなど様々な組織がある。それぞれの組織において，その地域でどのような役割を担い，何を大事にし，何を目的としているのかを明らかにする。それらを組織の「理念」として表現し，理念を具体化させるために「基本方針」を打ち出している施設が多い。理念や基本方針は，施設内掲示板，ホームページ，パンフレットなどで訪れる人々に伝え，組織内教育をとおして全職員にも周知することが重要である。それらを明確に表現することで，組織構成員の使命感が高められ，同じ方向へ力を結集しやすくなる。

2　仕事を通じて働く人たちを生かす

よく耳にする言葉に“組織は人なり”がある。この言葉のように組織が成果をあげるためには，組織の構成員である“人”は重要な要素である。組織で働く人たちは，仕事を通じて生活の糧（かて）を得るとともに，自らの能力を発揮し成果をあげることで達成感や自分の存在意義を感じ，自己実現を目指す。

したがって，上司やリーダーは組織の構成員である個人の特性をとらえ，①個人の強みを生かした適材適所で活用することで仕事の成果が出せるよう支援するとともに，②仕事の成果を評価し本人にフィードバックすることで継続学習の機会を与え一層の成長を支援することに力を入れるべきである。

3　自らが社会に与える影響を処理するとともに，社会の問題について貢献する

組織には社会的責任がある。自分が所属する組織は，どのように社会に貢献することができるのかを考え，組織が社会に与える影響を処理し，社会の問題の解決に向けた貢献が

求められる。組織は地域のなかに存在し，社会のなかでその役割を果たす。組織活動は社会に影響を与え，社会環境の変化は組織へ影響を及ぼす。したがって，組織は自らの活動によって生じる様々な問題を解決し，その問題による社会への影響を最小限にとどめる必要がある。また，社会の変化や生じている問題に関心をもち，その問題解決に向けた取り組みを行うとともに，社会の問題を機会に転換して変革に挑み，組織の機能向上に努めることも重要である。

病院を例に考えると，病院は患者のために存在する組織であり，患者の意思を尊重しながら安全かつ適切な診断・治療を行い，心のこもったケアによって安心感を与え，命と生活の質を守ることに貢献している。

ここでは検査結果の見落としによってがんの発見が遅れたり，医療過誤あるいは院内感染によって患者に不利益をもたらすことがあってはならない。そのため，患者の安全確保，感染を制御する取り組みは病院全体で行うことが必要である。さらに，高齢化が進み医療費の増加が社会問題になっているわが国では，疾病予防や健康寿命の延伸に向けた情報発信や教育機会の提供とともに，行政や他医療機関・介護施設などと連携し，地域住民の健康と暮らしを支えることへの貢献も求められている。

2. 目標達成のためのツール（マネジメントサイクルの活用）

▶ PDCAサイクル　組織は，自らの使命を果たすために，目標を設定し活動している。目標達成のために有効なツールの一つに**マネジメントサイクル**（図1）がある。マネジメントサイクルは，Plan（計画）-Do（実行）-Check（評価）-ActまたはAction（改善）というプロセスを踏み，**PDCAサイクル**と呼ばれている。

- **Plan**（計画）：組織目標を設定し，目標達成のために何をなすべきか仮説を立て，計画を立案する。
- **Do**（実行）：計画を基に実行する。
- **Check**（評価）：計画の進み具合や計画に沿って実行されたかどうかを評価する。
- **Act/Action**（改善）：評価により見えた課題の解決策を考えて処置し改善する。

PDCAサイクルは繰り返され，より質の高い成果をあげるために活用される。

▶ 看護過程　看護においても看護過程（nursing process）の展開で，PDCAサイクルと同様

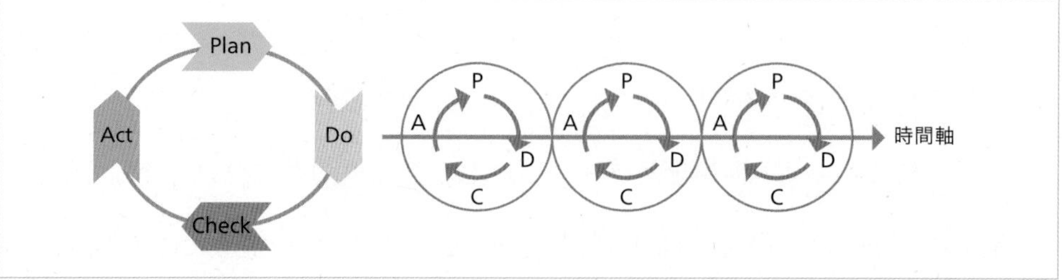

図1　マネジメントサイクル

な思考過程を踏んでいる。①看護アセスメント（情報収集・分析），②看護上の問題の明確化（看護診断），③看護計画（看護目標設定・計画立案），④実施，⑤評価という一連のプロセスで看護は行われている。

3. タイムマネジメント（時間を管理する）

時間は誰にとっても貴重なものであり，社会生活を営（いとな）む際には，自分だけではなく相手の時間も尊重しなければならない。時間を管理することは，仕事，学業，家庭生活においても重要な課題である。時間管理，すなわちタイムマネジメントは，時間の使い方を管理することである。これは自身の行動を管理することにほかならない。

▶ **時間管理の取り組み**　時間管理には，①人との約束の時間や課題の提出期限，物品の納期などの**期限を守るための取り組み**と，②自分の時間の使い方を把握してコントロールする**時間を有効に使う取り組み**の2つがある。

▶ **組織の時間管理**　組織は，自らの理念や社会的な役割を念頭におき，現在の状況と将来の見とおしを分析し，短期・中期・長期的な視点で目標を立てている。目標達成，あるいは課題解決をする場合，どのくらいの期間で達成するのか，1日の時間をどのように使うかを考えて行動計画を立てることが必要である。多くの課題があるなか，優先順位をつけ，何を，いつ，どこで，どのように行うかを考えて行動する。

4. セルフマネジメント（自己を管理する）

ナイチンゲール（Florence Nightingale）は，その著書のなかで「他人を統率するには，まず自分自身を統率すること，これが第一の条件であることはいうまでもありません。自分の面倒もみきれないで，他人の世話のできるはずがありません」[6]と述べている。

看護職者は専門職業人として，自らを律し，責任ある行動をとることが求められる。自分自身のマネジメント（セルフマネジメント，自己管理）は重要である。

▶ **自分の健康を保つ**　自分の健康状態を良好に保ち，気持ちを切り替えて仕事や課題に取り組むこともセルフマネジメントである。

▶ **自己能力の開発をする**　自己の能力を客観的にみて，強みを自覚し，弱みを知る。強みをさらに伸ばし，弱みをカバーする学習や訓練を自ら行って能力開発をするのもセルフマネジメントといえる。

▶ **目標達成に責任をもつ**　自ら目標を設定し，目標達成に責任をもつこともセルフマネジメントである。自らの目標の設定には，自らが属する組織の使命と目標および部署やチームの目標を理解し，そこにつながる自らの目標を設定する。さらに，自ら設定した目標の達成に向けて意識的に行動し，期待する成果が得られたかを自分で検証する。結果として「自分の目標が達成できた」ということは，その成果は組織目標とつながっているため「組織の成果」となる。

II 看護におけるマネジメントとは

▶ **看護マネジメント**　看護におけるマネジメント（看護マネジメント）とは，看護師が最良の看護を患者や家族に提供するために最善を尽くせるように，看護師が属しているチームや組織を育成し，組織のシステムを動かし，患者・家族の反応から看護実践の成果を評価することである。その看護マネジメントの要（かなめ）となるのが，看護管理者である。

A 看護師のマネジメント

1. 最良の看護のための看護マネジメント

▶ **事前期待**　患者・家族（看護が支える人すべてを含む）は，事前期待*と看護チームから受けたケアが合致していると思えれば，看護師とのかかわりに安心ができる。しかし，これは患者・家族の要望に看護チームが「すべて応じればよい」ということではない。看護師は，その専門的判断と信念をもって，患者に最善な支援を選び，それを患者・家族の事前期待と調和させていく必要がある。

▶ **事前期待への対応**　患者・家族の「安心」からさらに満足度を高めるには，①一人ひとりに異なる**個別な事前期待**への対応，②同じ人であっても**状況によって異なる事前期待**への対応，③思ってもみないかかわりで感動したという経験のもとになる**潜在的事前期待**への対応，が重要である。

たとえば入院前の外来通院時に行う入院前面談がある。専任の看護師が面談を行い，患者・家族から日常生活の情報を得て，ベッドの硬さや高さ，床頭台の位置などを入院前の生活に近い快適な環境に整える手はずをし，安全かつ安楽に過ごせるように準備をする（個別な事前期待）。しかし，事前に準備していたものが，入院時までの状況の変化や，実際に療養をするなかで変化することもある（状況によって異なる事前期待）。その変化に迅速に対応することで，患者・家族の満足度は向上する。

また，患者が思ってもみないかかわりで感動することは，患者との信頼関係を築き，その人の生き方，生きがいを理解することから始まる（潜在的事前期待）。たとえばターミナル期にある男性患者と妻が，毎年旅に出て見ていたひまわり畑を「今年は見ることができないな」と寂しそうに話している様子を見て，受け持ちの新人看護師が，そのひまわり畑に出かけ写真を撮り，プレゼントしたことがあった。男性患者と妻は涙を流して喜ばれ，「一言つぶやいたことを，こんなに思っていてくれたなんて感謝感激です」と述べられた。

---

* **事前期待**：クライアント（顧客）がサービスを受ける前にもっている期待のこと。ここでは患者・家族がケアを受ける前にもっているケアへの期待のことをいう。この事前期待のもち方には後述のように，①個別な事前期待，②状況によって異なる事前期待，③潜在的事前期待などがある。

看護師は，患者・家族と伴走しながら，おのおのがもてる力を発揮し，患者・家族が社会生活を活き活きと営めるまでを援助のゴールとする。それら病(やまい)をもちながらも，その人らしく生きられるように支えるプロセスを，看護スタッフが責任をもって果たせるように調整することが，最良の看護のための**看護マネジメント**であるといえる。

2. 問題解決思考(システムズ思考)を活用する

▶ **問題解決思考(システムズ思考)とは**　部分ではなく全体を，要素だけでなく，そのつながりをみる思考方法である。たとえば転んで腕が腫れて強い痛みがある人がいるとする。腫れは目に映る事象であるが，X線写真を撮るとその部位の骨折の有無がわかる。その骨や骨の周りには血管が豊富なため，腫れた原因は骨の中心にある骨髄や血管の損傷による出血であることがわかる。

また，骨自体には知覚神経はないが，骨を包んでいる膜などにある豊富な神経が傷ついて痛みが強く出ているのであろうと予想できる。さらに骨折した場合，その腕が利き腕かそうでないかで，生活の自立度が変わることも予測できる。

このように，外から見えるものと，外からは見えないX線写真でわかるものや，からだのメカニズム，その人の生活してきた日々など，一方面からだけでなく多方面から見つめ解決に導くのが“問題解決思考”である。問題という言葉は〈わからないこと，困っていること〉など否定的な意味に捉えがちだが，ここでいう問題は〈解決すべき事柄〉を指し，建設的な意味をもつ。

▶ **目標の設定**　問題解決思考を実際に使用する際の第一歩は“ありたい姿＝目標”を定めることである。次に，目標に対し，どのような現状があるのかを探索する。

▶ **問題の明確化**　目標と現状のギャップが解決すべき問題であり，なぜそうなったか？ と繰り返し問いかけて考えると，解決すべき問題が見えてくる。注意点として，問題は時間の経過や解決する人の立場で変わるため，時間や誰の立場で問題を解決しているのかが，思考過程でぶれないように明確にしておく。

▶ **解決すべき問題の対策を立てる**　解決すべき問題に対して，どうすればよいかの対策を考え，実践計画を立てる。計画倒れにならないように，短期に実行する対策と長期に実行する対策を立てる。そして，いつ，だれが，どのように対処するのかを決める。また，なぜそれを行う必要があるのか，スタッフ全員で共有し，だれがどの役割をもち責任を果たすのかを決める。

実践を促進するためには，患者にとって良い方向に動いているか，変更点はないかを常に点検し，改善点があれば迅速に対応する。改善に時間を要する場合は，次なる実践計画としてあげておく(図2)。

▶ **看護管理者の視点**　看護管理者は問題を解決するプロセスを注視し，①患者に個別で発生する問題，②何人かの患者に共通する問題，③組織の将来に向けて改善すべき問題を，明らかにし，先手を打つ。

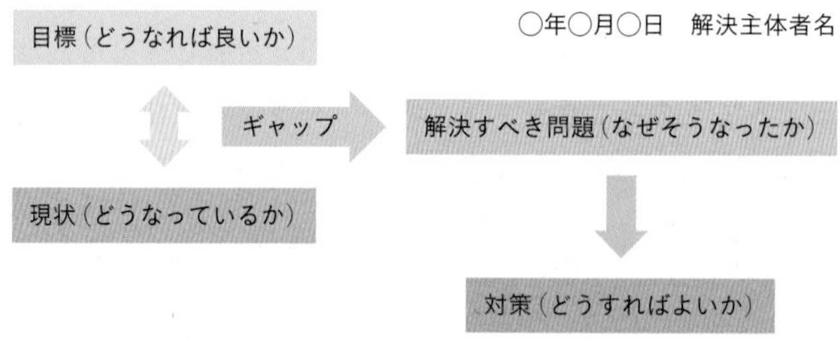

＊図のように考えると物事を多方面から見ていることになる。
出典／佐藤允一：問題構造学入門；知恵の方法を考える，ダイヤモンド社，1984，p.75．を参考に作成．

図2 問題解決思考のフレーム

B 看護管理者のマネジメント

1. チームや組織が最善を尽くせるための人材育成

医療はチームで行うものであるが，患者・家族と相対するのは個々の医療者である。そのなかでも看護師は，患者の24時間を看護チームとして切れ間なくかかわり，患者の状況を最も近くで見ている医療職である。患者が生と死，健康と病気といった大きな事実に直面しているなかで，それらを正確に観察し，理解・判断し，適切な看護を実践し，正確に報告するための訓練によって看護師は成長する。具体的にその内容をみていこう。これらは，看護管理者がスタッフ教育をする際のポイントでもある。

▶ **情報の収集と共有**　看護師は患者のからだ・こころの状況や，社会関係，人として生きてきた日々を，観察の技術によって情報収集する。看護師は，一人の人間のなかで起きていることを全体として見つめ，さらに病気のこと以外で，患者・家族が生活に支障をきたしていることはないかを見極める必要がある。そして患者・家族と支援方法を相談し，実施した支援内容を看護チームや医療チームのメンバーと情報共有しなければならない。

▶ **医師との協働**　医療チームとして特によく協働する医師の専門性は，病気の原因を検索し，治療方法を決定していくことであり，「患者の事実」を情報共有することが重要になる。そのため看護管理者は，医師が病気の原因の究明・治療を行うにあたって必要なのは「事実」であることをスタッフに教えなければならない。たとえば「患者さんは眠れないようです」と伝えるよりも，「昨晩，患者さんが，足が冷えて寝つけないとおっしゃっていました」というほうが，医師に事実が伝わりやすいことを学べるようにする。

▶ **カンファレンスの準備**　医療チームのカンファレンスは，患者を中心に各専門職者が，最良の医療のために協議するものであり，主体的に参加できるよう事前に準備を行う。準備を行う際には，患者の立場にたって思考過程がたどれ，チームメンバーの心に響く表現を選び，看護専門職者としての判断根拠も合わせて示す。

▶ **看護の専門性の認識**　看護の専門性とは何か，ほかの専門職者との違いと共通することを明確にし，看護チームと医療チームが患者中心に動くことを忘れてはならない。

2. 患者・家族の反応から看護実践の成果を評価する

患者・家族が看護師の行った看護に対して，どのように感じ，考えたかが，最も重要な評価となる。看護管理者は，スタッフの行った看護実践を，①どのような判断の過程があったか，②その判断が相手（患者・家族）の立場にたてているか，③実施した技術の熟練度や安全性はどうかを見るが，その後に患者・家族に，受けた看護について話してもらえる機会をもてれば，その評価が見えやすい。

しかし，看護管理者は評価にあたって，すべてのスタッフの看護実践を直接見ることはできない。そこで，看護実践後，スタッフにその場面を聞き，記述して振り返ることや，ロールプレイングによって看護実践の評価を行うこともある。

▶ **評価指標**　また，患者の個別の反応ではないが，看護管理者は組織としての評価が見える指標である再入院率，患者満足度調査，事故発生率，院内感染発生率，術後合併症発生率，褥瘡（じょくそう）発生率などを，看護マネジメントの評価にも生かしている。

文献

1）高梨智弘：ビジュアルマネジメントの基本，日本経済新聞社，1995，p.3.
2）坂本すが：論点3：看護管理者に期待される役割〈井部俊子監，手島恵編：人材管理論 2020年版〈看護管理学習テキスト3〉〉，第3版，日本看護協会出版会，2020，p.69.
3）ピーター・F・ドラッカー著，上田惇生訳：マネジメント；基本と原則，エッセンシャル版，ダイヤモンド社，2001，p.vii.
4）前掲書3），p.9.
5）前掲書3），p.9.
6）フローレンス・ナイチンゲール著，薄井坦子，他訳：ナイチンゲール著作集，第3巻，現代社，1977，p.273.

参考文献

・井部俊子監，NMMDS-j 研究会編著：ナースのための管理指標 MaIN，医学書院，2007.
・佐藤允一：問題の構造学入門；知恵の方法を考える，ダイアモンド社，1984.
・日本看護協会：看護者の倫理綱領，日本看護協会，2003.

第1章

1日の業務の組み立て

この章では

- 複数患者を受け持つための情報収集・情報管理の目的・方法を説明できる。
- 入院生活にかかわる基礎データの内容と意味を説明できる。
- 患者の状況変化に対応できる情報収集をまとめられる。
- 患者のデータの情報源（記録類）を列記できる。
- 申し送りの目的と意味を説明できる。
- 1日のスケジュールの立て方と業務時間の管理を説明できる。

I 複数患者を受け持つための情報収集・管理

A 患者を受け持つために必要な情報収集・管理

1. 入院生活にかかわる基礎データ把握の目的

入院中の患者に，個別性をとらえた適切な看護を提供するためには，個別の基礎データ（後述）を収集し，得られた情報を分析して，看護目標を導き出す必要がある。基礎データを把握することで，患者個々の状態を多角的に把握し，個別の看護上の問題・看護目標・ケアを導き出すことができる。

2. 入院生活にかかわる主な基礎データとその内容

入院中に，適切な看護を提供するために，基礎データを正しく収集し，分析することが求められる。近年では，入院前の外来通院時から基礎データの収集・分析が行われる施設もある。

基礎データの情報を患者・家族から得る際には，なぜ生活の様子を聞くのかを患者・家族に説明することで，必要な情報が得られやすくなる。患者・家族に多職種で同様のことを何度も聞くことがないよう，医療チーム間で情報を共有し活用することも重要である。

▶ **看護目標の立案**　入院時は，個々の患者の治療や入院生活および退院後の日常生活を見据えた看護目標を立案し，患者と共有する。患者・家族がどのような不安を抱えているのか手がかりを得るためには，五感をフルに働かせ，身体的・心理的・社会的情報を得る必要がある。患者・家族の表情や言動を観察し，病気に関すること，生活の変化についての困りごとや思いなどに近づいていく。

1 基礎データの収集内容

受け持ち患者の主な基礎データの収集内容を表1-1にまとめた。

2 基礎データを把握する意味

❶年齢，性別，身長，体重

ひとはその年齢・性別にかかわる発達課題や役割をもっている。年齢や性別によって社会のなかの役割に特徴があるが，罹患や入院によって，①一時的または永続的にその役割を果たせなくなる，②それまでの生活に変化を余儀なくされるなどの影響を予測し，それを看護計画に反映させる。また，やせ型・肥満などの情報から，栄養状態や合併症などへ

表1-1 主な基礎データの収集内容

- 年齢, 性別, 身長, 体重
- 今回の入院目的
- 患者の現病歴・既往歴
- 疾患や治療に関して説明された内容やその受けとめ方
- 入院に関しての要望や心配事
- 家族の状況やサポート体制
- 身体機能の状況と補助具
- 入院前の24時間の生活および習慣（食事, 排泄, 衣・清潔習慣, 運動, 睡眠, 職業, 趣味, 生き方・生きがい, 宗教など）
- 職業・社会活動
- 退院後の生活のイメージ

の影響を予測し看護計画に反映させる。

▶ **年齢による影響の違い**　乳幼児期には，月齢・年齢に対応したそれぞれの発達課題がある。入院によって親と離れなくてはならないことによる影響も大きい。学童期は，成長に伴う発達課題とともに入院による学業への影響がある。青年期・壮年期は罹患や入院に伴い社会的役割を果たせないことや収入面への影響がある。老年期は，入院による生活の変化や治療による心身への影響からせん妄などの状態を招いたり，日常生活行動の縮小，転倒・転落による骨折や血腫の発生の可能性がある。そのため，それぞれの成長段階の特徴を踏まえて対応する必要がある。

▶ **身長・体重の観察の必要性**　入院時の身長・体重は，薬の用量を決定する指標となる。また，入院前の体重の増減は，食生活の変化や排泄のバランスを反映し治療上の指標となり，入院後も継続して観察する必要がある。

❷今回の入院目的

今回の入院目的・治療計画・入院期間について，医師から説明された内容と，理解されている内容について患者に確認し把握する。

▶ **入院目的・治療計画**　入院時は医療チームで入院診療計画を立案し，患者・家族に書面をもって説明する。具体的には，どのような目的で，どのような検査・治療が行われるかを説明するとともに，患者・家族の不安な点や要望などを確認する。これらをとおして，医療者と患者・家族との協働で入院診療計画が修正・決定されることが望ましい。修正・決定された入院診療計画は改めて医療チームから患者・家族の理解度に合わせて具体的に説明する。また，それがどのように理解されたかを確認する。

▶ **入院期間**　入院目的を達成するための目標期間を提示して患者と一致させる。入院早期から退院時に予測される患者の状態を患者・家族と共有し，期間内に退院するための退院計画について医療者と話し合う必要性も伝える。

❸現病歴と主訴

▶ **現病歴**　入院や治療の目的となった疾患について，入院に至るまでの経過やどのような病状をたどったのか把握し，疾患に関連する検査データの変化も含めて検討し，看護計画を立案する。

▶ **主訴**　患者が感じている病気による苦痛・不快を傾聴し把握する。看護師による傾聴は，治療への患者の意思・希望の反映だけでなく，患者の不安を取り除くためにも有効である。また，表出された苦痛・不安は，患者自身が解決を望んでいる事柄であるといえる。

▶ **自覚症状がない患者**　疾患が健康診断・人間ドックなどで発見された場合，自覚症状がない状態で入院する患者もいる。症状がないことで，入院生活を負担に感じたり，すぐに治療しなくても良いのではないかと考えるなど，不安や不満が強い患者も少なくない。自己の健康管理の結果，早期に治療ができることのメリットを理解できるように，こういった反応にも十分に耳を傾けていく。

❹既往歴

既往歴を情報収集する際は，疾患による①身体的・精神的影響，②治療の内容（薬物療法など），通院の状況，③入院・治療目的の現病との関連性や身体への影響，④日常生活に及ぼしている影響についてアセスメントする。

▶ **精神面への影響**　これまでの治療や闘病の体験が，今回の入院における治療への意欲や入院生活全般，医療者との関係に影響を与える場合がある。

▶ **アレルギーの情報**　アレルギーの原因と考えられる薬品や生活用品・食品などの情報は，生命に影響する事柄であるため，医療チームで共有し，迅速な食事内容の変更や禁忌薬の決定などを行う。ラテックスアレルギーの小児が救急で搬送され，医療者がラテックスの手袋を使用したために，呼吸停止に至るようなケースもある。アレルギーの情報は必ず医療チームで共有し，その重要性は患者・家族に十分な説明をする。

❺疾患や治療に関して説明された内容やその受けとめ方

医療者は患者・家族が診断名や病状をどのように理解しているかを正確に知る必要がある。医師が入院前に十分な説明をしたとしても，患者は不安を抱え動揺しており，その説明内容の理解が不正確・不十分となる場合がある。

▶ **受けとめに時間がかかる場合**　治療効果が望めない慢性化した状態や急激な病気の発症，言語や運動などの機能障害や，生命にかかわる状態などの受容には時間が必要になることが多い。医師の説明内容に対する患者の理解状況は，入院時に情報を得るとともに，入院後の日々の療養のなかでも信頼関係を築きながら得ていく。

❻入院に関しての要望や心配事

看護師は患者・家族から，①入院に際して医療者に気をつけてほしいこと，実施してほしいことなどの要望，②生活上の注意点，③入院に際する気がかり・心配ごとなどを把握し，不安を軽減できるようにかかわる。

▶ **医療チームでの要望や心配事の共有**　患者・家族の要望や心配事は医療チームで共有し，必要なケアが24時間継続して提供できるようにする。入院目的の達成だけではなく，患者自身が大切にしている退院後の目標や夢をかなえられるように医療チームで共有し，叶えられるように支援する。それぞれの患者・家族の価値観を把握し，それを尊重してかかわる。

❼家族の状況やサポート体制

▶ **家族の状況** 身近な人の病気や入院の体験が，患者自身の病気の理解や闘病意欲に影響していることも多い。遺伝的要因，特徴的な生活習慣に影響される病気もあるため，家族や身近な人の病気に関する情報があれば把握し分析する。また，身近な人が同じ疾患で入院した場合，自分の状態と同一化して考えることも多いため，それらの情報と，患者の認識を確認し，状況の違いを伝え，患者に適した医療・看護が受けられるようにする。

▶ **サポート体制** 患者の療養生活で支えとなるのが家族などのサポーターである。生活面の支援者となる人(家族や親戚など)，精神的支えとなる人が誰かを把握する。療養上におけるキーパーソンは，家族に限らず誰か確認する。入院時に患者のサポート体制およびキーパーソンとその連絡先を把握し，治療上の判断が患者以外で必要なときに連絡をする。また患者への支援が必要なときにはその要請をする場合もある。

❽身体機能の状況と補助具

身体機能の状況として，感覚機能(聴力や視力など)，日常生活動作に影響する運動機能の障害の有無を確認する。障害がある場合，入院前の生活の工夫を把握し，それを入院生活に取り入れることが必要である。使用していた補聴器や食事用の道具などは患者に持参してもらう，また文字盤を使ってコミュニケーションをとっている場合なども，それまでの生活習慣が入院後も継続できるよう整え，環境変化による影響が最小限になるように務める。これらは24時間同じケアが提供できるように重要事項として伝達し，個別に情報を引き継ぐことで，患者が安心して入院生活を送れるようにする。特に義歯，眼鏡，補聴器，杖などは，高齢者にとって日常生活を継続するために重要であるため，それらの扱い，置き場所などの管理には十分に注意し，チームで情報を共有する。

❾入院前の24時間の生活および習慣

入院後の環境は入院前の生活と大きく異なる。入院前の生活の状況や習慣などの情報を収集し，可能な限り今までの生活環境や生活パターンに近い状態で入院生活が送れるように調整する。

まず，入院前の24時間の生活を把握する。起床時間，食事時間と食事内容，仕事・活動のパターン，入浴時間・就寝時間・排泄パターンなどの入院前の個別の生活と入院生活には違いが出るため，生活の変化による影響を考慮し調整する。

▶ **食事時間や食事内容** 食事時間，食事内容，食事制限など，入院後の食生活の変化は大きい。高齢者，嚥下(えんげ)障害，食行動の障害など，患者の状態に応じた食べやすい形状や硬さ，食器など個別に工夫する必要がある。

▶ **睡眠パターン** 睡眠パターンには個別性があるため入院前の状況を把握する。入院生活による睡眠への影響を継続的に観察する。

▶ **排泄パターン** 高齢者は夜間の排泄パターンを把握し，環境変化による転倒防止策を立案し，患者と共有する。

▶ **喫煙歴** 喫煙は治療に影響を与える因子の一つとなる。手術目的の入院患者には，喫煙歴を踏まえ，術後の肺合併症など身体への影響を説明し，禁煙を促すなどのかかわりをもつ必要がある。

▶ **宗教** グローバル化が進んでいることもあり，様々な宗教に対する日常生活の調整が必須となる。特に食事は，宗教により食材の調整が必要なことが多い，また調味料にも配慮する。薬剤のなかには，特定の宗教により禁止されている動物から抽出されるものもある。また，宗教は患者の精神的支えにもなるが，一方で療養生活により信じている宗教の教理に添えない自分を責めたり苦しむこともあるため，その時々の患者の思いを知る必要がある。

❿職業・社会活動

入院により，職場を休む・職場が変わる・退職するといった職業への影響が発生することがある。また，社会的役割を果たせないことや場合によっては役割の喪失から，心理的に問題を抱えることもある。経済的問題が生じた場合は，ソーシャルワーカーなどと連携し社会資源の活用などについてアセスメントし調整する。

職業によっては生活習慣やものの考え方・とらえ方に特徴がみられ，入院生活に対する考え方に影響することもある。これまでの職業を把握し，患者の考え方に影響することを推測する必要もある。

⓫退院後の生活のイメージ

入院時から，退院時に予測される患者の状態を患者・家族と共有し，退院計画を立案する。患者・家族が描く退院後の生活イメージと，医療チームの予測に差がある場合は十分にコミュニケーションをとり共有のうえ，適切な時期から退院に向けた準備・調整を開始する。

特に社会資源の導入が必要になる場合は，ソーシャルワーカーなど他職種と連携し，地域との調整を早期に開始する必要がある。治療によってボディイメージの変化や，生活行動の変化を余儀なくされる場合もあり，早い時期から介入し，心の準備とともに，それらの変化への具体的な対応をする。

3. 患者の状況の変化に対応する情報収集

個々の身体の状態変化に対応するためには，入院前から現在に至る経過や変化を入院後も見すえて情報収集し把握する必要がある。

1 患者の身体状態に関する情報

患者の身体状況を示す基礎データとして，①バイタルサイン，②症状，③検査データ，④手術などの治療・処置に伴い自力で行えない生活の変化，を観察する。

入院や治療に伴い身体状態は変化する。特に高齢者の場合は，食事量の減少（栄養不良，吸収障害），体力の低下，廃用（不活発）などで，認知機能やADL（日常生活動作）の低下が生じ（**老年症候群**），介護が必要な状態に移行する可能性がある。そのため，食事量（摂取エネルギー量，摂取たんぱく量)，排泄状況，栄養状態に関する検査データなどから身体状態を把握する必要がある。老年症候群を防ぐために，①入院生活に運動を取り入れる，②栄養管理を行う，③治療に伴う合併症を予防する，④認知症の管理をする，⑤退院後の適正なサービスの導入支援などが重要となる。

2　検査・治療に関する情報

病気の原因の究明・治療計画は，医師が実施・計画する。患者は身体状況が思わしくないなかで検査・治療を受けることになる。病気の原因が究明され，最適な治療が選択・実施されることを願い，患者はそれらを受け入れる。

患者・家族は医師からの説明により，その検査や治療について，①どのような意味があって行うのか，②どのように行うのか，③危険性はどのくらいあるのか，④効果はどうかなどの情報を得る。

看護師は，検査・治療前の準備，実施および実施後のケアを行う前に，検査・治療の内容および結果を理解し，患者・家族へのケアに活かしていく。また検査・治療の結果は，医師と連携し，できるだけ早く患者・家族に説明できるよう調整する。

3　患者の日常生活に関する情報

入院することで患者の生活環境は大きく変化する。入院後の療養生活を円滑に，より快適にするために，入院前と後での生活の変化，入院後に調整が必要な事項について情報を収集する。

また，退院に向けたリハビリテーションや各種の生活指導の内容と進行状況，退院後に過ごす生活の場の調整と，その進行状況も把握する。

4　心理・社会的状態に関する情報

▶ **心理的状態**　入院環境や治療そのものによる心理面への影響を把握し，必要な支援を考える。基礎データから得た，患者・家族が今に至るまでの，こころの様子・からだの様子・社会関係の様子の連関から，今の患者・家族の気持ちをおもんばかることはできるが，自己流には考えず，患者・家族の思いに真摯に向き合うことを心がける。

▶ **社会的状態**　退院調整のときに患者へのサポート体制とその状況は重要な情報となる。患者の社会関係が変化することもあるため，情報は随時収集する。また，入院により中断された仕事の調整状況は入院中の患者の心理に影響を及ぼすこともあるため，予定入院期間や治療計画とともに把握する。

B　受け持ち患者データの情報源

看護師のその日の担当患者の決定は，①看護実践の質の担保，②人材育成，③労務管理を加味し，その日に最適な患者の看護を実践する人的環境をつくり出すよう，前日に看護管理者が作成する。担当患者決定後も，患者状況の変化やスタッフの病気による欠員などが発生した場合は，勤務開始前に修正しスタッフ間で共有される。

看護師は担当する患者の記録類から事前に情報の収集を行い，患者の元へ行く。あいさつをしながら，身体面・心理面の状況，輸液の滴下状況などを確認する。また，申し送り（ベッドサイドで患者と共に行うウォーキングカンファレンスも含む）などから収集した情報に現在の情報を加え，具体的に当日のケア計画を立案して実践する。

1. 診療記録および看護記録

患者の情報は診療記録として電子カルテシステムで管理されていることが多い。多職種がシステム内で情報を共有し，活用している。しかし，様々な情報があることから，記録場所も多く，かえって情報が見つけられず情報が不足することで，看護に影響を及ぼす可能性もある。そのため，患者情報は効率的かつ効果的に収集する必要がある。

1 入院時の患者のデータベース（基礎データ）

入院時の患者の基礎データ（情報収集用紙，プロファイルなどともよばれる）は，本節-A「患者を受け持つために必要な情報収集・管理」の患者の基礎データをまとめて記載したものである。医師と看護師などで別々に記述している場合もあるが，医療者間で共有することが大切である。

入院時の患者の基礎データは，患者の入院生活に必要な情報であるばかりでなく，退院後の生活を考えるうえでも重要な情報となる。

2 外来診療録および入院時サマリー

外来診療録や入院時サマリーには，入院までの疾患の経過とともに治療方法，検査結果，看護ケアと患者の反応，継続が必要な治療・かかわりなどの経過が記載されている。これらを活用することで，効率的に，重複なく入院時の情報収集ができる。

3 経過表

経過表は，入院患者の経過を表にまとめたものである。バイタルサイン，使用薬剤，食事，排泄，処置などが日時で経時的に表形式で示されており，治療・処置の経過や患者の状態の変化を把握しやすい。入院後の状態変化や患者の経過が一目で把握できるため便利である。

4 経過記録・経時記録

経過記録は，看護計画に基づく看護実践の結果，その問題がどのように変化したか問題解決の経過と，患者の状態に応じた看護実践の内容とその結果を示し，実施したケアの根拠となる。これは，看護業務，看護実践の適切性を証明するものである。

経時記録は，実践した看護を時系列に記録する。時間の流れに沿ってバイタルサイン，処置，ケアを記載するため，特に急性期に用いられる。

経過記録や経時記録のように看護計画の展開を記録する記録は，得られた情報や患者の言動，看護判断，看護実践，アセスメント，看護計画の修正などが記録され，看護ケアの根拠が記述されるため，看護過程の展開や看護目標の評価につなげられる。記述方法は色々あるが，看護計画に基づいた問題志向型システム（problem oriented system；POS）での記載が多い。

5　そのほか

❶医師の診療録

医師は日々の診療記録として病名・主要症状・治療方法・診療経過を診療録に記述することが義務付けられている。診療録は診療の根拠となる記録である。診察や検査の結果からの判断した内容，収集したデータ，患者の反応などを記述している。

医師から患者・家族への説明時には，看護師が同席してその内容や患者・家族の反応を把握する。また，説明後には，患者・家族が医師の説明をどのように理解し，どう受け止めたかを確認し，得られた情報を記録に残し，治療・ケアに生かすのも看護師の役割である。

❷他職種の記録

医療現場では，色々な職種が，それぞれの専門性の高い技術や知識をもって連携し治療やケアを実践する「チーム医療」が提供されている。患者のニーズに合わせて協働するため，看護師はそれぞれの記録から，理学療法士のリハビリテーションについての情報，医療ソーシャルワーカーの医療サービス提供のための情報，薬剤師の服薬指導についての情報，栄養士の栄養指導についての情報などを収集する。

2. 申し送り

入院病棟では継続した看護が24時間提供されている。そのため患者の状態や看護を継続するための情報が各勤務帯で共有されている。そこでは継続した治療・看護につなげるための申し送りが必要となる。

申し送りの方法は，送り手と受け手の看護師が1対1で行う方法や，チーム全体で共有する方法，リーダー間だけで行う方法などがある。また，患者の状態やルート・ドレーン類の確認・情報共有などの目的で，ベッドサイドで患者を直接観察しながら行われる申し送り（ウォーキングカンファレンス）もある。

1　記述されていない情報の伝達

看護師が複数の患者を受け持つことに熟練していないと，担当した当日の患者の記録を勤務交代時までに，すべて最新のものに更新することは困難である。バイタルサインの測定値，点滴投与量・服薬状況などは，カルテにすぐに反映される。しかし，看護過程の展開の記述，急変対応や申し送り直前の処置などの記録は，実践と記録の記述が同時に終了することは少なく，また勤務交代前までにすべて記述できるわけではない。ワークシートを活用し，業務の進行状況を把握するが，重症患者への対応やリスクにつながる注意点などは，さらに口頭でも申し送る。患者の最新の状態や，交代時間直前に起きた変化なども，口頭での申し送りが必要となる。

また，記録する必要がない情報でも申し送りでの伝達が必要になる場合がある。たとえば医師と患者・家族との面接の約束時間や他部署との連絡の確認などである。こうした記録に残らない情報は日常的には少なくない。

記録された内容を再度口頭で申し送ることは，重複となり，効率的ではないため，申し送りの目的・内容や情報管理を一元化し，効率的かつ効果的に実施する。

2 複数の看護師で情報を共有し分析する

看護師は業務が開始されると各自で判断しながら看護を実践するが，申し送り内容を同じ勤務帯の看護師間で共有することで，勤務時間帯の状況判断や意思決定にアドバイスを得たり，意見を交換，判断を共有することができる。申し送りの場は，情報を共有し，互いの分析やアセスメントを理解し看護計画をチームで共有したりすることで，修正が可能である。

II 1日のスケジュールの立て方と業務時間の管理

A スケジュール管理のための工夫

1. 当日のスケジュール管理のための工夫

臨床で看護師は常に複数の患者の看護を同時に行っている。そのため多重課題（本編-第2章-Ⅰ「多重課題の危険性」参照）や業務の中断・変更が繰り返される。そこでは常にそのときの状況を判断して，優先順位（救命が最優先）を導き出し行動しなければならない。担当する患者の情報を分析し，患者のニーズを明らかにして必要な看護を状況に合わせて行う。

勤務にあたっては担当する患者の情報から1日の業務内容と量を明らかにし，ケア計画を立案する。その日に行う必要のある業務，もしくはその時間に実施が必要な業務を把握し，多重課題が発生しても慌てないように事前に準備する。また，業務の合間でその日のスケジュールを確認し，必要時に変更したり，チームメンバー間での調整などを行う。

2. 優先順位を決定するための情報整理の工夫

看護師は複数の患者を受け持ち，多重課題をこなすために，勤務帯での自分のスケジュールを立てて実践する。しかし，患者の基礎データ，経過などをすべて把握することは難しい。電子カルテには，患者に関する情報を一覧にした「患者状態一括メモ」(状態用紙)や，担当患者のタイムスケジュールをまとめた「タイムスケジュール」などもあるため，印刷してワークシートとして活用することが多い。

患者の状態把握のために「患者状態一括メモ」を活用し，医療処置・検査や看護ケアの実施状況や未実施の内容の把握，実施抜けの防止に「タイムスケジュール」を活用する。また，業務の中断を余儀なくされた場合の調整でも，これらを活用する。

B 業務時間の管理

看護師1人が受け持つ入院患者数は病院の状況にもよるが，おおよそ日勤で7人程度，夜勤ではその倍くらいの人数になる。

看護業務は，ルーチン業務(定型業務)，受け持ち患者の個別に合わせた業務(日時がすでに決定している治療・検査・処置とケアに加え，患者の変化や検査室の状況でそのときに決定した検査・処置，急変対応など)，多重課題などに対応する看護師自身のスケジュール管理など複雑・多岐にわたる。それに加え予定外に発生した業務，チーム内の予測できない変化などにも柔軟に対応することが必要となる。

このように多重課題や予定外の業務など，看護学生のときには経験しなかった業務を限られた時間のなかで行わなければならない。そのためのタイムマネジメントと業務調整の方法を具体的にみていく。

病室	患者氏名	8(時)	9	10	11	12	13	14	15	16
801-3	A(62歳)	着替え 手術室入室		手術後ベッド準備 術後点滴準備			家族の案内			申し送り
801-4	B(72歳)		入院ベッドの準備 術前検査確認	入院時ケア 採血				手術オリエンテーション	医師からインフォームドコンセント，同席	
810	C(53歳)	食後薬 点滴確認	放射線科依頼 抗菌薬投与					点滴交換		
815-2	D(77歳) 痛みの確認，緩和ケアチームの確認		モルヒネ投与 ペインスケール確認	全身清拭						
815-3	E(36歳)	食後薬 外来予約	退院指導	退院薬確認 薬剤指導の確認	退院 忘れ物確認					
815-4	F(44歳) シャワー浴介助調整							シャワー浴 (補助者)	ドレーン排液	

受け持ち患者に設定できる予定を時間ごとにメモし，その日の行動のイメージをつくる。やるべきことを忘れないようにするため自分なりの工夫をしたメモを用意すると良い。
実施したらチェックする習慣をつくる。

図1-1 日勤帯のタイムスケジュールの例

時間	業務の流れ	患者1	患者2	患者3	患者4	患者5	患者6	患者7	患者8	患者9	患者10
16：00	申し送り 初回巡回	バイタル サイン測定			バイタル サイン測定 点滴交換			バイタル サイン測定	点滴交換		バイタル サイン測定
							申し送り　初回巡回				
17：00	バイタル サイン測定		バイタル サイン測定	バイタル サイン測定		バイタル サイン測定	バイタル サイン測定		バイタル サイン測定	バイタル サイン測定	
18：00	食前薬 インスリン	バイタル サイン測定	経管栄養 開始			食前薬 投与			インスリン 投与 血糖測定		
19：00	夕食							食後薬 投与			
20：00	食後薬							排尿誘導	洗面介助		
21：00	バイタル サイン測定 消灯 点滴交換	バイタル サイン測定	洗面介助 バイタル サイン測定		洗面介助 バイタル サイン測定		洗面介助	洗面介助 バイタル サイン測定		バイタル サイン測定 血糖測定	
		夜勤開始から消灯時間（21時付近）までは投薬・処置・消灯の準備，就寝のための環境調整など様々な業務が発生し，多重課題となることが多い。									
22：00											
23：00	巡回							排尿誘導			
							巡回				
0：00	点滴交換				点滴交換						
							巡回				
1：00	巡回										
2：00		夜間は処置や投薬など予定される作業は少ないが，患者からのナースコールへの対応や不眠へのケア，排尿移動に伴う転倒・転落の防止，不穏状態の患者への対応などがある。 この時間帯で朝の巡回の準備や投薬，注射，手術などの様々な準備を行う。									
3：00	巡回										
							巡回				
4：00											
5：00	巡回 点滴交換	点滴交換 バイタル サイン測定				点滴交換	点滴交換	排尿誘導	点滴交換		点滴交換
							巡回				
6：00	点灯 洗面介助		経管栄養 開始								手術室 入室準備
7：00	バイタル サイン測定 食前薬 手術入室準備		洗面介助		血糖測定		洗面介助		洗面介助	血糖測定 インスリン 投与	
8：00	配膳 手術室入室 申し送り										手術室 入室
							申し送り				

図1-2　外科病棟での夜勤帯のタイムスケジュールの例

1. タイムスケジュールの作成

勤務にあたっては，勤務開始時の情報収集や申し送りの内容，予定された業務内容を整理し，まずは1日のタイムスケジュールを立案する。立案時は，時間，患者ごとに枠のある表に，①時間を遵守する必要のあるケア・検査など，②多少の時間変更が可能なもの，③午前・午後・夕方・消灯前など一定の時間内に実施するべきもの，④1日の業務終了までに実施すればよいものなどを整理し，担当患者の業務内容のすべてを振り分けて記載する（図1-1，2）。

2. 優先順位の決定

看護にあたっては，いうまでもなく患者の生命や安全が守られなければならない。看護業務における優先順位においても，患者の「**生命**」**にかかわること**が再優先される。「重症度」や「緊急度」の高い患者は，バイタルサイン測定などの観察から異常な変化を早期に察知し必要な医療を提供する。受け持ち患者である場合は頻繁な訪室が必要である。

次に患者の「**安全**」**にかかわる業務**が重要となる。患者確認，薬剤の確認，そのほか安全にかかわる手順や業務を省くことがあってはならない。

また，手術，検査，処置などで**時間が決められているもの**は，治療に関係する事柄が多く時間遵守で実施する。また手術室・検査室などの中央部門は多くの患者に実施されるため，時間が守れないことで病院全体の医療提供に影響を及ぼす。

実際には状況により事前に決めた優先順位を変えなければならないこともあり，その状況における判断が求められる。

▶ **判断に迷う場合**　臨床現場では，こうした優先順位の高い出来事が同時に発生している場面があり，判断に迷うことも多い。このような場面では1人で業務や課題を抱え込まず，チームメンバーへの協力の依頼や相談をすることが必要である。

▶ **ナースコールへの対応**　ナースコールは，患者の支援の求めである。その内容は，日常生活上の援助（排泄・移動の介助など）の求め，「創部が痛い」など状態の変化の訴え，転倒・転落防止の離床センサーの作動など多様であるが，早期に対応する必要がある。

▶ **患者を待たせる場合**　優先順位が低いと判断し，やむをえず患者へのケア提供などを待ってもらう場合は，その理由を説明し，申しわけない気持ちを伝え，何分後に訪室できるかを明確にするなど，患者への配慮が大切である。

3. おのおのの業務に要する時間の把握

ある程度必要な時間が予測できる定型業務以外は，ケアにどの程度の時間を要するか予想しにくいため，重症患者の観察，点滴管理，医療処置，看護ケア度の高い患者，対応の難しい患者などは，ゆとりをもって所要時間を計画しておく必要がある。そしてチームメンバーとは，その予定時間を共有し，協力を要請しておく。

また，患者状況から体位変換や清拭（せいしき）などを2人で実施する必要性がある場合や看護師自身経験がない，もしくは自信がない業務の場合には，患者の安全・安楽を考え，看護師は円滑にケアが実施できるように，事前にチーム内での時間設定および協力体制を整えておく必要がある。

4. 事前の準備

業務を効率的に進めるためには，業務実施前に必要物品の確認，処置・検査などの実施時間などを医師とともに決定しておくことが重要になる。

また，患者の準備として，処置・検査前の排泄や更衣などを事前に説明して理解を得る。これは業務の時間短縮だけでなく，患者の安心感にもつなげられる。

処置が開始された後に，物品の不足が発覚し，それを準備するために処置を中断させたり，処置予定の時間に患者側の準備ができていないことなどは，時間の喪失に加え，不安を増強させる。そのため，医師や関係部門だけでなく患者にも迷惑をかけることになる。

5. タイムスケジュール運用上の注意点

1 業務遂行状況のチェック

ケア実施の都度タイムスケジュールにチェックするとともに，業務の合間にも，その遂行状況を把握しておく。また，ケア内容の変更・追加が発生したら随時修正し，勤務の節目に遂行状況を確認し，未実施のケアや検査がないかを確かめる。

2 タイムスケジュールの追加・修正

タイムスケジュールは業務開始前に立てるが，追加や修正の必要性が生じた場合はその都度変更する。変更時は，ナースコールへの対応や予定に多少のずれが生じても対応できるよう，時間に余裕をもたせたタイムスケジュールにする。

6. 人的資源の確認とチームメンバーとの協力

病棟の実情（入院患者の特性や看護職員の配置状況など）に合わせて，看護ケアの提供体制は決められている。しかし，看護提供方式や勤務体制にかかわらず，医療・看護はチームでの活動を基本としている。

病棟の看護職は，看護師長，主任（係長，副看護師長などとよぶ施設もある），看護師，助産師，保健師，看護補助者などが配置されている。そして医師をはじめとした様々な医療職（薬剤師，栄養士，ソーシャルワーカー，臨床工学技士など），事務員などで構成される。新人看護師や臨床経験の少ない看護師の一人ひとりも，これら医療チームの一員である。チームメンバーとして，質の高い医療や看護サービスを提供するという目標達成のための協働を，常に頭に置いて行動することが大切である。

▶ **勤務帯の看護責任者**　各勤務帯に看護責任者（インチャージナースやリーダーなどとよばれる）を配置し，医師の指示受け，他部門との連絡・調整に加え，看護師の指導的役割などを担うことで業務遂行がスムーズに行われる。新人看護師や臨床経験の少ない看護師は，チームメンバーの1人として日々の自分の仕事の範疇（はんちゅう）や役割（どのような結果を残すか）を認識し，看護責任者に相談し，ほかのチームメンバーの協力を得ることによって，質の高い看護の提供につなげていく。

▶ **問題発生時の対応**　臨床現場の問題発生時は，看護責任者もしくはチームメンバーに速やかに報告・連絡・相談をして問題解決にあたることが重要となる。インシデントやアクシデントの発生時や患者状態の変化，患者・家族からのクレーム発生時は，患者の状態が悪化するなど，その後大きな問題へと発展することもあるため，看護責任者に必ず報告する。状況によっては医師との情報共有・診察・検査・治療などの対応が必要となることもある。人間関係での困り事，自身の体調の不調などの問題も，1人で悩まずに相談することが大切である。

7. 記録

電子カルテの導入により，指示確認や実施記録（入力）が患者のいるその場で可能となった。実施時，もしくは実施直後に記録することは，記載漏(も)れの減少とともに，医療チーム内でのタイムリーな情報共有につながる。また，転記などの無駄な業務もなくなり，業務効率が上がる。

参考文献

・フローレンス・ナイチンゲール著，湯槇ます，他訳：看護覚え書；看護であること看護でないこと，改訳第7版，現代社，2011，p.197.

第2章

多重課題への対処

この章では

- 多重課題とは何か，その背景にある医療現場の状況を理解し，説明できる。
- ヒューマンエラーを誘発する看護業務における多重課題の危険性を説明できる。
- 看護業務における多重課題への対処法を具体的な例から説明できる。
- 新人看護師が多重課題へ対するときに注意すべき点をまとめられる。

I 多重課題の危険性

A 多重課題とは何か

1. 今日の医療現場の状況と看護の多重課題

医療現場は医療の発展とともに複雑かつ多様化し，看護師もそれらに対応する能力が求められている。医療制度や介護保険制度の改正などは，平均在院日数の短縮化につながった。そのため，機を逃さない看護ケアの実践がより重要となっている。患者は“今，必要とされるケア”をその時に受けられることで，不要な消耗も避けられ，からだとこころの調和を図ることができる。

看護師が直面する「**多重課題**」とは，看護師が日常の仕事を通じて同時遂行を求められる2つ以上の事柄であり，今日の医療現場において看護師の日常業務の大半は「多重課題」の連続であるといえる。

2. 看護現場の実際

実際の看護の現場は，どのような特徴があるのだろうか。患者の状況は，時間とともに変化し，1人の患者のケアにおいて，同時に2つ以上のことを求められたり，その優先度を問われたりする。また，担当する患者の病態が複数であること，多職種による医療チームのメンバーの介入があることにより，医療チームのコーディネーター役を担う看護師は，多重課題となる場面が頻発しやすく，1人では対応が困難となることも少なくない。

患者のおかれた状況は様々な要因で変わるため，柔軟かつ的確な対応が必要となる。この特徴を理解しておくことは，看護ケアを遂行するうえで重要なことである。

1 変化する患者の状況と医療チームとしての役割

▶ **変化する患者と家族への対応**　患者は病勢あるいは治療による影響によって病態が変化する。看護師は，その様々な変化を予見し，患者の消耗を最小とするため，看護ケアを実践するが，計画した看護ケアの妥当性と優先度を考慮する必要がある。また，からだの変化はもちろん，治療を受ける過程ではこころも揺らぐ。病気のことだけでなく，患者の生活者としての悩みなど，多岐にわたる想いに寄り添うことも重要な看護ケアである。また，患者だけでなく，患者を支える力となる家族などへのサポートも必要となるが，その対応は個別性が高く，時に時間を要する。

▶ **医療チームの一員としての機能**　看護業務は1人では成り立たない。看護チームの同僚との連携・協働はもちろん，医師，薬剤師，栄養士，理学療法士など様々な職種との協働が不可欠である。患者の状態や今なされている治療や処置の進捗状況など，協働する医療者間で情報交換を行う。その経過のなかでも特に注意するものに，医師からの指示の追加や変更などがあり，そのつど看護師は看護ケアの修正はないか，頭を働かせることになる。

2 時間の見通しを立てたケア計画の必要性

▶ **業務が中断される状況** スタッフステーションで輸液を準備し患者へ投与するため手に持った瞬間に，ナースコールが鳴ったとする。その際，周囲に対応できる看護師がいなければ，自分の担当患者でなくても速やかにナースコールに応じ，病室に足を運ぶことになる。このように予定していた1つのケアが完結していなくても，すぐに対処が求められる状況は少なくない。中断したケアを再開する際は，もう一度初めから点検し，安全かつ確実な実践をしていかなければならない。

▶ **時間に切迫される状況** 看護ケアは患者に適したタイミングでの介入が原則であり，その日のうちに行えばよいというものではない。また，「業務の時間外に行えばなんとかなる」という考え方は，結局は看護師が疲れた表情で看護ケアを行うことになり患者の負担になりかねない。

▶ **時間の見通しを立てた計画立案** 繰り返すが，看護師による介入は，患者にとっての機を逃さないことが重要である。1つのことをやりつつ次のことをやる，ほかの患者のことを考えながら目の前の患者の確認や業務の調整を繰り返している状況は，看護師が時間に追われている状況である。切迫感が優先度の判断を鈍らせるばかりでなく，配慮の欠ける看護ケアを提供することになりかねない。ケア計画を立案する際には，何をするのかだけでなく，いつするのか，いつまでにするのか，準備に必要な時間も含めて見通しを立てることが必要となる。

B 多重課題遂行時の危険性について

1. 多重課題とヒューマンエラー

看護師は「業務中断」「時間切迫」「多重課題」といった，ヒューマンエラーを誘発する要因に常に囲まれており，危険とプレッシャーにさらされるなかで，看護を実践していることが指摘されている[1)]。

先に述べた看護現場の特徴からもみえるが，こうした要因をできる限り少なくするには，看護師個人の注意や努力だけではなく，看護チームとしての連携が必要になる。しかし，看護チームに配置されるメンバーは様々な背景（経験分野，経験年数など）をもち，その構成メンバーは毎回同じとは限らない。そのため各勤務帯には必ずリーダーの役割を担う看護師（勤務帯の看護責任者）がおり，互いの力が発揮できるように調整を随時行っている。

多重課題で切迫した場面を想定し，報告・連絡・相談はだれにするか，具体的な方法やどのようなときにそれが必要かなど，チームとして働く意義を含めて，しっかりと認識しておかなければならない。事前に看護チーム内で確認し合うことで，適切なタイミングで「報告・連絡・相談」という次につながる一歩を踏み出せ，重大事象の回避に結びつけられる。

2. 多重課題遂行のために必要な看護師の姿勢

患者にとっての最良の看護のため，看護師として起こりうる多重課題の場面に備え，どのような姿勢で臨むべきだろうか。多重課題への対応としては，実践中の看護ケアの中断もあれば，実践前の看護ケアの変更もある。いずれにしても，患者の安全を第一においた対応が求められる。

その対応のためには，自分の技術を過信せず「基本技術の習得」をすること，日ごろから「優先順位を念頭においた判断と行動」や「心のゆとりの確保」を意識することが大切である。

1 基本技術の習得

多重課題が発生した場合，安全に留意した業務中断の方法が身についているかが非常に重要になる。通常の手順は知っていても，いざ中断となる場合は慌ててしまうことが多い。その技術を「知っている」や「できる」の段階ではなく，患者にとっての意味を考えながら実践できる段階，「身についている」までの技術の習得が必要である。

また，様々な場面を想定しておくなど準備性をもって訓練することで危機回避につなげることができる。たとえばシリンジポンプを用いて循環動態を改善する薬剤を投与する患者のベッドサイドで「閉塞アラーム」が鳴り，輸液ルートの三方活栓の向きが誤っていることが判明したとき，どのような行動をとるだろうか？

アラーム音を消し，三方活栓を正しい向きに変え輸液を再開すれば，シリンジポンプは作動するだろう。一見，適切な対応をしたと感じるかもしれないが，その後に患者は急激な循環動態の変調をきたすことになる。なぜなら閉塞によって輸液ルート内に滞っていた薬剤が，輸液の再開で一気に患者のからだに送り込まれるからである。薬剤が滞ったことに伴う循環動態の観察とともに，輸液ルート内の圧を解除してから作動させ，観察を継続していれば避けられる事態である。また，アラーム音で不安となっている患者への声かけなども忘れてはならない。

2 優先順位を念頭においた判断と行動

様々な業務を並行して行っている際は，それぞれに注意が向けられ，1つのことが確実に行えていない危険性が増す。そういったときには行為そのものを目的とせず，“なぜ実施するのか”行為の意味に立ち返り，①命を守ること，②その時に行うことが患者に有益であること，③それ以外のこと，に行為を整理する。そして，自らが行うことが望ましいのか，他者に委ねられることはないか点検し，優先順位を瞬時に判断できるよう日頃から意識しておく必要がある。

3 心のゆとりの確保

多重課題に直面し慌ててしまうと，通常の落ち着いた状態であれば対応できることが困難となり，行為の優先順位や誰に援助を求めればいいのかの判断に迷い，提供する看護技術への自信も揺らいでしまう。

いくつもの対応が同時に必要になっているなど，いつもとは異なる状況にあると感じた場合には，ひと呼吸おいて改めて状況を点検評価する“心のゆとり”をもつ機会をつくることが患者の安全を生むと考えられる。しかし，1人でその“ゆとり”を生み出すことは難しく，勤務帯の看護責任者などに「報告・連絡・相談」をすることで自身の考えが整理され，心のゆとりとなることも多いことを忘れてはならない。

Ⅱ 多重課題発生時の対処の原則

看護学生は看護師を目指し臨地実習を重ねるなかで，実際の看護師の勤務中のスケジュールや実践内容を知り，看護師として働くこととなる自らの様子をある程度は想像していると思われる。しかし，多くの新人看護師が実際の臨床現場でリアリティショックを受けていることから，現実は学生の想像を超えていると考えられる。特に看護基礎教育で学んできた“一つ一つの看護技術を患者の状況を判断しながら実践する”ことに困難感を抱くことが多い。

複数患者を同時に受け持ち，患者1人に対する行為の優先順位と並行して複数の患者への優先順位を判断しながら看護を展開する。それも刻々と変わる患者状況や他職種とのかかわりのなかで看護師として主体的にかかわるとなると，その困難度はさらに高まるだろう。

それでは，多重課題にどのように対処をすればよいのだろうか。具体的な対処方法を紹介しながら，多重課題発生時の対処の原則を述べていく。

A 看護の現場における多重課題

看護実践場面で想定される多重課題には，①予定の業務が同時に集中する場合，②業務遂行中に予定外の業務が発生する場合がある。後者には，生体モニタアラームへの対応，ナースコールや電話への対応，面会者への対応，他職種への対応などがある。

また，予定されていた業務でも，検査の時間などは数十分前に決定される場合もあるため，個人のレベルでの調整には限界もある。この場合も遂行中の業務中断が生じやすい。

1. 予定された業務をどのように組み立てるか

多重課題および業務中断は，①看護師の人手が少ない時間帯（休憩中や夜勤帯など），②患者の日常生活行動がいっせいに行われる時間帯（食事の時間帯など），③処置がいっせいに行われる時間帯（輸液管理など）に増加する[2)]。

それぞれの部署で一日の業務が重なりやすい時間帯や業務内容には特徴があるはずである。そのため事前の調整は可能であり，患者一人ひとりのスケジュールはどうか，受け持ち患者全体ではどうか，患者の休息と活動のバランスは乱れていないかなどを併せて点検しておく。

看護師の業務が時間どおりに行われることは，患者が「いつなのだろう」と不要な消耗をしないでよいばかりか，「予定どおりで安心して任せられる」という信頼にもつながる。一方で時間どおりであっても，スケジュールの調整不足で何度も訪室するのでは，患者にとっては落ち着かない環境となり，患者の休息を妨げることになる。

2. 業務の所要時間の設定と予期しない多重課題への対応

遂行する業務の順番だけでなく，どの程度の時間を要するのかを考えて計画する必要がある。業務に直接かかる時間だけでなく，着替えや事前に排泄を済ませるなどの患者の準備にかかる時間と，その前後の看護師の観察にかかる時間および看護師自身の準備にかかる時間など，すべての所要時間を考慮する必要がある。この時間の設定をいかにするかは，次の業務遂行に影響する。

また，検査や処置に伴い必要となる説明に加え，説明用のパンフレット，書類，物品など想定できるものは具体的に使用するイメージをもって事前に準備しておく。また，予定変更に備えてあらかじめ修正案も準備しておくと，あわてずに対応できる。しかし，それでもなお予期できない事態から臨機応変な判断と対応が求められることも考慮しておく。

B 多重課題への対処の原則

看護師の多重課題の要因となる**割り込み業務**への対処行動には，①中断せず，実施している業務を続行してから対処する，②実施している業務を中断して，割り込みで発生した業務に対処する，③同時に対処する，がある。遂行中の業務や割り込み業務の内容や性質によって違ってくるが，ここでは対処行動の拠りどころとなる考え方を述べていく。

1. 優先順位の判断規準

何を優先して行うとよいのかといった判断基準は，何よりも「患者の生命力の消耗への影響度」である。臨床の看護師が着目する視点を次に示す。

表2-1 患者の生命の危機に関連する生理学的視点

A	Airway	気道	発声可能か？ 呼吸音の異常はないか？ 呼気を感じられるか？ 頸部を触るチョークサインはないか？
B	Breathing	呼吸	呼吸数・パターン（努力様），胸郭の左右差・動きはどうか？ 動脈血酸素飽和度と呼吸音の評価
C	Circulation	循環	顔面や体表の色の異常・四肢冷感・冷や汗などショック徴候はないか？ 脈拍・血圧値の測定
D	Disability	意識	開眼・体動・返答はあるか？ 瞳孔の反射と左右差はどうか？ JCS/GCSなどのスケールの活用
E	Exposure	体温環境	外傷はないか？ 体温に影響がある衣服の状況（濡れていないか）はどうか？ 体温の測定

JCS：ジャパン・コーマ・スケール　GCS：グラスゴー・コーマ・スケール

1 患者の生命の危機に関連する生理学的な変化

救急医療などでも用いられるABCDEアプローチ（表2-1）を行う。気道は確保されているか，酸素の取り込みはどうか，循環は安定しているか，意識や体温調整はどうか，といった視点で，これまでと今の状態の推移を見て，その傾向をとらえ，これからを推論する必要がある。

ABCDEアプローチによる観察でとらえた異常や変化には，判断だけでなく迅速な対応が求められる。特に気をつけたいのは，変化が持続している場合に，異常値にもかかわらず変化と認識しないことである。前勤務や前回に観察した状態と変わらないと判断せず，何分あるいは何時間続いているという“変化”としてとらえることが重要である。

2 患者に不測の事態が起きた場合

転倒・転落，治療上必要なカテーテルや挿入物が抜けるなどの不測の事態が患者に発生した場合，目には見えない身体内部にその影響が出ていることが予測される。その後に観察しなければならない内容にも影響するため緊急性が高い。

3 継続中の治療を中断に招くようなトラブルが起きた場合

医療機器（人工呼吸器，透析装置，輸液用ポンプなど）の作動不良アラームが鳴った場合，動脈圧ラインなどの閉塞が生じた場合などである。医療機器などの動作確認だけでなく，患者状況の観察が重要になる。対応の遅れによっては重症化することが十分に考えられ，患者への影響を最小とするため緊急性が高い。

4 患者の心身の苦痛にかかわることが起きている場合

患者が抱える「苦痛」には，生命の変化の予兆が含まれることもまれではない。しかし，ここで強調したいのは，患者の苦痛が生命の危機に関連するか否かだけの問題ではないということである。看護師が生命に直結する徴候だけに着目すると，患者や家族のこころのケアが後手となり，安心や納得，信頼できる医療を患者が受けづらい状況となり，著しい心身の消耗を招くことがある。患者の視線，表情，話し方やその内容など一日の観察から得られた変化も重要な判断指標になる。

2. 安全に業務を遂行する

優先して対応すべき事柄が整理できたら，優先度の高いものから対応することになるが，それらの業務の難度や所要時間などは様々である。実際に患者へ看護技術を提供する際は，患者の個別性をとらえて，方法を選択し，観察しながら実施する。そして，観察から得られた患者の反応に対応していくことが求められる。そのため，経験があることであっても，困難感を抱くことは少なくない。ましてや緊急性が高い状況下で行うことや，経験が乏しい技術の実施であれば，手順の正確さを欠くことや，適切ではない時間の対応となりやすく，患者が危険にさらされることとなる。

そのため，緊急性があるものや経験が十分でないことに対応する際には，これから実践することを具体的な行為レベルまでイメージして，自らの知識や技術の熟達度などを見極めて，対応内容を検討する必要がある。担当看護師だからといって，患者のすべての事柄に対応することは可能ではないし，何より患者にとって機を逃さないことが重要である。その実現のためには，チームのメンバーとタイムリーな情報共有を行うことが，より必要となってくる。多重課題の場面において，業務上の留意点を表2-2に示すが，患者の安全のための行動は，看護師自らの安心や安定した状況をいかにつくるかに大きく関連している。

3. 夜勤における多重課題への対処

夜勤帯は，患者の活動性が低下するため，多重課題の要因も少なくなると思いがちだ

表2-2 多重課題の状況下での安全な業務遂行の留意点

留意点	その理由
❶患者に影響することはそのままにしない	患者にとって最善となる軌道修正が困難となる
❷単独で実施しようとしない	自らの知識や技術力を客観的に点検・評価して，自らが行うことが適切か判断する（できないことが問題なのではなく，それを判断できないことが問題である）
❸看護チームメンバーへ，適切なタイミングで情報共有を行う	情報を伝える過程で頭の中が整理される機会となる
❹看護チームや医療チームメンバーの役割や得られる支援について具体的に確認しておく	具体的にイメージしておくと，依頼する思考や行動につながりやすくなる
❺これから提供する技術の所要時間などをあらかじめ想定しておく	業務の全体像をイメージすることで，現在とりかかっている業務に対し，これから行う業務について予測性をもった計画を立てることができ，先手を打った調整が可能となる（行動の部分と全体の業務を常に行き来させるように確認することで，先手を打った調整が可能となる）
❻直接かかわる場面だけでなく，事前準備や後かたづけまでのイメージをもつ	患者のケアに集中でき，次の業務に移行できる環境づくりができる
❼個別の患者の1日の過ごし方をイメージし，どのようなケアが必要となるか，あらかじめ想像しておく	先手を打った介入により，不要なナースコールを減少させ，多重課題の要素を減らすことができる

が，①就寝前・起床後に看護業務が集中する，②医療スタッフの人員が少なくなる，③受け持ち患者数が増える，④深夜から朝までの業務の過酷さから看護師の判断力が低下しやすいなどの観点から，より多重課題が発生しやすい状況ともいえ，その対処も困難になる場合が多い。

夜間は，患者が何よりも休息をとれるケアに重点がおかれる。そのための準備として，排泄ケアや口腔ケアなどが大切である。自分自身でそれらのケアを行える患者であっても，薬剤の影響や夜間での室内環境の違いによってサポートの方法が異なる場合がある。患者の24時間を常に日頃から思い描き，患者ともケアの方法などについて合意することを心がけたい。

また，夜間に担当する可能性がある患者の様子やそのケアについて，事前にチームメンバーから情報を得たり，時には日勤帯でそのケアに参加しておくと，夜勤帯における多重課題の困難さを軽減することが期待できる。

C 多重課題への対処の実例

看護師が遭遇した多重課題の実際とその対処について具体的な場面からみてみる。状況を想起し，自分ならどう判断するか，どう対処するかなどを考えてみてほしい。

1. 多重課題の3つの場面

ここは外科系病棟である。2つの看護チームがあり，あなたのチームにはリーダーナースが1人，メンバーはほかに2人いる。もう1つのチームも同じ構成である。

あなたは，本日入院予定患者1人，退院患者1人，そのほか3人の患者を担当する。

場面1 8時30分，理学療法士から「受け持ちの患者Aさんのリハビリテーションを14時から行いたい」と連絡が入った。この日，患者AさんはMRI検査の予定がある。

場面2 9時から開始される患者Bさんの輸液を準備し病室を訪室すると，同室者で同じ看護チームの担当である患者Cさんがそわそわしている様子が目に留まった。患者Bさんの名前確認まで実施したところで，患者Cさんが「トイレ……」と言って一人で動こうとされている。患者Cさんには輸液が実施されているが，それを気にしている様子はなく，静脈に確保されたカテーテルが引っ張られている。

場面3 退院予定の患者Dさんから「確認したいことがある」と先輩看護師から伝言を受けるが，1分後に入院患者Eさんのオリエンテーションの時間が迫っていた。どうしようかと考えているときに，外科の医師から「担当患者のガーゼ交換をしたい」「指示変更もした」と声がかかった。

2. 各場面での多重課題の考察

1 場面1：時間の調整をする準備性

一見，何が問題なのだろうと思われたのではないだろうか。午後になり，14時から開始されたリハビリテーション中の14時20分に，検査室からMRI検査入室の連絡が入ったらどうするか？　たとえばMRI検査の事前確認票の記載に不足が発見されても，患者はリハビリテーション中で確認できないばかりか，そもそも検査時間に間に合わせることが困難だろう。また，患者はリハビリテーションの直後に，落ち着いた状況で検査を受けられるだろうか。そのことを患者は理解しているだろうか。この場面では，あわてて時間の調整や患者への説明をすることになりかねない。

▶ この場面のポイント　検査の事前準備に必要な時間，検査やリハビリテーションの所要時間，移動に要する時間を想定して，リハビリテーションや検査の時間の調整をする必要がある。判断がつかない場合には，他部門や他職種に状況を伝えると，気がかりな点を教えてくれることもある。

2　場面2：安全のための業務中断と再開

患者の安全が重要なことは明確であり，①患者Cさんが転ばないように，②輸液のカテーテルが抜けないように，③点滴スタンドが倒れて患者にぶつからないように，看護師は今行っている手技を止めて，速やかに対応するだろう。

看護師は大きな声を出して患者Cさんや同室の患者を驚かすことがないように，声のトーンや表情にも気をつけながら対応することだろう。この際，患者CさんのADL（日常生活動作）や留意点はどうだったのか，一人で歩かせていいのか戸惑いが生じるはずである。また，患者Bさんの輸液は，確実に名前確認までは終了しているため，次の工程から再開してよいだろうか。

▶ この場面のポイント　同じ看護チームの中で留意すべき患者の情報は，事前に得ておくと，何かあったときメンバーに協力を得るのか，その後の報告とするのかの判断がしやすくなる。また，担当患者のもとへ訪室する際には，そのことに専念するが，そこに行くまでにすれ違った患者や同室者の様子も観察する必要がある。今から実施する行為に専念できる環境にあるかも重要な観察である。そして，中断された作業は必ず初めから開始するのはいうまでもない。

3　場面3：様々な想定から誠実に対応する姿勢

同時刻に予定外の対応すべき事案が複数発生している。退院患者Dさんからの要望の内容も所要時間がどのくらいかかるかもわからない。患者Dさんに安心して退院していただきたい一方で，入院患者Eさんへはこれから信頼関係をつくるうえで最初の心象は悪くしたくない。そのうえ，外科の医師に患者のことで確認したいことがある。頭はフル回転である。

▶ この場面のポイント　この場面では，①入院患者の予定の全体像を描く，②先手を打って時間調整を申し出る，③チームメンバーや外科の医師の協力を得る（この際に自らが行うほうがよいのか，今行うべきかを再考する）ことである。つまり入院患者Eさんのオリエンテーションの後の予定はどうなっているかなど全体像を描き，オリエンテーションの約束時間前に患者Eさんへ時間の調整を申し入れるとともに，オリエンテーションまでに患者自身で入院の準備として何かできることがあれば伝え，その了解を得るか，チームメンバーに協力を得る。

退院患者Dさんに関しては，わざわざ確認したい看護師を指名したのには，何かしらの患者の意図がある可能性が考えられる。この対応は内容の確認だけでも，まず自ら行うことが望ましいだろう。外科の医師には診療の順番を変えてもらうか，チームメンバーに医師に確認したいことを依頼してみるなど，いくつかの提案をする方策があるだろう。何が正解かというのではなく，様々なことを想定して誠実に対応する姿勢が重要となる。そのためにも，自分の業務をいかに表現するかがカギになるといえよう。

3. 多重課題に対応するポイント

1　業務の可視化

例にあげたような様々な場面での対応を迅速かつ的確に行うには，勤務のなかで担当患者に行うべき検査・処置・看護ケアなど，すべての業務を抽出し，その全体像を可視化する必要がある。①いつ行うか時間が定められているか，②そうでないものはいつ行うことが患者にとって望ましいか，③配慮すべき時間はないか，④前後の準備や移動の所要時間も含めて一覧にし，ほかの担当患者との調整は必要ないかを点検する（本編図1-1参照）。

業務の可視化は個人の業務の進捗状況の確認や忘れないために役立つばかりか，チームメンバーと情報を共有するツールともなって，新人看護師の場合は全体性を考慮したサポートを得られやすくなる。

2　報告・連絡・相談の壁をとる

その必要性はわかっているが，どのタイミングで報告・連絡・相談を行ったらよいのか迷った経験は誰もがある。

業務を行うとき，「今こうしています」「これからこうします」と宣言する習慣をつけると周囲と対話する機会が増えるため，改まって報告するという緊張感を軽減できる。また，ブリーフィング（事前の打ち合わせ）で具体的な状況を想定しておくと報告しやすい。報告を急がないであろう事案は，午前中は何時，午後は何時と報告時間を定めると発信しやすくなる。

報告することで自分の判断だけではない第三者のチェックの機会にもなる。さらに伝え方の工夫として結論から伝えると，相手が今聞くべきか，何分後に聞けるかなどの判断や提案ができるため，習慣化が望ましい。

D これから多重課題を経験するにあたって

学生の行う臨地実習では，多重課題を体験する機会は少ない。そのため，新人看護師には，多重課題をシミュレーションで学ぶ教育プログラムなどが準備されている。これは想定し得る場面を疑似体験する演習を行い，その際の自分は，①何に注目し，②何を考え，③どうしたのか，④どうしたかったのかを語り，他者との対話を通じて気づきを得るものである。「方法を学ぶ」のではなく「考え抜く力」を伸ばす機会となる。

また，こういった演習とは別に，同年代や先輩看護師の体験を聴き，起こり得る場面を想像し，そうした場合，どのように感じるか，どのように考え，どのようにすべきか具体的な方策を検討することは重要である。つまり，体験を聴いたままにせず，意味づけして「経験」として積み重ねていくプロセスを経ることで，看護師としての成長が期待できるのである。

しかし，実際の現場は想像を超える緊張感と想定外の事態が次々と起こり，演習と同じようにはいかない。大切なことは，そこで気づいたことに対し，自らができることはないかを考え，時には知識や技術を身につけるトレーニングを重ねたり，情報を発信できるよう心がけたりと，目標をもつことである。失敗した場面に着目しがちだが，手応えがあった場面からの学びも大きい。

文献

1) 川村治子，他：医療のリスクマネジメントシステム構築に関する研究，平成 11-13 年度厚生労働科学研究，1999-2001.
2) 関由紀子，高山智子：看護師の多重課題及び業務中断の検討；Time and Motion Study，ビデオ分析法を用いて，保健医療社会学論集，21（1）：39-51，2010.

参考文献

・今井多樹子，高瀬美由紀：新人看護師の看護実践の質向上に資する職場の支援体制；KJ 法による看護管理者の面接内容の構造化から，日本職業・災害医学会会誌，65（3）：111-117，2017.

第1章 看護職の健康管理

この章では

- 看護職にとっての健康管理の重要性を説明できる。
- 看護職の生活の特徴と，それを支える生活の工夫をまとめられる。
- 看護職のストレスの原因と対処法を列記できる。
- 医療現場で看護職が遭遇しやすい事故の特徴と予防策・対処法を説明できる。
- 職場でのハラスメントの種類と対応を説明できる。

I 看護実践と健康管理

現在の看護職の労働環境は，従来の交代制勤務や過重労働による身体的負担，感染や化学物質曝露（ばくろ）によるリスクなどに加え，近年みられる社会の少子高齢化や多様化，医療の高度専門分化に合わせた幅広い対応を求められるため，より過酷（かこく）な状況となっている。

日本看護協会の「看護職の倫理綱領」では「看護者は，より質の高い看護を行うため，看護職自身のウェルビーイングの向上に努める」[1]と定めており，看護職には自身の心身の健康を保ったうえで対象者の看護にあたることが求められている。

看護職が生涯を通じて健康に働き続けられるためには，上記の労働環境を踏まえて，業務上の危険の理解とその対処に加え，自身の加齢やライフステージなどに応じた健康管理や働き方の選択，心身ともに健康な状態で看護を行うための健康づくりという視点も重要となる[2]。ここでは，看護職の健康管理について，その特徴を踏まえて解説する。

A 看護職の生活の特徴

看護職は24時間をとおして患者などの安全を守りケアにあたるという業務の特性上，多くが夜勤を含む不規則な交代制勤務や当直・待機態勢がある。また，残業などによる慢性的な長時間勤務も問題となっている。これらは疲労の蓄積（ちくせき）とともに，体内リズムの乱れや睡眠障害を引き起こすといった健康上の問題につながりやすい。また，社会の多くの人たちとは異なったリズムでの生活になるために，社会的なつながりが希薄（きはく）になるなどの弊害も生じる。

そのため労働安全衛生法により，夜勤・交代制勤務に従事しているものに対しては，6か月に1回の健康診断が義務づけられている（労働安全衛生法第66条，労働安全衛生規則第45条）。また，日本看護協会では勤務間隔や夜勤回数など勤務編成の基準11項目を提案している（日本看護協会：夜勤・交代制勤務の勤務編成の基準案，2012）[3]。個人の体調管理のポイントを次にあげる。

B 生活パターンの確立

看護師として就職することで，一人暮らしを初めて経験する人も多い。そのため，仕事と並行しながら自分の生活の管理も行わなければならない。また，病院では交代勤務を行うため，日勤と夜勤に対応した生活の工夫が必要となる。

基本的には，①睡眠の質，②バランスのよい食事，③適度な運動，に気をつけて健康管理に努めることになる。

1. 睡眠時間の確保

睡眠は脳とからだに休息を与えるほか，自律神経やホルモンバランスを整えたり，記憶を整理して定着させる役割がある。休息が不足して疲労が蓄積すると，体調の悪化のほか，仕事上の判断ミスにもつながる。看護職は夜勤などで不規則な生活リズムになってしまうが，自身の力を十分に発揮して看護の仕事を行うためには，質のよい睡眠をとるための工夫が必要である。

夜勤・日勤にかかわらず，寝室の環境を整える。また，読書や軽いストレッチなど，就寝前の行動パターンを決めておくと，その行動を行うことで眠りに入りやすくなる。

ただし就寝前の飲酒や喫煙は睡眠の質を落とすため避けるのが好ましい。夜勤前には可能であれば2時間程度の仮眠をとり，夜勤後には十分な休息をとって，次の勤務に向けて生活リズムの調整を行う。

2. 食事をきちんと摂る

仕事に疲れると栄養のバランスを考えた献立を考えるのも面倒になることも多いが，きちんとした栄養管理が自身のからだをつくり，生活や仕事へのエネルギーを生むことを考えると，おろそかにしていいことではない。

まずは3食を欠かさず摂ることを目指し，栄養面のバランスについては，毎食・毎日考えるのが負担になるようであれば，数日単位で考える。たとえば休日に意識して不足しがちな野菜を摂るなど，生活に合わせた工夫をしていくとよいだろう。

3. 自分にあった運動の習慣

運動により心身両側面の健康維持が期待できる。身体面では，看護職が生じやすい腰痛の予防，あるいは加齢によって生じる生活習慣病への対処を行え，生涯をとおして働き続けられるからだづくりを目指す。こころの面では生活リズムを整え睡眠の質を高めるほか，ストレス解消法にもなるため，生活の満足度が上がることが期待される。

しかし，運動を習慣化するためには生活のなかにゆとりを見いだしたり，運動するための時間をつくり出す必要性があり[4]，自分の生活に合わせて無理なく楽しめる程度の運動を見つけられるようにしていくとよい。

C ストレス対策

ストレスの要因（ストレッサー）は多岐にわたるが，寒冷など環境からくる物理的・化学的なものよりも，心理的・社会的なものが大きい。たとえば家庭や職場などの人間関係，仕事の大変さがそれにあたる。また，ストレスは一概に有害なものであるとはいえず，ある場合には喜びや充実感をもたらし自己の成長に結びつけられることもある。そして，ストレスに耐える力(ストレス耐性)は人それぞれ異なるため，自分にとっては何でもないことでも，それを負担に感じる人がいることは考慮すべきである。

1. 看護職のストレス

看護職は業務量の多さや長時間・不規則勤務であること以外にも，命を扱うというリスクの高さ，専門職である責任の重さから，常に緊張を強いられる。また，自分自身の感情をコントロールし，相手に合わせた言葉や態度で接することが要求される**感情労働**の要素が多く含まれる。医療者のなかでも特に看護職は，患者などに対する共感性や思いやりを求められるが，相手のつらさに寄り添い，密接にかかわるうちに，その苦痛や苦悩に看護職も巻き込まれ，こころのエネルギーを消耗する**共感疲労**という状態に陥ることがある。

看護職を取り巻く人間関係については，①健康問題を抱えている患者やその家族が対象となる，②専門性の異なる医師や他職種と協働している，③病院では交代制の勤務であるため同じ看護職でも看護チーム内の構造が毎回微妙に変わるなどのことから，より高度な状況判断やコミュニケーション能力が求められる。

上記のようなストレス要因が積み重なり，十分な対処がされないでいると，バーンアウト(燃え尽き症候群)につながるため，ストレスによる反応に早めに気づき，適切な対処をすることが重要となる。

2. ストレスへの対処のしかた

1 ストレスによる反応に気づく

ストレスによる反応は，身体面・心理面・行動面に分けることができる(表1-1)。

ストレスに対するセルフケアとは，自分でストレスに気づき，自分なりに日常生活の工夫をして上手に付き合うことである。自分でストレスに気づくには表1-1のストレス反応を確認するほか，2015(平成27)年に施行されたストレスチェック制度の利用や，職業性ストレス簡易調査票[5)]を活用してもよい。

2 個人のストレスへの対処法

ストレスへの対処にはいくつか種類がある(表1-2)。1つの対処法だけではなく，それぞれを組み合わせて自分の中のストレスに対処する引き出しを増やしていくことが，今後の自己の成長につながる。

3 組織での取り組み

多くの看護職を抱える病院組織では，看護職のメンタルヘルスへの取り組みがされている(表1-3)。自分の所属している組織には，どのような相談窓口があるのか確認しておくとよい。

表1-1 身体面・心理面・行動面におけるストレス反応

分類	ストレス反応
身体面	不眠，疲労感，倦怠感，肩こり，頭痛，動悸，食欲低下，便秘・下痢など
心理面	不安，緊張，いらいら，落ち込み，意欲のなさ，興奮，混乱など
行動面	遅刻，欠勤，ミスが増える，人を避ける，ケンカしやすい，過食，過度な飲酒や喫煙・買い物など

表1-2 主なストレスへの対処法

自分の課題に取り組む	仕事のなかで自分の知識や技術の不足を感じたときに，自己学習や練習を繰り返し行うことで課題の克服につながる。
人に相談する	上司や先輩に相談することで問題解決の糸口を見いだすことができたり，解決のしようがない場合でも友人や家族に話をし，ただ聞いてもらうだけで気持ちが楽になったり，頭の中が整理できることもある。
ものの見方や発想を変えてみる	「良い」「悪い」「～すべき」「絶対できない」など，ものごとを狭く断定的に見るのではなく，より合理的・現実的に再検討してみることで，見方が変わり楽になることがある。そのためにも周囲の人に相談し，意見を聞くことは大事である。
気分転換をする	仕事などの日常から離れる時間をもつことで，気持ちが切り替えられ，再び仕事に向かう意欲につながる。ジョギングをしたり歌ったり旅行するなどの動的なものから，読書やアロマテラピーなどの静的なものまで，自身で楽しめることのバリエーションを広げるとよい。

表1-3 看護職のメンタルヘルスへの主な取り組み

ストレスチェック制度	ストレスチェック制度を導入している職場では，年に1回のストレスチェックの検査が義務づけられている。この検査の結果を踏まえて自身のストレスの状態を知ることができ，またストレスが高い場合には医師の面接を受け，職場環境の改善などにつなげるしくみとなっている。
看護管理者によるスタッフの勤務環境の把握	職場の看護管理者にはスタッフの健康を守る義務が課せられており，スタッフの健康や勤務遂行状態を把握するほか，休職しているスタッフの復職支援も行う。そのため，スタッフは体調不良や悩みごとがある場合は「忙しそうだから」「こんなこと話していいのかな」と躊躇せずに相談する。
看護管理者以外の相談先	組織によっては教育担当者やリエゾンナース（精神看護専門看護師）が相談の窓口になっている場合もある。
従業員支援プログラム（Employee Assistance Program：EAP）	組織によっては外部の専門機関が支援を提供していることもある。この利点としては，ほかの職員に知られることなく相談できることである。

II 看護師が被害者となる事故とその対策

看護職の労働災害には避けられないものもあるが，予防できるものも多い。それらには学生のときから心がけられる予防法もある。

各医療機関では血液・体液曝露（ばくろ）（有害物にさらされる）事故や感染などについて予防のためのマニュアルやガイドラインなどを整備している。それらの内容を確認し，業務に就（つ）く必要がある。

A 事故, 感染, 被曝, 抗がん薬曝露

医療従事者が業務中に様々な感染症に罹患した場合を**職業感染**という。針刺しや鋭利器材による切創から発生する血液・体液曝露は職業感染の大きな要因である。

1. 血液・体液曝露事故

血液・体液曝露事故の当事者は看護師が74.2％を占めている[6]。発生要因は様々であるが，基本的な対策（リキャップをしないなど）が遵守されなかったために発生しているケースも多くある。針刺し発生時のウイルス伝播のリスク[7]を表1-4に示した。

血液・体液曝露事故発生時には曝露後の対応が必要となるため，必ず上司に報告し，感染症科などを受診する必要がある。また，看護師の器具の廃棄の不手際により，ほかの職種にも被害を与える可能性があることも十分理解する必要がある。

2. 流行性ウイルス疾患等の罹患

麻疹，風疹，水痘，流行性耳下腺炎，インフルエンザなどのウイルス性疾患は非常に感染力が強いため，その予防が重要である。医療従事者から患者へ感染させないよう，体調不良時の勤務は避けるべきであり，また，感染が確認された際には各医療機関で定められている就業制限期間を遵守する必要がある。参考までに学校保健法で定められている登校停止基準を表1-5に示した。

さらに感染性疾患に罹患していることが判明した際には，接触者対応が必要なケースもあるため，速やかに上司に報告する必要がある。

表1-4　針刺しによるウイルス伝播のリスク

感染源		感染率
B型肝炎ウイルス（HBV）	HBe抗原陽性	22.0～30.0％
	HBe抗原陰性	1.0～6.0％
C型肝炎ウイルス（HCV）		1.8％
ヒト免疫不全ウイルス（HIV）		0.3％

表1-5　学校保健法で定められている登校停止基準

疾患名	期間
インフルエンザ	発症後５日経過かつ解熱後２日
麻疹	解熱後３日
水痘	すべての発疹が痂皮化するまで
風疹	発疹消失まで
流行性耳下腺炎	耳下腺腫脹発現後５日

3. 放射線被曝

放射線被曝のおそれがある放射線管理区域で作業する職員は，**蛍光ガラス線量計**の装着による被曝量の測定が義務づけられている。

放射線管理区域での業務は，作業規程が定められているため，それに従って行う。放射線装置・薬物の取り扱いは，行政による監査が1年に1度行われ，安全が担保されている。これは，すべての医療機関が対象となる。そのため業務上の作業規程を守れば，作業者の人体に影響することはないと考えて差しつかえない。

医療従事者で業務により長時間曝露する可能性がある場合は蛍光ガラス線量計でモニタリングを行う。被曝量の計測は，毎月行われるため，結果を自分で確かめ，業務状況の調整に役立てる。また，放射線管理区域においては妊娠中の職員による業務は望ましくないため，妊娠が判明したら，すぐに上司へ申し出る。

4. 抗がん薬曝露

医療関係者の健康に害を及ぼす薬剤は，危険薬（Hazardous Drugs；HD）と定義されており取り扱いに注意している。特に抗がん薬は，健康障害を起こす薬物であり，①発がん性，②催奇形性（さいきけいせい）（発生毒性），③生殖毒性，④低用量での臓器毒性，⑤遺伝毒性などが知られ，適切な取り扱いのためのガイドラインが定められている。取り扱う際には，曝露予防のガイドラインを順守する。

具体的には，①薬剤を調剤する際の安全キャビネットの使用，②調剤する部屋の換気，③閉鎖式の搬送システム，④閉鎖式の点滴ルートの使用，⑤すべての取り扱い時に防護用具の装着（手袋，ガウン，マスク，ゴーグルまたはフェイスシールドなど）などである。

また，患者の排泄物，嘔吐物などにも抗がん薬が一緒に排泄されているため，処理する際には防護用具の装着が必須である。曝露時は上司に報告し，健康観察を行う。

B 職業感染の予防策

職業感染の予防については，各医療機関で整備されているマニュアルやガイドラインなどを遵守することが重要である。

1. 血液・体液曝露事故の予防策

1 標準予防策の遵守

標準予防策（スタンダードプリコーション）とは，すべての患者において血液，体液などの湿性生体物質は感染性ありと考える概念である。

▶**手指衛生**　すべての感染対策の基本は手指衛生である。手指衛生はWHO（世界保健機関）

が提唱している「手指衛生5つのタイミング」[8]で実施する。5つのタイミングとは，①患者に触れる前，②清潔・無菌操作の前，③体液に曝露(ばくろ)された後，④患者に触れた後，⑤患者環境に触れた後，である（図1-1）。意識して正しいタイミングで実施することが重要である。

見た目に手が汚染されていない場合は，速乾性手指消毒薬のほうが衛生上効果的であるが，見た目に汚染がある場合は，流水石けん手洗いが必要である。

▶**防護用具の使用**　血液・体液に曝露する可能性がある場合は，そのリスクに応じて手袋，ガウン（エプロン），マスク，アイガードを装着する（図1-2）。

針取り扱い時にも手袋の着用は必須である。手袋を着用していても針は手袋を貫通し，針刺しは生じてしまうが，体内に入るウイルス量を減らせる効果が期待できる。

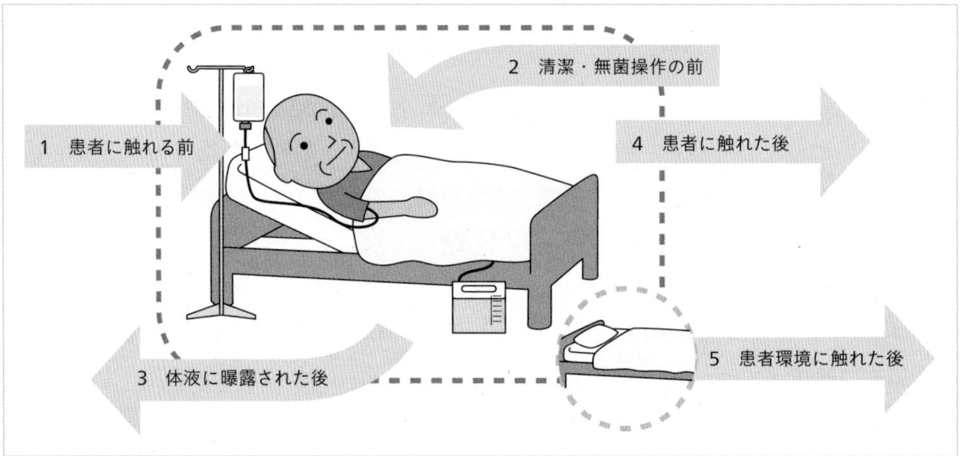

図1-1　手指衛生5つのタイミング（WHO）

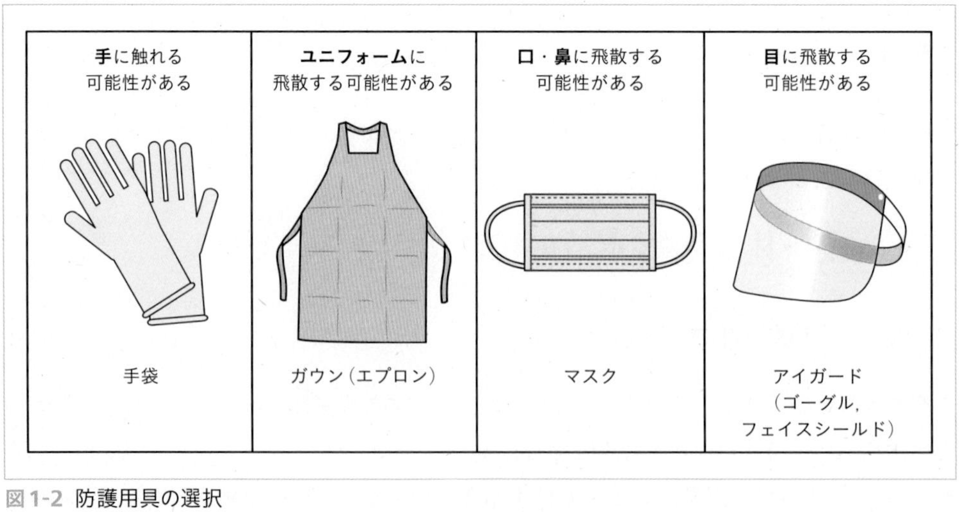

図1-2　防護用具の選択

2 安全機能付き針の使用

現在，臨床では針刺し事故防止のための安全機能が付いている針が多く採用されている。安全機能付き針とは，使用後に針が格納され，針がむき出しにならない構造をもっている製品である。ただし，正しい使用をすれば安全な製品であるが，使用方法を間違えたり知らない場合には，逆に針刺しのリスクにもなりうるため，現場で使用されている安全機能付き針について把握し，その使用方法を理解する必要がある。

3 ワクチン接種

血液・体液曝露で問題となる病原体はB型肝炎ウイルス(HBV)，C型肝炎ウイルス(HCV)，ヒト免疫不全ウイルス(HIV)である。そのうちHBVは唯一ワクチン接種で予防できる感染症であり，学生のうちからHBVワクチンを接種することが推奨される。

2. 流行性ウイルス疾患の予防策

麻疹(ましん)，水痘，風疹，流行性耳下腺炎はワクチン接種で予防できる感染症である。免疫獲得の基準となる抗体価やワクチン接種に関しては「医療関係者のためのワクチンガイドライン」[9)]を参考に，学生のうちから実施することが推奨される。

インフルエンザについても毎年流行期前にワクチン接種が推奨される。インフルエンザワクチンは一般的に接種後6か月程度効果が得られるため，10〜11月頃に接種をすることが望ましい。

C 職場での暴力やハラスメント対策

看護職への暴力やハラスメント(嫌がらせ)行為は，職場内の上下関係のほか，救命を第一とする切迫した場面が多いことや，患者に対して身体的な接触を伴うケアを行うといった看護職の特殊性から，許容されてきた背景がある。しかし，暴力やハラスメントは，受けた者の人格を傷つけ，メンタルヘルスに大きな影響を及ぼすだけでなく，一緒に働くほかのスタッフに対しても，人間関係の悪化や仕事への意欲を低下させるなど，離職への要因となるため，組織として対策に取り組む必要がある[10)]。実際に厚生労働省では「医療機関における安全管理体制について」という病院の取り組み策を示している[11)]。また，日本看護協会では具体的な対策として「暴力対策フローチャート」(図1-3)を提言している。

1. 職場での暴力

暴力行為は表1-6のように区別される。看護職がケアにあたる際には，単独であることや，密室で行われることが多いため，脅威(きょうい)を感じた場合には，まず自分自身の安全を守ることが必要になる。具体的な行為があった場合には，まず周囲の応援を呼び，脅威の対象

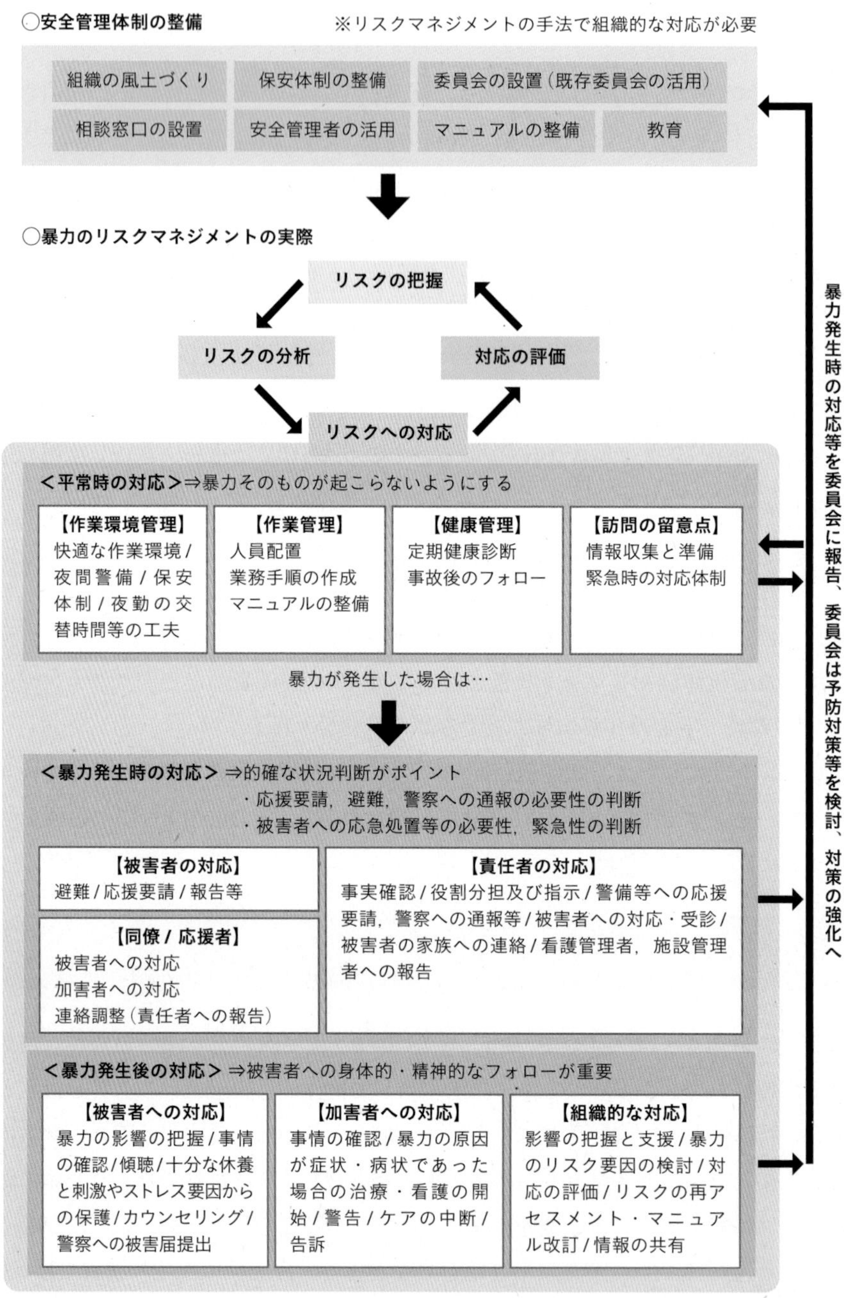
○安全管理体制の整備
※リスクマネジメントの手法で組織的な対応が必要
組織の風土づくり
保安体制の整備
委員会の設置（既存委員会の活用）
相談窓口の設置
安全管理者の活用
マニュアルの整備
教育
○暴力のリスクマネジメントの実際
リスクの把握
リスクの分析
対応の評価
リスクへの対応
＜平常時の対応＞⇒暴力そのものが起こらないようにする
【作業環境管理】
快適な作業環境／夜間警備／保安体制／夜勤の交替時間等の工夫
【作業管理】
人員配置
業務手順の作成
マニュアルの整備
【健康管理】
定期健康診断
事故後のフォロー
【訪問の留意点】
情報収集と準備
緊急時の対応体制
暴力が発生した場合は…
＜暴力発生時の対応＞⇒的確な状況判断がポイント
・応援要請，避難，警察への通報の必要性の判断
・被害者への応急処置等の必要性，緊急性の判断
【被害者の対応】
避難／応援要請／報告等
【同僚／応援者】
被害者への対応
加害者への対応
連絡調整（責任者への報告）
【責任者の対応】
事実確認／役割分担及び指示／警備等への応援要請，警察への通報等／被害者への対応・受診／被害者の家族への連絡／看護管理者，施設管理者への報告
＜暴力発生後の対応＞⇒被害者への身体的・精神的なフォローが重要
【被害者への対応】
暴力の影響の把握／事情の確認／傾聴／十分な休養と刺激やストレス要因からの保護／カウンセリング／警察への被害届提出
【加害者への対応】
事情の確認／暴力の原因が症状・病状であった場合の治療・看護の開始／警告／ケアの中断／告訴
【組織的な対応】
影響の把握と支援／暴力のリスク要因の検討／対応の評価／リスクの再アセスメント・マニュアル改訂／情報の共有
暴力発生時の対応等を委員会に報告、委員会は予防対策等を検討、対策の強化へ

出典／日本看護協会：保健医療福祉施設における暴力対策指針；看護者のために，2006，p.29．https://www.nurse.or.jp/home/publication/pdf/guideline/bouryokusisin.pdf（最終アクセス日：2020/7/20）

図1-3　暴力対策フローチャート

表1-6 暴力行為の種類

種類	内容
身体的暴力	なぐる，蹴(け)るなどの直接的な攻撃のほか，物品を投げつける，壊(こわ)す，叩(たた)くなど，威嚇(いかく)の意図がある場合も含まれる。
精神的暴力	暴言，強迫，侮辱(ぶじょく)，無視などを指す。理不尽な要求が長時間にわたったり，何度も繰り返されるというものもこれにあたる。
性的暴力	相手の意向に反した性的接触や，屈辱を与える行為などを指す。

から距離をとる。そして必ず同僚や上司に相談する。

2. ハラスメント

ハラスメントは，パワーハラスメント，セクシュアルハラスメント，マタニティハラスメント・パタニティハラスメントのように区別される。

1 パワーハラスメント

職場でのパワーハラスメントは，同じ職場で働く者に対して，職務上の地位や人間関係などの職場内での優位性を背景に，業務の適正な範囲を超えて，精神的・身体的苦痛を与える，または職場環境を悪化させる行為を指す。

「上司から部下へ」という形だけではなく「先輩－後輩間」や「同僚間」，さらには「部下から上司に対して」行われるものもある。

▶具体例　身体的・精神的暴力のほか，仲間外れや無視，不可能な業務の要求あるいは仕事を与えないこと，私的なことへ過度に立ち入ることなど。

2 セクシュアルハラスメント

セクシュアルハラスメントとは，職場において行われる労働者の意に反する性的な言動や行為（性的いやがらせ）である。そのような言動や行為により不利益を受けたり，職場の環境が害されるハラスメントである。

ここでいう職場とは仕事の延長と考えられる職場関連の宴会なども該当する。

▶具体例　性的な冗談，からかい，食事やデートに執拗(しつよう)に誘う，不必要な身体的接触など。

3 マタニティハラスメント・パタニティハラスメント

マタニティハラスメントとは，職員が妊娠・出産したこと，さらに育児や介護との両立のための支援を利用することに対して，上司や同僚が嫌がらせを行うことを指す。また，男性の育児制度利用などに対するものを，父性を意味する「パタニティ」を用いてパタニティハラスメントという。

4 ハラスメントへの対応

ハラスメントを受けた場合，「自分が悪い」と自分一人の問題にはせず，必ず同僚や上司に相談や報告をすることが大切である。

また，暴力やハラスメントを行う者が問題を自覚していない場合も多くあるため，組織全体での認識や対策を共有していくことが必要である。

文献

1) 日本看護協会：看護職の倫理綱領，2021.
2) 日本看護協会：看護職の健康と安全に配慮した労働安全衛生ガイドライン；ヘルシーワークプレイス（健康で安全な環境）を目指して，2018. https://www.nurse.or.jp/home/publication/pdf/guideline/rodoanzeneisei.pdf（最終アクセス日：2020/2/20）
3) 日本看護協会：看護職の夜勤・交代制勤務に関するガイドライン，2013. https://www.nurse.or.jp/home/publication/pdf/guideline/yakin_guideline.pdf（最終アクセス日：2020/2/20）
4) 本島茉那美，他：既婚女性看護師のワーク・ライフ・バランスの満足感とその関連要因，日本健康医学会雑誌，26（1）：7-16，2017.
5) 厚生労働省「作業関連疾患の予防に関する研究班」ストレス測定研究グループ：職業性ストレス簡易調査票，2000. http://www.tmu-ph.ac/topics/pdf/questionnairePDF.pdf（最終アクセス日：2020/2/20）
6) 和田耕治，他：エピネット日本版サーベイランス参加医療機関における病室内外の針刺し切創の解析；2013から2014年度，日本環境感染学会誌，32（1）：6-12，2017.
7) United States Department of health and human services, Centers for disease control and prevention（CDC）：Updated U.S. Public Health Service guidelines for the management of occupationalexposures to HBV, HCV, and HIV and recommendations for postexposureprophylaxis, MMWR, 50（RR-11），2001.
8) World Health Organization（WHO）：WHO Guidelines on handhygiene in healthcare；First globalpatientsafetychallengecleancare is safercare，2009. http://whqlibdoc.who.int/publications/2009/9789241597906_eng.pdf（最終アクセス日：2020/2/20）
9) 日本環境感染学会ワクチンに関するガイドライン改訂委員会：医療関係者のためのワクチンガイドライン，第2版，2014. http://www.kankyokansen.org/common/fckeditor/editor/filemanager/connectors/php/transfer.php?file=/publication/guideline/uid000001_76616363696E652D67756964656C696E65735F30322E706466（最終アクセス日：2020/2/20）
10) 厚生労働省明るい職場応援団：ハラスメントの定義. https://www.no-harassment.mhlw.go.jp/foundation/definition/about（最終アクセス日：2020/2/20）
11) 厚生労働省：医療機関における安全管理体制について（院内で発生する乳児連れ去りや盗難等の被害及び職員への暴力被害への取り組みに関して），2006. https://www.mhlw.go.jp/topics/bukyoku/isei/i-anzen/hourei/dl/060925-1a.pdf（最終アクセス日：2020/7/20）

参考文献

・日本がん看護学会，日本臨床腫瘍学会，日本臨床腫瘍薬学会編：がん薬物療法における職業性曝露対策ガイドライン2019年版，第2版，金原出版，2019.

第2章

看護師のキャリア開発・継続教育

この章では

- 看護職におけるキャリアの意味と意義を説明できる。
- キャリア形成のためのキャリア発達とキャリア開発の2つの側面から，それぞれポイントをまとめられる。
- キャリアアンカーの意味と考え方を説明できる。
- 看護職のキャリア開発プラグラム（クリニカルラダー）を説明できる。
- 看護職にとっての生涯学習の重要性を述べられる。
- 看護におけるジェネラリストとスペシャリストの違いと役割から，それぞれポイントをまとめられる。
- 専門看護師と認定看護師の役割と教育制度をまとめられる。

I キャリアについての考え方

A キャリアとは何か

1. キャリアの定義

「キャリア」という言葉は，個人として仕事から得られた経験・経歴であり，それに対して個人が価値を置いているものという意味で使われることが多い。この意味でのキャリアは，個人の努力や才能といった特性と職場などの環境との相互作用によって形成される。また，「キャリア」という言葉は一般に昇進・昇格や，より難度の高い仕事に就くキャリアアップの意味で使われることが多い。しかし，キャリアにはアップだけはではなく，自分の時間を確保するなどの理由から，ダウンがあることを忘れてはいけない。

キャリアの定義は，以下のように狭義（きょうぎ）のものと広義（こうぎ）のもののほか，様々になされている。

▶ **狭義の定義** 職業生活が主体であり，それをとおして積み上げられるものである。職種，職務内容，職歴，職業上の地位・役割などから形成される。

▶ **広義の定義** 職業生活に限定されない個人の生き方や人生そのものを表している。趣味，家庭生活などを含めた，その人の生き方にかかわる価値観などから形成される。

▶ **シャインによる定義** アメリカの心理学者であるシャイン（Edgar H. Schein）は「人の一生を通じての仕事，またはその人の生涯をとおしての生き方であり，その表現のしかた」と定義している。

▶ **ホールによる定義** アメリカの心理学者であるホール（Douglas T. Hall）は「人の生涯にわたり，仕事に関連した諸処の体験や活動をとおして個人が自覚しうる態度や行動のつながり」と定義している。

これらの定義を要約するとキャリアは「生涯における職業生活をとおしての自己実現過程」といえる。

2. 看護におけるキャリア

看護という専門職におけるキャリアは「職業生活をとおして，人生そのものをバランスのとれた豊かさへと導くための意味ある経験を積み重ねること」であり，単に学歴や職歴，地位や役割などを示すことではない。自分自身の現在のライフステージ*と人生全体のライフサイクル*の関連のなかで，職業を通じて自己実現との調和を図っていくプロセスである。

＊ **ライフステージ**：人の一生を構成する各発達段階のこと。
＊ **ライフサイクル**：人の一生の誕生から死までのプロセス。

B キャリア形成について

1. キャリア発達とキャリア開発

キャリア形成には，キャリア発達(キャリアデザイン)とキャリア開発(キャリアマネジメント)の2つの側面がある。

▶ **キャリア発達**　キャリア形成をあくまでも個人側からとらえる概念である。個人はライフサイクル全体にわたり自己成長の機会を探し出したいという欲求をもつ。

▶ **キャリア開発**　キャリア形成の機会を提供する組織の側からとらえる概念である。組織は目標達成のために必要な人的資源として開発したいという欲求をもつ。

キャリア形成は，この2つの側面から個人の成長・発達と組織の拡充・発展を調和させる相互作用の構造となる。

2. 研究者たちによるキャリア形成理論

1　エリクソンのライフサイクル理論

アメリカの心理学者であるエリクソン(Erik H. Erikson)は，人生を8つの発達段階に分けて表わした(表2-1)。乳児期，幼児期初期，遊戯期，学童期，青年期，前成人期，成人期，老年期の各発達段階には，個人が達成すべき発達課題がある。その達成には，同時に危機も存在する。キャリア形成に関連するのは，仕事をとおしての自己実現が課題となる第5段階：青年期～第8段階：老年期である。

▶ **第5段階：青年期**　青年期における発達課題は「同一性」対「同一性混乱」である。この時

表2-1 エリクソンの発達段階と発達課題

第8段階：老年期								「統合」対「絶望・嫌悪」
第7段階：成人期							「生殖性」対「停滞」	
第6段階：前成人期						「親密」対「孤立」		
第5段階：青年期					「同一性」対「同一性混乱」			
第4段階：学童期				「勤勉」対「劣等感」				
第3段階：遊戯期			「自発性」対「罪悪感」					
第2段階：幼児期初期		「自立」対「恥・疑惑」						
第1段階：乳児期	「基本的信頼」対「不信」							

出典／エリク・H・エリクソン著，村瀬孝雄，近藤邦夫訳：ライフサイクル，その完結，みすず書房，1989，p.73. を一部改変.

期は，自分自身の同一性（アイデンティティ）*を確立する時期であり，望ましい自分のあり方を見つけようとする。一方で，危機としては同一性が十分に確立されなかった場合，あるべき自分を見つけられず混乱に陥る。

▶ **第6段階：前成人期**　前成人期における発達課題は「親密」対「孤立」である。この時期は，家庭や学校から出て社会人としての生活を始め，異性や職場の人などとのかかわりにおいて，親密性を確立できるかが課題となる。そのため，危機としては人間関係をつくれないことによる孤立がある。第6段階は第5段階での同一性の確立が前提となる人間関係づくりの段階である。この時期に自分への信頼と他者との良好な関係を確立することで心理的・社会的に安定感する。

▶ **第7段階：成人期**　成人期の発達課題は「生殖性」対「停滞」である。自分主体の生活から次の世代の育成へと移行する段階であり，これが阻まれると他者への関心がなくなり自己に依存し停滞してしまう。

▶ **第8段階：老年期**　老年期の発達課題は「統合」対「絶望・嫌悪」である。自分の人生を振り返り，それを受け入れ自我を統合することが課題となる。これが達成できないと絶望・嫌悪を感じることになる。

2　キャリアステージ論

アメリカの経営学者であるスーパー（Donald E. Super）は，職業的発達を「職業の選択」と「自己概念」の観点からとらえ，キャリア発達を5段階のキャリアステージ論で表した（表2-2）。キャリアは個人がそれを追及することによってのみ存在するものとしている。

3　キャリアサイクル理論

アメリカの心理学者であるシャイン（Edgar H. Schein）は，組織内のキャリアにおける発達課題という観点から，キャリア発達を9段階のキャリアサイクル論で表した（表2-3）。

表2-2 スーパーのキャリアステージ論による5つの発達段階

第1段階：成長期 0～14歳	身体的な成長・発達とともに，遊びのなかから興味を引くものを見つけたり，家庭や学校での生活から特定の職業に関心を寄せたりするようになる。
第2段階：探索期 15～24歳	職業についての具体的な情報を得て，自らが進むべき道を選択する。職業につながる教育を受ける。
第3段階：試行期を経た確立期 25～44歳	職業に就き，適性やそれに必要な能力について模索する試行期を経て，職業としての専門性を身につける確立期に至る。キャリアの確立を目指す時期である。
第4段階：維持期 45～64歳	新たな知識や技術を身につけながら，確立したキャリアを維持する時期である。この段階で適切な職業を得られなかった場合は欲求阻止*となる。この時期の後半には退職後の計画を立てるようになる。
第5段階：下降期 65歳以上	年齢とともに職業生活から身を引くようになる。退職する不安はあるが，地域での活動や趣味を活かした生活など，新しい役割（キャリア）を獲得し，セカンドライフを楽しむ時期である。

* **同一性（アイデンティティ）**：「私は何者なのか」という概念。自己同一性と同義語。
* **欲求阻止**：欲求が満たされない状態，フラストレーション。

表2-3 シャインのキャリアサイクル理論による9つの発達段階

第1段階：成長，空想，探求 0～21歳	• 職業について初期の空想の時期を経て，現実的な職業選択のために自分のおかれた環境を評価し，自分の能力・価値観を見いだすようになる。 • 職業選択のために現実的な役割モデルを見つけるなど必要な情報を得る。 • 職業に就くための教育・訓練などを受ける。
第2段階：仕事の世界へのエントリー 16～25歳	• 何らかの選抜を経て，初めて職業に就き，キャリアの基礎をつくる。 • 組織のメンバーになり，仕事を学習する。 • 組織のなかでの自分の立場・役割を見いだそうとする。
第3段階：基本訓練 16～25歳	• 仕事の世界での現実を知り，リアリティショックを受ける。 • 日常の業務に慣れ，早く戦力になろうと努力する。 • 組織の一員として認められる。
第4段階：キャリア初期 17～30歳	• 仕事を効率よく責任をもってできる。 • 自分の能力を評価し，専門知識を高める。 • 組織の要求・制約（従属）と自己の欲求（独立）とを調和させる。
第5段階：キャリア中期 25歳以降	• 管理職かスペシャリストかの方向性を見いだす。 • 高度な職務遂行に自信をもつ。 • 組織のなかでの自分の立場が明確になる。
第6段階：キャリア中期の危機 35～45歳	• 自分を再評価しキャリアを変更するか現状維持かを検討する。 • 自分の生活全体を俯瞰し，キャリアの位置づけ，自分のキャリアアンカー（欲求，能力，価値観）を見なおす（次項「3. キャリアアンカーとは」参照）。
第7段階A：非指導者としてのキャリア後期 40歳から引退まで	• 助言者として後輩指導に努める。 • より専門性を高める。 • 管理職を目指す場合は，より広範な仕事の責任を負う。 • 現状維持の場合は，影響力の減少を受け入れる。 • 家庭生活における「空の巣症候群」*への対処をする。
第7段階B：指導者としてのキャリア後期 40歳から引退まで	• 組織の評価をし，その長期的繁栄に貢献する。 • 他者の努力を統合し組織全体に影響を及ぼす。 • 部下の選抜と育成を行う。
第8段階：衰えおよび離脱 40歳から引退まで	• 組織での権力や責任の低下を受け入れる。 • 能力やモチベーションの減退に伴う新しい役割の開発をする。 • 仕事主体から趣味などを活かした生活へ変化する。
第9段階：引退	• 引退に伴う劇的変化（ライフスタイル，役割，生活水準）を受け入れる。 • 蓄積した経験や知識を他者のために使うなど，新しい自分の役割を見つける。

出典／エドガー・H・シャイン著，二村敏子，三善勝代訳：キャリア・ダイナミクス：キャリアとは，生涯を通しての人間の生き方・表現である，白桃書房，1991，p.43-47．をもとに作成．

3. キャリアアンカーとは

キャリアアンカーとは，その人のキャリアを決定する際に重要となる自己概念であり，シャインが提唱した。アンカーとは船の錨の意味で，その人にとって錨を下ろしたようにつなぎ止められる不動の自己概念（欲求，能力，価値観）を指している。

人生における重大な取捨選択を迫られたとき，人は選択の拠りどころとなるものを様々に考え，そのうえで最終的な決定を行う。たとえば自分の人生に大きく影響する仕事の選択をする場面では，人は自分のやりたいことは何か（欲求），自分ができることあるいはできそうなことは何か（能力），自分としてやってみる価値はあるのか（価値観）などについて慎重に検討するだろう。これがキャリアアンカーなのである。

＊ 空の巣症候群：自立した子どもをもつ女性に多くみられる空虚感。

1　キャリアの拠りどころとなる3つの自己イメージ

キャリアアンカーにおける欲求，能力，価値観の3つの自己イメージについて考えてみよう。

▶ **欲求**　自分が何をしたいのか，何を望んでいるのか，その動機などを，自ら問いかける。人は生きているうえで，何らかの職業に就くなど人生の目標を探り求める。そこでは職業の適職診断ツールの活用や先輩や家族からの助言や反応を参考にすることもあるだろう。

▶ **能力**　自分は何が得意で，何が苦手なのかを，才能を含めて自己分析する。実際の仕事での成功や失敗により，人は自分の強みや弱みに気づくことができる。

▶ **価値観**　自分の仕事に誇りをもてるか，自分の仕事が社会に役立つか，自分がそれを行うべきかを認識する。自分のおかれた立場と社会との関係性から，自分のキャリアに対する価値を知ることができる。

2　キャリアアンカーの種類

キャリアアンカーの3つの自己イメージからできた8つのキャリアアンカーの種類を表2-4にまとめた。

4. 看護師としてのキャリア

よりよい看護を提供し専門職としての責任を果たすため，看護師の臨床実践能力の向上に取り組むことは，個人としても組織としても不可欠なことである。そのためには看護職として研鑽（けんさん）するためのキャリア発達（キャリアデザイン）が必要となる。

表2-4 キャリアアンカーの種類

専門・技術的能力	自分の才能を専門分野で発揮し，スペシャリストを目指す。
管理能力	責任ある地位を組織のなかで得て，組織に貢献することを目指す。
自律・独立	従来の方法などにとらわれず，自分で考えた方法により仕事を進める。まわりに同調することなく自分のペースで仕事を行う。裁量権が大きいほど能力を発揮しやすい。
保障・安定	社会的・経済的な安定を求めるため，転職などのリスクは避ける。そのため仕事においてもリスク回避を重視する。
創造性	クリエイティブで新しい商品や事業を生み出すことを望む。リスクを恐れず，起業するなど独立心も高い。
奉仕・社会貢献	仕事を通して世の中を良くしたいと考えている。医療，看護，福祉など社会に貢献する分野で力を発揮しやすい。
チャレンジ	誰がみても解決困難な問題や障害に挑戦し，それを乗り越えることに喜びを感じる。ルーチンワークを好まず，ハードルの高い仕事を志向する。
ワークライフ・バランス	仕事と家庭生活との両立を志向する。仕事を熱心にするが，私生活までには影響させないという生活スタイルをもつ。

出典／エドガー・H・シャイン著，二村敏子，三善勝代訳：キャリア・ダイナミクス；キャリアとは，生涯を通しての人間の生き方・表現である，白桃書房，1991，p.147-200. をもとに作成.

表2-5 ベナーのキャリア発達理論

❶初心者 novice	• 臨床での経験がないため，原理原則は理解していても，必要とされる柔軟な対応ができない。 • 必要に応じ指導者による助言のもと，決められた手順に基づいた行動はとれる。 • 臨床経験が豊富な看護師でも，経験をしたことのない分野では初心者になる。
❷新人 advanced beginner	• いくらか臨床経験があり，一定レベルの柔軟な対応ができる。 • 繰り返し起きる重要な状況を自ら理解できる，もしくは指導者の指摘で理解できる。 • 自分自身の判断で業務の優先順位を決めることはできず，指導者の助言が必要である。 • 決められた手順に従えば，自立した行動ができる。
❸一人前 competent	• 同じか類似した状況で2～3年の臨床経験があり，現在の状況から将来の予測を含めた個別の長期目標や計画が立てられる。 • 指示されて行動することから，自分で計画を立て行動することができるようになる。 • 問題への対応能力があり，管理能力もあるが，中堅のようなスピードと柔軟性はない。
❹中堅 proficient	• 部分的な状況の把握ではなく，幅広い視野で全体をとらえられる。 • 予測的な状況判断ができ，患者のわずかな異変に対して迅速な行動ができる。 • 目標の変更など，状況変化に柔軟な対応ができる。
❺達人 expert	• 豊富な経験を背景に，看護計画やガイドラインに頼らず，直観的に状況を判断し行動できる。 • 困難な状況にあっても，迷うことなく最適な方法を選択し，効果のある対応ができる。

出典／パトリシア・ベナー著，井部俊子，他訳：ベナー看護論；達人ナースの卓越性とパワー，医学書院，1992，p.17-27. をもとに作成.

1 看護師のキャリア発達理論

代表的な看護師のキャリア発達理論には，アメリカの看護理論家ベナー（Patricia Benner）の看護論がある。ベナーは看護に技術習得のモデル（ドレイファスモデル）を適用し，看護師の臨床実践能力を5段階で表した（表2-5）。

2 看護師としてのキャリア開発

キャリア形成にはキャリア発達とキャリア開発の2つのとらえ方がある（本章-Ⅰ-B-1「キャリア発達とキャリア開発」参照）。

キャリア開発とは，病院などの組織がキャリア形成の機会を提供する場合に用いられる概念である。ただし，組織の発展のみを重視したものではなく，個人の成長発達が組織の発展につながるという相互の利益がある考え方である。

看護師のキャリア開発は日本看護協会では「個々の看護職が社会のニーズや各個人の能力および生活（ライフサイクル）に応じてキャリアをデザインし，自己の責任でその目標達成に必要な能力の向上に取り組むことである。また，一定の組織の中でキャリアを発達させようとする場合は，その組織の目標を踏まえたキャリアデザインとなり，組織はその取り組みを支援するものである」[1)]と定義されている。この定義にあるとおり，組織はその支援を行うのであり，看護師のキャリア開発は専門職業人として，看護師が自己の責任で行う主体的な活動でなければならない。

3 組織としてのキャリア開発支援（キャリア開発プログラム）

キャリア開発のために病院などの組織で行われる教育プログラムは「キャリア開発プログラム」とよばれる。ここでは東京慈恵会医科大学附属病院におけるキャリア開発プログラムを例にあげて説明する。

❶キャリア開発プログラムの概要

図2-1はキャリア開発プログラムの全体像の例である。看護基礎教育を終え入職すると同時に，職場での教育プログラムが開始される。この教育プログラムは図2-2の臨床実践能力・看護管理実践能力レベルのクリニカルラダーに沿っており，個人のニーズに応じて利用することができる。また，教育プログラムは個人の主体的な取り組みを支援するために利用される。

図2-3の新入職員研修プログラムは，1年間を研修期間とし，スタッフナースとしての自立を支援するものである。OFF-JT*としての集合教育は4〜6月は看護実践に必要な基本的な知識・技術，7月から翌年3月までは看護実践内容の振り返りのプログラムが計画されている。

具体的な看護技術はOJT*で実施される。図2-3の例では臨床実践能力に基づいたレベ

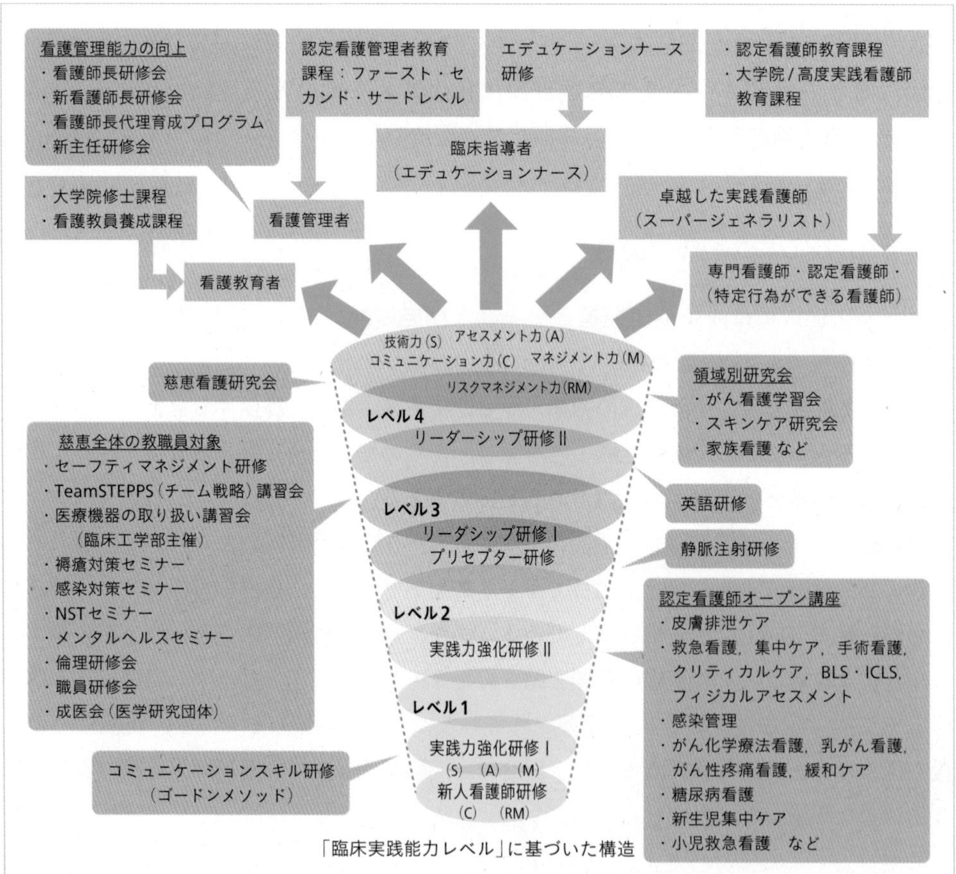

図2-1 施設でのキャリア開発プログラムの全体像の例（東京慈恵会医科大学附属病院看護部）

* **OFF-JT**：off the job training，職場外における教育。一般的に集合教育をさすことが多い。
* **OJT**：on the job training，職場内における実務経験をとおした教育。

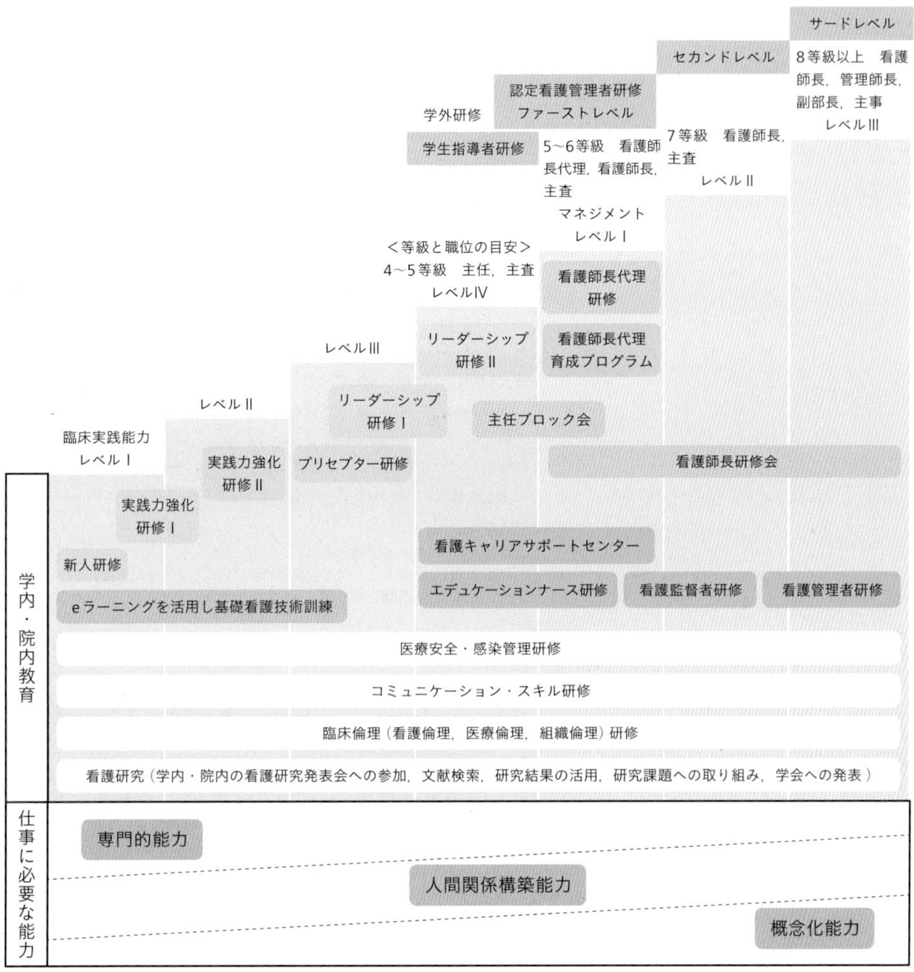

専門職業人としてのキャリア発達（キャリアデザイン）をイメージし，どのような能力の強化・開発が必要なのかを評価，課題を明らかにし，自己啓発や人材育成を行う。

図2-2 臨床実践能力･看護管理実践能力レベルのクリニカルラダーの例（東京慈恵会医科大学附属病院看護部）

ル別研修のほかの，専門看護師，認定看護師によるオープン講座（自由参加の講座），領域別研究会などのスキルアップ研修は個人で選択し参加できるようになっている。

院内の教育プログラムは，その病院などのおかれている状況も踏まえ日々の業務を行うために必要とされる内容を組み込み作成されている。これらは専門職業人としてのキャリア発達につなげられる。

❷クリニカルラダー（キャリア開発ラダー）

自己のキャリア開発には，①自分自身を理解し，②目標達成に向けて仕事に必要な能力を理解し，教育を受け，それらに結びつくような体験を得る計画を立て，③それを実行するなかで自分自身を客観的に知り，④新たな目標を定めることが必要である。自分自身を

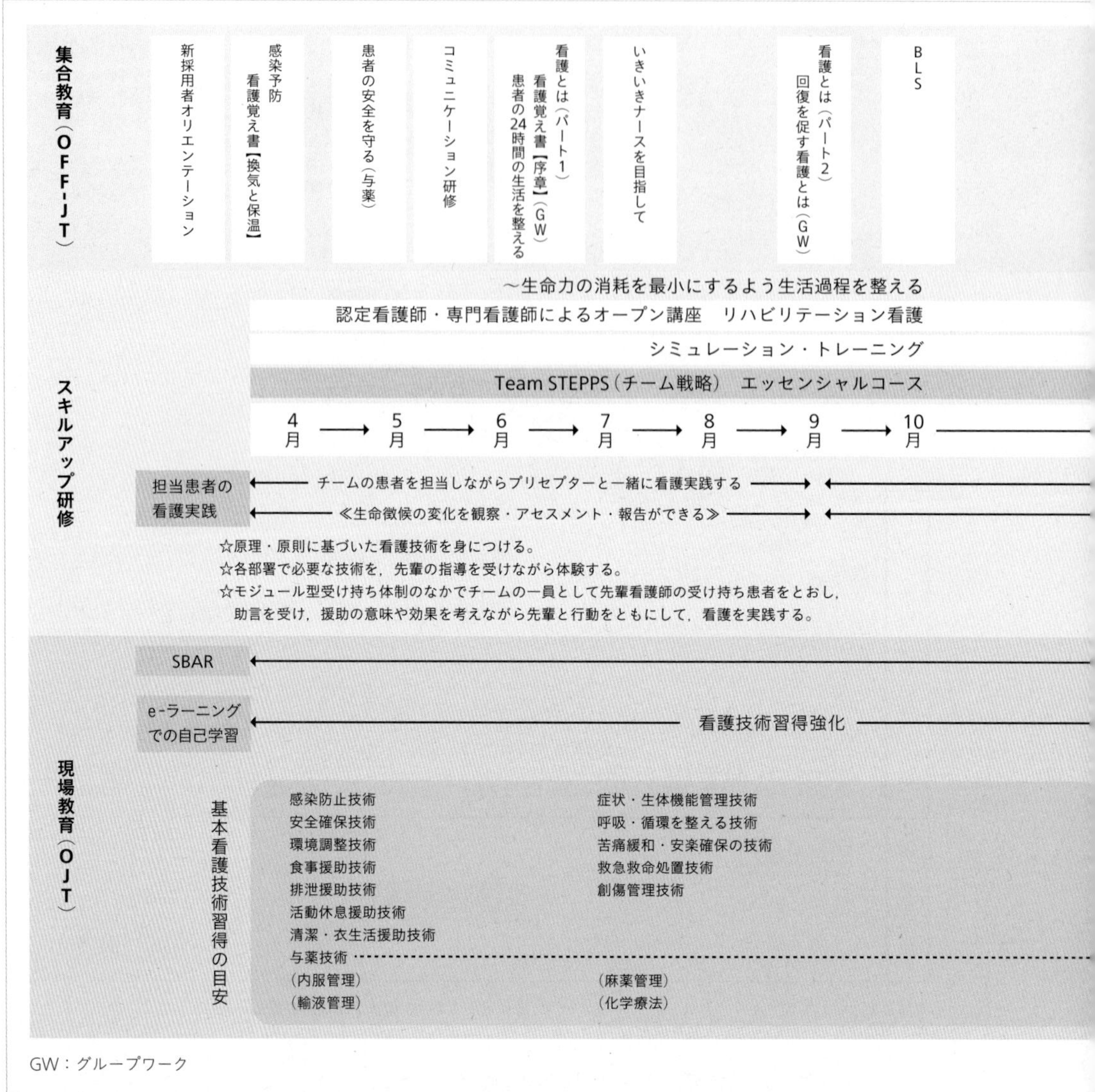

図2-3 新入職員研修プログラムの例（東京慈恵会医科大学附属病院看護部, 2015）

客観的に評価するための一つの方法として「キャリア開発ラダー」がある。

一般的な**クリニカルラダー**は看護師の臨床実践に必要な能力を段階的に表現したものであり，臨床での能力開発に焦点を当てているが，**キャリア開発ラダー**は臨床実践能力ばかりでなく，管理的な能力や専門的能力の発達や開発という，さらに広い観点からとらえられている。キャリア開発ラダーは，ベナーの示す5つの段階（表2-5参照）をもとに第1段階：新人，第2段階：一人前，第3段階：中堅，第4段階：達人とし，知識，判断，行為，行為の結果という4つの要点からとらえる考えをもとに作成されたものである。

❸標準化されたクリニカルラダー

先に述べたようにクリニカルラダーは看護師の臨床実践能力を段階的に示したもので，

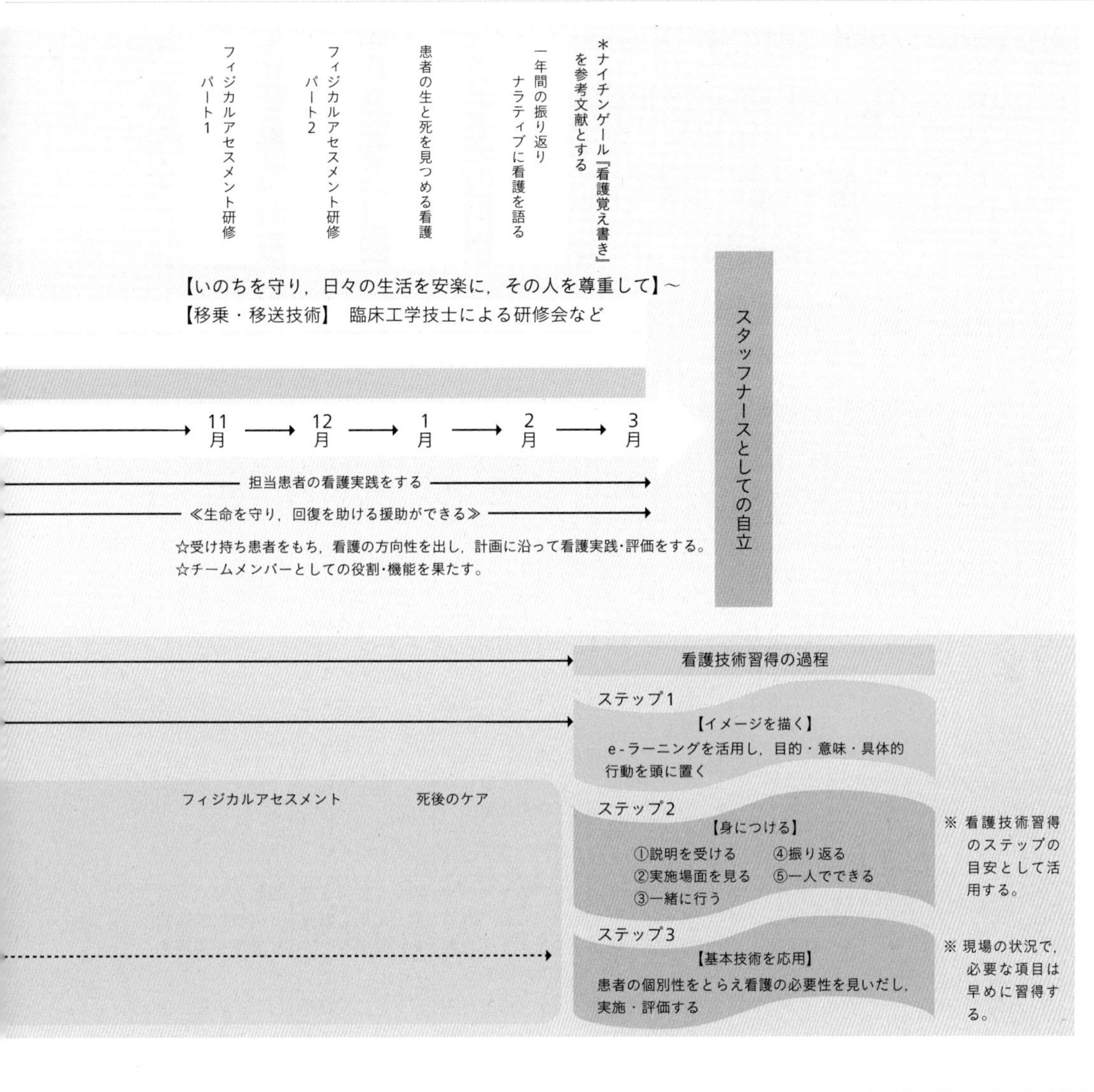
*ナイチンゲール『看護覚え書き』を参考文献とする
一年間の振り返り
ナラティブに看護を語る
患者の生と死を見つめる看護
フィジカルアセスメント研修パート2
フィジカルアセスメント研修パート1
【いのちを守り，日々の生活を安楽に，その人を尊重して】～
【移乗・移送技術】 臨床工学技士による研修会など
スタッフナースとしての自立
11月
12月
1月
2月
3月
担当患者の看護実践をする
≪生命を守り，回復を助ける援助ができる≫
☆受け持ち患者をもち，看護の方向性を出し，計画に沿って看護実践・評価をする。
☆チームメンバーとしての役割・機能を果たす。
看護技術習得の過程
ステップ1
【イメージを描く】
e-ラーニングを活用し，目的・意味・具体的行動を頭に置く
フィジカルアセスメント
死後のケア
ステップ2
【身につける】
①説明を受ける
②実施場面を見る
③一緒に行う
④振り返る
⑤一人でできる
※ 看護技術習得のステップの目安として活用する。
ステップ3
【基本技術を応用】
患者の個別性をとらえ看護の必要性を見いだし，実施・評価する
※ 現場の状況で，必要な項目は早めに習得する。

①看護師の臨床実践能力の評価，②能力向上の動機づけ，③職務満足の向上，④昇進昇格の資料などの目的で取り入れられているシステムである。クリニカルラダーは看護師の成長のモデルとして活用される。

現在は施設ごとにクリニカルラダーが作成されているため，その内容やレベルの基準も施設ごとに異なり，クリニカルラダーを導入していない施設もある。そのため日本看護協会は，あらゆる施設で活用可能な標準化されたクリニカルラダーを作成している（表2-6）[2]。

表2-6 看護師のクリニカルラダー（日本看護協会版）

看護の核となる実践能力：看護師が論理的な思考と正確な看護技術を基盤に，ケアの受け手のニーズに応じた看護を臨地で実践する能力

		レベル	I	II	III	IV	V
定義		レベル毎の定義	**基本的な看護手順に従い必要に応じ助言を得て看護を実践する**	**標準的な看護計画に基づき自立して看護を実践する**	**ケアの受け手に合う個別的な看護を実践する**	**幅広い視野で予測的判断をもち看護を実践する**	**より複雑な状況において，ケアの受け手にとっての最適な手段を選択しQOLを高めるための看護を実践する**
看護の核となる実践能力	ニーズをとらえる力	【レベル毎の目標】	助言を得てケアの受け手や状況（場）のニーズをとらえる	ケアの受け手や状況（場）のニーズを自らとらえる	ケアの受け手や状況（場）の特性をふまえたニーズをとらえる	ケアの受け手や状況（場）を統合しニーズをとらえる	ケアの受け手や状況（場）の関連や意味をふまえニーズをとらえる
		【行動目標】	□助言を受けながらケアの受け手に必要な身体的，精神的，社会的，スピリチュアルな側面から必要な情報収集ができる □ケアの受け手の状況から緊急度をとらえることができる	□自立してケアの受け手に必要な身体的，精神的，社会的，スピリチュアルな側面から必要な情報収集ができる □得られた情報をもとに，ケアの受け手の全体像としての課題をとらえることができる	□ケアの受け手に必要な身体的，精神的，社会的，スピリチュアルな側面から個別性を踏まえ必要な情報収集ができる □得られた情報から優先度の高いニーズをとらえることができる	□予測的な状況判断のもと身体的，精神的，社会的，スピリチュアルな側面から必要な情報収集ができる □意図的に収集した情報を統合し，ニーズをとらえることができる	□複雑な状況を把握し，ケアの受け手を取り巻く多様な状況やニーズの情報収集ができる □ケアの受け手や周囲の人々の価値観に応じた判断ができる
	ケアする力	【レベル毎の目標】	助言を得ながら，安全な看護を実践する	ケアの受け手や状況（場）に応じた看護を実践する	ケアの受け手や状況（場）の特性をふまえた看護を実践する	様々な技術を選択・応用し看護を実践する	最新の知見を取り入れた創造的な看護を実践する
		【行動目標】	□指導を受けながら看護手順に沿ったケアが実施できる □指導を受けながら，ケアの受け手に基本的援助ができる □看護手順やガイドラインに沿って，基本的看護技術を用いて看護援助ができる	□ケアの受け手の個別性を考慮しつつ標準的な看護計画に基づきケアを実践できる □ケアの受け手に対してケアを実践する際に必要な情報を得ることができる □ケアの受け手の状況に応じた援助ができる	□ケアの受け手の個別性に合わせて，適切なケアを実践できる □ケアの受け手の顕在的・潜在的ニーズを察知しケアの方法に工夫ができる □ケアの受け手の個別性をとらえ，看護実践に反映ができる	□ケアの受け手の顕在的・潜在的なニーズに応えるため，幅広い選択肢の中から適切なケアを実践できる □幅広い視野でケアの受け手をとらえ，起こりうる課題や問題に対して予測的および予防的に看護実践ができる	□ケアの受け手の複雑なニーズに対応するためあらゆる知見（看護および看護以外の分野）を動員し，ケアを実践・評価・追求できる □複雑な問題をアセスメントし，最適な看護を選択できる

表2-6（つづき）

看護の核となる実践能力	協働する力	【レベル毎の目標】	関係者と情報共有ができる	看護の展開に必要な関係者を特定し，情報交換ができる	ケアの受け手やその関係者，多職種と連携ができる	ケアの受け手を取り巻く多職種の力を調整し連携できる	ケアの受け手の複雑なニーズに対応できるように，多職種の力を引き出し連携に活かす
		【行動目標】	□助言を受けながらケアの受け手を看護していくために必要な情報が何かを考え，その情報を関係者と共有することができる □助言を受けながらチームの一員としての役割を理解できる □助言を受けながらケアに必要と判断した情報を関係者から収集することができる □ケアの受け手を取り巻く関係者の多様な価値観を理解できる □連絡・報告・相談ができる	□ケアの受け手を取り巻く関係者の立場や役割の違いを理解したうえで，それぞれと積極的に情報交換ができる □関係者と密にコミュニケーションを取ることができる □看護の展開に必要な関係者を特定できる □看護の方向性や関係者の状況を把握し，情報交換できる	□ケアの受け手の個別的なニーズに対応するために，その関係者と協力し合いながら多職種連携を進めていくことができる □ケアの受け手とケアについて意見交換できる □積極的に多職種に働きかけ，協力を求めることができる	□ケアの受け手がおかれている状況（場）を広くとらえ，結果を予測しながら多職種連携の必要性を見極め，主体的に多職種と協力し合うことができる □多職種間の連携が機能するように調整できる □多職種の活力を維持・向上させる関わりができる	□複雑な状況（場）の中で見えにくくなっているケアの受け手のニーズに適切に対応するために，自律的な判断のもと関係者に積極的に働きかけることができる □多職種連携が十分に機能するよう，その調整的役割を担うことができる □関係者，多職種間の中心的役割を担うことができる □目標に向かって多職種の活力を引き出すことができる
	意思決定を支える力	【レベル毎の目標】	ケアの受け手や周囲の人々の意向を知る	ケアの受け手や周囲の人々の意向を看護に活かすことができる	ケアの受け手や周囲の人々に意思決定に必要な情報提供や場の設定ができる	ケアの受け手や周囲の人々の意思決定に伴うゆらぎを共有でき，選択を尊重できる	複雑な意思決定プロセスにおいて，多職種も含めた調整的役割を担うことができる
		【行動目標】	□助言を受けながらケアの受け手や周囲の人々の思いや考え，希望を知ることができる	□ケアの受け手や周囲の人々の思いや考え，希望を意図的に確認することができる □確認した思いや考え，希望をケアに関連づけることができる	□ケアの受け手や周囲の人々の意思決定に必要な情報を提供できる □ケアの受け手や周囲の人々の意向の違いが理解できる □ケアの受け手や周囲の人々の意向の違いを多職種に代弁できる	□ケアの受け手や周囲の人々の意思決定プロセスに看護職の立場で参加し，適切な看護ケアを実践できる	□適切な資源を積極的に活用し，ケアの受け手や周囲の人々の意思決定プロセスを支援できる □法的および文化的配慮など多方面からケアの受け手や周囲の人々を擁護した意思決定プロセスを支援できる

出典／日本看護協会：看護師のクリニカルラダー（日本看護協会版），2016．https://www.nurse.or.jp/home/publication/pdf/fukyukeihatsu/ladder.pdf（最終アクセス日：2020/6/28）

Ⅱ 生涯学習

A 生涯学習とは

生涯学習とは，職業能力向上を目的とするだけではなく，学習者が主体的に高度な知識や技術，生活上の教養などの必要な教育を生涯にわたって学習する，またはそれを支援することを意味している。

その始まりは，1965年にフランスの教育思想家ラングラン（Paul Lengrand）がユネスコで「生涯教育」を提案したことからといわれる。生涯教育とは，ラングランは変化する社会に対応できるよう，その人が生涯をとおして続ける教育であり，一人一人がそれを実現し可能性を広げられるようにすることであるとしている。

B 看護師としての生涯学習

看護師は看護師免許の取得により「療養上の世話または診療の補助」（保健師助産師看護師法第5条）を行う専門職業人である。看護師には，専門職業人にふさわしい自己研鑽（けんさん）が求められる。日本看護協会の『看護職の倫理綱領』では「看護職は，自己の責任と能力を的確に把握し，実施した看護について個人としての責任をもつ」「看護職は，常に，個人の責任として継続学習による能力の開発・維持・向上に努める」と記されている[3)]。また，看護師に関連した法規である「保健師助産師看護師法」「看護師等の人材確保に関する法律」には，看護師自身が能力開発や資質向上を目指すことが明記されている。

基礎教育を終え看護師として働き始めると，学習は日常業務に関連した疑問や不安に思うことなどについて，自ら教科書を振り返ったり，関連する書籍で調べることが基本になる。また，職場の先輩看護師などに質問や相談することも学習として有効である。さらに院内においては教育プログラムが組まれ，研修会なども開催される。それらへ参加するとともに，院外の学会，研究会，セミナーなどへの参加も学習として重要である。よりキャリアアップを考えるなら，認定看護師や専門看護師を目指すこともある。その資格を取得するためや，より良い看護を開発するために，大学院に進み理論を学び研究することもある。

つまり，看護師という専門職を職業として選択したからには，自己研鑽に努めることは自らの責任ならびに責務である。看護という仕事に，どのような意味や価値を見いだしていくのかは各個人それぞれ異なる。しかし，看護は患者・家族と真摯（しんし）に向き合い，患者・家族との信頼関係のうえに成り立つ。その信頼を得るために何をキャリアとして積み重ねるかは，各個人の生涯をとおしての学習課題といえるだろう。

III ジェネラリストとスペシャリスト

ジェネラリスト(generalist)とは，英語のgeneral(一般の，全般的な)からきており，一般的には幅広く全般にわたる知識や技能をもつ人であり，特定の領域・分野に限らず幅広い領域・分野で業務を行う人のことをいう。

スペシャリスト(specialist)は，special(特別な，特定の)からきており，特定の分野に関する深い知識や卓越したスキルをもち，特定の仕事に特化して仕事・業務を行う人である。

一方，看護職におけるジェネラリストとスペシャリストについては日本看護協会が次のように概念的定義を示している。

▶ **看護職ジェネラリスト** 「特定の専門あるいは看護分野にかかわらず，どのような対象者に対しても経験と継続教育によって習得した多くの暗黙知(あんもくち)*に基づき，その場に応じた知識・技術・能力を発揮できる者」をいう[4)]。

この定義では，ジェネラリストは日本看護協会の5段階で構成されている「看護師のクリニカルラダー」(表2-6参照)において，レベルV「より複雑な状況において，ケアの受け手にとっての最適な手段を選択しQOLを高めるための看護を実践する」の段階以上にある看護師といえる。一般的に病院ではジェネラリストが多数を占める。病院の看護の質を決めるのはジェネラリストの質とも言える。

▶ **看護職におけるスペシャリスト** 「一般的に，ある学問分野や知識体系に精通している看護職をいう。特定の専門あるいは看護分野で卓越した実践能力を有し，継続的に研鑽を積み重ね，その職責を果たし，その影響が患者個人に留まらず，他の看護職や医療従事者にも及ぶ存在であり，期待される役割のなかで特定分野における専門性を発揮し，成果を出している者」である[5)]。

日本看護協会は認定看護師と専門看護師をスペシャリストとしている。次では，それぞれの専門性と教育課程について解説する。

A 専門看護師と認定看護師

1. 専門看護師

専門看護師(certified nurse specialist；CNS)は，水準の高い看護を効率よく行うための技術と知識を深め，卓越した看護を実践できると認められた看護師である。1994(平成6)年に専門看護師資格制度が創設され，2019(令和元)年12月現在2519人の専門看護師がおり，病院(80.0%)，学校・大学(10.3%)，訪問看護ステーション(3.7%)などで活動している。

* **暗黙知**：個人が経験で得た知識や培った勘などで，言葉に表せないあるいは言葉にしにくい知のこと。

▶ **専門看護師制度の目的**　複雑で解決困難な看護問題をもつ個人，家族および集団に対して水準の高い看護ケアを効率よく提供するための，特定の専門看護分野の知識・技術を深めた専門看護師を社会に送り出すことにより，保健医療福祉の発展に貢献し併せて看護学の向上をはかることである。

▶ **専門看護師制度の運営**　専門看護師制度の運営は，日本看護系大学協議会と連携している。日本看護系大学協議会は，教育課程の特定，教育課程の認定・認定更新を行い，日本看護協会は，専門看護分野の特定，認定審査・認定更新審査などを行っている。

▶ **専門看護師の役割**　専門看護師は表2-7に示した6つの役割を果たす。

▶ **専門看護師の分野**　特定されている分野は，①がん看護，②精神看護，③地域看護，④老人看護，⑤小児看護，⑥母性看護，⑦慢性疾患看護，⑧急性・重症患者看護，⑨感染症看護，⑩家族支援，⑪在宅看護，⑫遺伝看護，⑬災害看護の13分野である（特定年順，2019年12月現在）。

▶ **専門看護師認定システム**　専門看護師の認定システムは図2-4のようになっている。

表2-7　専門看護師の役割

❶ 個人，家族および集団に対して卓越した看護を実践する。（実践）
❷ 看護者を含むケア提供者に対しコンサルテーションを行う。（相談）
❸ 必要なケアが円滑に行われるために，保健医療福祉に携わる人々の間のコーディネーションを行う。（調整）
❹ 個人，家族および集団の権利を守るために，倫理的な問題や葛藤の解決を図る。（倫理調整）
❺ 看護者に対しケアを向上させるため教育的役割を果たす。（教育）
❻ 専門知識および技術の向上ならびに開発を図るために実践の場における研究活動を行う。（研究）

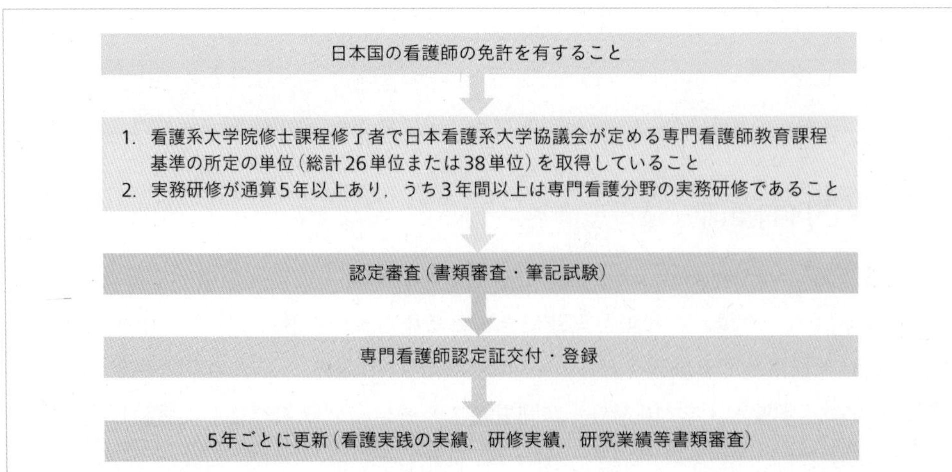

日本国の看護師の免許を有すること
1. 看護系大学院修士課程修了者で日本看護系大学協議会が定める専門看護師教育課程基準の所定の単位（総計26単位または38単位）を取得していること
2. 実務研修が通算5年以上あり，うち3年間以上は専門看護分野の実務研修であること
認定審査（書類審査・筆記試験）
専門看護師認定証交付・登録
5年ごとに更新（看護実践の実績，研修実績，研究業績等書類審査）

図2-4　専門看護師認定システム

2. 認定看護師と特定行為

1 認定看護師

認定看護師（certified nurse：CN）は，高度化し専門分化が進む医療の現場において，水準の高い看護を実践できると認められた看護師である。1995（平成7）年に認定看護師資格制度が創設され，2021（令和3）年12月現在2万2577人の認定看護師がおり，病院（87.8％），訪問看護ステーション（4.0％），クリニック・診療所（1.6％）などで活動している。

認定看護師は，看護師として5年以上の実践経験をもち，日本看護協会が定める認定看護師教育を修め，認定看護師認定審査に合格することで取得できる資格である。

わが国は，高齢化の進展に伴って患者の抱える疾病（しっぺい）が単独でなく複合してきており，医療を受けながら地域で病気とともに生活する人も増加している。このような高齢者・慢性疾患患者の増加，病院完結型から地域完結型医療への転換が進むなか，認定看護師はこれまでのアセスメントに基づく高い看護実践の実績が評価され，急性期医療から在宅医療まで支えられる看護師，地域・施設間の連携に寄与できる看護師として期待が高まってきた。

▶ **特定行為に係る看護師の研修制度**　厚生労働省は，在宅医療の推進を図っていくためには，個別に熟練した看護師のみでは足りず，医師または歯科医師の判断を待たずに手順書により一定の診療の補助を行う看護師を養成していく必要があると考え，2015（平成27）年10月「特定行為に係る看護師の研修制度」を開始した[6)]。特定行為研修を修了した看護師には，外来を訪れることの難しい在宅療養患者や専門医が不在の地域や医療機関において，タイムリーなケアの実施による症状緩和や重症化予防の役割が期待されている。

この動きに伴って日本看護協会は，認定看護師教育に特定行為研修を組み込むことを決め，認定看護師規程を改正（2019［令和元］年7月15日施行）し，認定看護師制度の目的および教育課程の変更，認定分野の再編を行った。2020（令和2）年度より特定行為研修を組み込んでいる認定看護師教育機関の教育が開始され，認定行為研修を組み込んでいない認定看護師教育機関の教育は2026（令和8）年度をもって終了する。

▶ **認定看護師制度の目的**　「特定の看護分野における熟練した看護技術及び知識を用いて，あらゆる場で看護を必要とする対象に，水準の高い看護実践のできる認定看護師を社会に送り出すことにより，看護ケアの広がりと質の向上を図ること」を目的としている（2019［令和元］年の認定看護師規程改正後の目的）。

▶ **認定看護師の役割**　認定看護師規程改正後の役割は表2-8に示す3点である。

▶ **認定看護師の分野**　認定分野は表2-9のように従来の21分野から19分野へ再編された（21分野は2026［令和8］年度をもって教育終了）。小児から高齢者まで複雑化する疾病を抱える人々に対して急性期医療から慢性期医療に広く対応でき，地域へと広がる医療ニーズに貢献できる編成とするため，統合された分野，名称変更された分野がある。

表2-8 認定看護師の役割

❶ 個人，家族および集団に対して，高い臨床推論力と病態判断力に基づき，熟練した看護技術および知識を用いて水準の高い看護を実践する。（実践）
❷ 看護実践をとおして看護職に対し指導を行う。（指導）
❸ 看護職等に対しコンサルテーションを行う。（相談）

表2-9 認定看護師の分野

現行の21分野：A課程（2026年度をもって教育終了）				新たな19分野：B課程			
1	救急看護	12	皮膚・排泄ケア	1	クリティカルケア	10	皮膚・排泄ケア
2	集中ケア	13	感染管理			11	感染管理
3	緩和ケア	14	慢性呼吸器疾患看護	2	緩和ケア	12	呼吸器疾患看護
4	がん性疼痛看護	15	慢性心不全看護			13	心不全看護
5	がん化学療法看護	16	脳卒中リハビリテーション看護	3	がん薬物療法看護	14	脳卒中看護
6	乳がん看護			4	乳がん看護	15	腎不全看護
7	がん放射線療法看護	17	透析看護	5	がん放射線療法看護	16	認知症看護
8	新生児集中ケア	18	認知症看護	6	新生児集中ケア	17	摂食嚥下障害看護
9	小児救急看護	19	摂食・嚥下障害看護	7	小児プライマリケア	18	在宅ケア
10	手術看護	20	訪問看護	8	手術看護	19	生殖看護
11	糖尿病看護	21	不妊症看護	9	糖尿病看護		

※「新たな19分野」の色を付けた分野は，統合および名称変更した分野

▶ **認定看護師認定システム**　認定看護師の認定システムは図2-5のようになっている。

2　特定行為を実施する認定看護師（特定認定看護師）

特定行為については法令で定められている。保健師助産師看護師法（第37条2）によると特定行為は「診療の補助であって，看護師が手順書により行う場合には，実践的な理解力，思考力及び判断力並びに高度かつ専門的な知識及び技能が特に必要とされるものとして厚生労働省令で定めるもの」となっており「特定行為を手順書により行う看護師は，指定研修機関において，当該特定行為の特定区分に係る特定行為研修を受けなければならない」とされている。特定行為は21の区分と，区分ごとに1〜5の特定行為が定められており，特定行為は38行為ある。いくつかの例を表2-10にあげたが，呼吸，循環，栄養，創傷管理などにかかわるものが多くを占める。

特定行為研修を受講した認定看護師は，高い臨床推論力と病態判断力を発揮し，①患者の病状が医師または歯科医師の手順書に示された「病状の範囲内」であること確認し，②手順書に定められた「診療の補助内容」を患者に説明し実施し，③実施した結果を医師または歯科医師に報告する。

特定行為研修を受講した認定看護師は，医師の少ない地域医療機関や訪問看護ステーションなどでタイムリーに質の高い看護提供ができる看護師として活躍が期待されている。

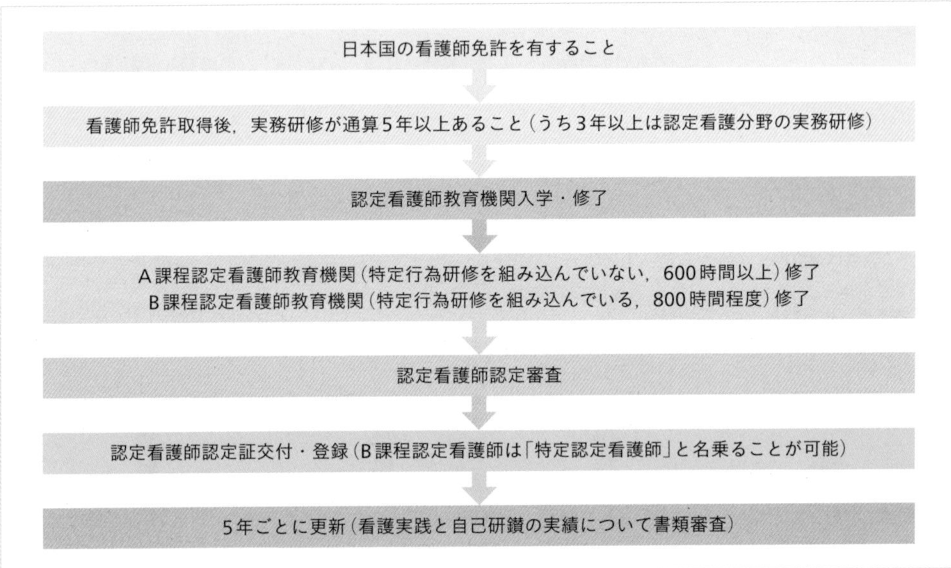

図2-5 認定看護師認定システム

表2-10 特定行為区分と特定行為の例（抜粋）

特定行為区分	特定行為
創傷管理関連	褥瘡又は慢性創傷の治療における血流のない壊死組織の除去／創傷に対する陰圧閉鎖療法
呼吸器（人工呼吸療法に係るもの）関連	侵襲的陽圧換気の設定の変更／非侵襲的陽圧換気の設定の変更／人工呼吸器管理がなされている者に対する鎮静薬投与量の調整／人工呼吸器からの離脱
ろう孔管理関連	胃ろうカテーテル若しくは腸ろうカテーテル又は胃ろうボタンの交換／膀胱ろうカテーテルの交換
血糖コントロールに係る薬剤投与関連	インスリンの投与量の調整
精神及び神経症状に係る薬剤投与関連	抗けいれん剤の臨時の投与／抗精神病薬の臨時の投与／抗不安薬の臨時の投与

資料／厚生労働省：特定行為区分とは．https://www.mhlw.go.jp/stf/seisakunitsuite/bunya/0000077098.html（最終アクセス日：2020/6/29）

B 看護師の専門資格制度と教育課程

現在，わが国の看護師の専門資格制度は，教育課程，資格認定組織も複数存在し，わかりやすいとは言い難い。図2-6に2019（令和元）年11月現在の看護師の専門資格制度と教育課程および資格認定組織の全体像を示す。

社会情勢や医療ニーズの変化に伴って，看護師の専門資格は変遷していくものと思われるが，いずれにしろ，国民の命と生活を守る担い手として，今後も様々な場で看護職の活躍が期待されている。看護専門職として，対象の状態を適切に判断し，根拠に基づいた確かな技術と相手の気持ちに寄り添ったかかわりを基盤にした，より専門性の高い看護実践によって社会に貢献することが求められており，自己研鑽を重ねることが重要である。

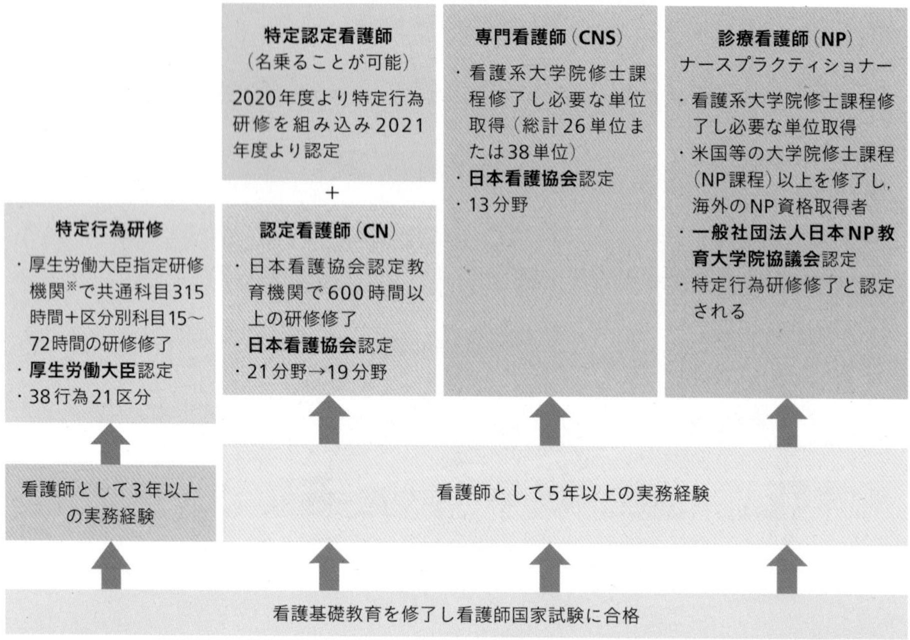

特定認定看護師
（名乗ることが可能）
2020年度より特定行為研修を組み込み2021年度より認定
専門看護師（CNS）
・看護系大学院修士課程修了し必要な単位取得（総計26単位または38単位）
・日本看護協会認定
・13分野
診療看護師（NP）
ナースプラクティショナー
・看護系大学院修士課程修了し必要な単位取得
・米国等の大学院修士課程（NP課程）以上を修了し，海外のNP資格取得者
・一般社団法人日本NP教育大学院協議会認定
・特定行為研修修了と認定される
＋
特定行為研修
・厚生労働大臣指定研修機関※で共通科目315時間＋区分別科目15～72時間の研修修了
・厚生労働大臣認定
・38行為21区分
認定看護師（CN）
・日本看護協会認定教育機関で600時間以上の研修修了
・日本看護協会認定
・21分野→19分野
看護師として3年以上の実務経験
看護師として5年以上の実務経験
看護基礎教育を修了し看護師国家試験に合格

※特定行為研修を行う指定研修機関は，大学，大学院，大学病院，病院，医療関係団体，専門学校などがある。

資料／厚生労働省：看護教育制度図（概念図）平成29年，看護基礎教育検討会資料（看護基礎教育を取り巻く現状等について），2018，p.20．を参考に作成．

図2-6　看護師の専門資格制度・教育課程および資格認定組織

文献

1）日本看護協会：継続教育の基準 ver2，2012，p.4.
2）日本看護協会：看護師のクリニカルラダー（日本看護協会版），2016．https://www.nurse.or.jp/home/publication/pdf/fukyukeihatsu/ladder.pdf（最終アクセス日：2020/6/28）
3）日本看護協会：看護職の倫理綱領，2021.
4）日本看護協会：看護にかかわる主要な用語の解説；概念的定義・歴史的変遷・社会的文脈，2007，p.25.
5）前掲書 4），p.26.
6）厚生労働省：特定行為研に係る看護師の研修制度．https://www.mhlw.go.jp/stf/seisakunitsuite/bunya/0000077077.html（最終アクセス日：2020/2/25）

参考文献

・井部俊子監，手島恵編：人材管理論，看護管理学習テキスト，第3巻，第3版，日本看護協会出版会，2019.
・エドガー・H・シャイン著，二村敏子，三善勝代訳：キャリア・ダイナミクス；キャリアとは，生涯を通しての人間の生き方・表現である，白桃書房，1991.
・日本看護協会編：看護に活かす基準・指針・ガイドライン集 2018，2018.
・パトリシア・ベナー著，井部俊子，他訳：ベナー看護論；達人ナースの卓越性とパワー，医学書院，1992.
・平井さよ子：看護職のキャリア開発；転換期のヒューマンリソースマネジメント，改訂版，日本看護協会出版会，2009.

第1章

看護師のチームワークとコミュニケーション

この章では

- 積極的な姿勢で行う医療者間の情報の共有と指示受けの意義を説明できる。
- 医療チームでの情報の共有のしかた，報告が必要なものをまとめられる。
- 看護チームでのリーダー（勤務帯の看護責任者）の役割を説明できる。
- 医療現場でのチーム活動を円滑に運ぶためのコミュニケーションの基本を説明できる。

I 指示と報告の基本

A 医療チームにおける指示と報告

医療者は，健康の保持・増進という共通の目的のもとに各職種が独自の役割を担っている。

▶ **医師の役割** 対象者の健康現象を分析し，その因果関係を追及しながら，診断・治療を行う。

▶ **看護師の役割** どのような状態にある人に対しても，診断・治療が効果的に進むように，十分な観察，診療の介助，情報の提供をしながら対象者の24時間の生活を工夫していく。その役割を果たすため，看護師は病気の種類や障害の進行状況によって，どのような診断・治療が行われていくのかを予測し，その内容を理解できるための専門知識を身につけるとともに，出された指示内容を的確にとらえ，対象者に届けなければならない。

1. 情報の共有と指示受け

1 指示受けの基本姿勢

▶ **情報の共有** 電子カルテは患者の新しい情報や多職種の認識が追加更新されていくため，意識して目を通すようにしなければならない。また，看護師が患者とのかかわりのなかから得た情報で重要だと思うことは，ほかの職種と共有する必要がある。

▶ **指示受け** 診断・治療過程において，医師からの指示書や処方箋は漫然と受けるのではなく，医師の記録内容や情報から，治療方針決定のプロセスを読みとり，患者にとっての意味を理解して受けることが重要で，アクシデント防止にもつながる。

2 看護師の業務範疇

各部署では，外来受診や入院中の患者に安全で確実な看護ケアを提供する。看護師はその日の受け持ち患者について，医師の指示を確認し，注射や経口薬の投与，処置介助などを実施する。また，看護ケア計画に基づいて，バイタルサインの測定や清潔ケア，食事介助などを行う。

それらの行為には，医師の指示のもとに行う診療の補助行為と，独自の判断のもとで行う療養上の世話があり，看護師は業務の範疇（はんちゅう）に留意し実施する必要がある（表1-1）。

医療行為は，①医師しかできない行為（絶対的医行為），②医師または特定看護師しかできない行為（特定行為，図1-1），③看護師ができる行為（相対的医行為），に分類できる（表1-2）。いずれも看護師が医療行為を行う場合は，必ず医師の指示が必要であり，実施にあたって

表 1-1 看護師の業務範囲に関する法令

医師法（昭和23年法律第201号）	第 17 条 医師でなければ，医業をなしてはならない。 ※「医業」の解釈：「医業」とは，当該行為を行うに当たり，医師の医学的判断及び技術をもってするのでなければ人体に危害を及ぼし，又は危害を及ぼすおそれのある行為（医行為）を，反復継続する意思をもって行うことであると解している。（平成 17 年 7 月 26 日付け厚生労働省医政局長通知）
保健師助産師看護師法（昭和23年法律第203号）	第 5 条 この法律において「看護師」とは，厚生労働大臣の免許を受けて，傷病者若しくはじよく婦に対する療養上の世話又は診療の補助を行うことを業とする者をいう。 第 31 条 看護師でない者は，第 5 条に規定する業をしてはならない。ただし，医師法又は歯科医師法（昭和 23 年法律第 202 号）の規定に基づいて行う場合は，この限りでない。 2（略） 第 37 条 保健師，助産師，看護師又は准看護師は，主治の医師又は歯科医師の指示があつた場合を除くほか，診療機械を使用し，医薬品を授与し，医薬品について指示をしその他医師又は歯科医師が行うのでなければ衛生上危害を生ずるおそれのある行為をしてはならない。ただし，臨時応急の手当をし，又は助産師がへその緒を切り，浣腸を施しその他助産師の業務に当然に付随する行為をする場合は，この限りでない。

資料／平成26年厚生労働省医政局資料.

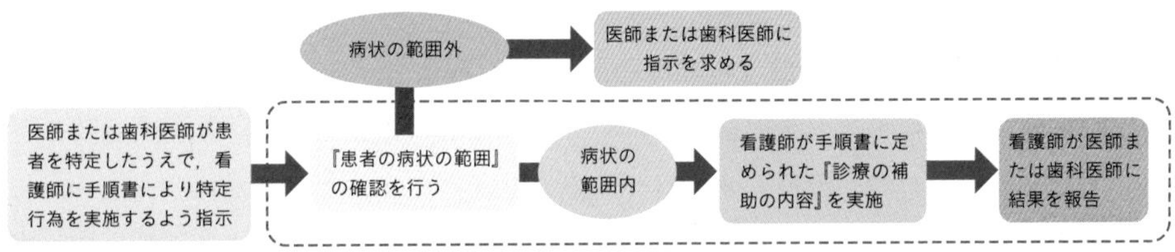

資料／厚生労働省資料.

図 1-1 特定行為を行う際の指示～実施の流れ

表 1-2 医療行為の分類

分類	内容	例
絶対的医行為	医師でなければ行うことができない行為	手術の執刀，麻酔，薬の処方，胸腔穿刺，気管挿管など
特定行為	看護師が手順書により行う行為。実践的な理解力，思考力および判断力ならびに高度かつ専門的な知識および技能が特に必要とされる 38 行為が定められた。医師または歯科医師の判断を待たずに，手順書により一定の診療の補助を行う看護師を養成し，今後の在宅医療などを支えていくことを目的に推進された。特定行為研修を修了した看護師は，特定看護師と呼称される。	橈骨動脈ラインの確保，胸腔ドレーンの抜去，創部ドレーンの抜去，褥瘡または慢性創傷の治療における血流のない壊死組織の除去，脱水症状に対する輸液による補正，硬膜外カテーテルによる鎮痛剤の投与および投与量の調整など
相対的医行為	医師の指示のもと看護師が実施できる医療行為	酸素投与の開始・中止，投与量の調節，末梢血管静脈ルートの確保と薬剤投与，導尿・尿道カテーテル挿入など

は患者の様子をよく観察し医師への報告を行う。

3 指示受けの実際

医師は，診断・治療の必要性に応じて，患者に必要な処置や薬剤投与の指示を看護師に出す。

看護師は，医師が患者の健康状態をどうとらえ，どのような診断をしているのかを理解したうえで指示された内容を実施し，患者の反応を見ながら，その効果を評価する必要がある。

医師の指示は，緊急時を除いては電子カルテまたは紙の指示簿で出され，勤務帯の看護責任者（リーダーなど）または担当看護師が指示受けを行う。

指示を受けた看護師は指示内容にかかわるケア計画を立案し，看護記録に看護指示として表記し実施する。緊急時や患者の生命にかかわる事態のときのみ口頭指示とし，それ以外は口頭では行わない。口頭指示は聞き間違いや思い込みからエラーが生じやすく危険であることを認識する（Column「口頭指示による間違いの例」参照）。

B 医療チームにおける報告

1. チームの一員としての準備

看護師は，勤務開始時には自分の受け持ち患者の病態，治療・検査の実施状況・予定，その日の看護ケアのポイントを把握しておく必要がある。そのうえで，勤務開始時の看護チームのミーティングで，チームメンバーに協力を求めたいこと，またはリーダーに報告するべき事項を準備しておく。また，看護チームとして協働するためには，受け持ち患者の情報だけでなく，チーム内のほかの患者の情報，ケア方法などもミーティングをとおして把握する必要がある。

2. 速やかな報告が必要な事項と留意点

▶ **急変の徴候**　看護師は，患者の異変を察知し，その事実を迅速に医師に報告し対応しなければならない。看護師が「何かいつもと違うな」「何かおかしいな」と感じとる直観は，いつもの患者を知っているからこそ得られるものである。また，それを直感で終わらせず，自身が感じた違和感は何なのかを観察によってとらえていく必要がある。特に急変の徴候である次の変化があった場合は，速やかにリーダーや医師に報告する。

Column

口頭指示による間違いの例

医師は造影剤オイパミロン®（イオパミドール）300 注 100mL の造影剤静脈注射を意図して「オイパミロン投与してください」と口頭で放射線技師に指示を出した。放射線技師は「オイパミロンサンビャク・ヒャク」と看護師に伝え，看護師は「オイパミロンサンビャクナナ・ヒャク」と聞き間違え，オイパミロン®370 注 100mL を準備。放射線技師は看護師から薬剤を受け取り，薬剤をセットし開始した。そのため本来オイパミロン®300 注 100mL を投与予定であったが, 370 注 100mL が投与された。開始直後，放射線技師が濃度の違うものであることに気づき投与を停止した。

- **呼吸状態の変化**：頻呼吸，口呼吸，下顎呼吸，努力様呼吸，動脈血酸素飽和度の低下。
- **循環の変化**：脈拍数，血圧の変化，脈の触れが弱い，顔面蒼白，冷汗，末梢性チアノーゼ。
- **意識レベルの変化**：呼びかけに返事をしない，朦朧（もうろう）としている，ろれつが回らない。

▶ **痛みなどの苦痛の持続**　痛みの原因がはっきりしない場合，痛みが持続または増強する場合は，病態の変化が生じている可能性がある。そのため，患者の訴えをよく聞いたうえで医師に報告する。

▶ **危険行動の発生**　それまで危険行動のない患者であっても，入院生活における環境の変化や身体内部の乱れにより，危険行動を起こす可能性がある。見当識障害や易怒（いど）性の出現または活動性の低下などの変化，夜間眠れない，チューブ・輸液ルートの自己（事故）抜去などがあった場合は，速やかにリーダーや医師に報告し対応方法を検討する。

3. 問題発生時の報告について

問題発生時には，速やかに看護管理者，担当医師に報告し，共に患者の不利益が最小限となるように対応する。

▶ **医療事故の発生**　転倒・転落，ドレーンや輸液ルートのトラブル，誤薬などのアクシデントが発生した場合は，患者の被害の拡大防止に最善を尽くす。

▶ **患者の離院**　認知症などで見当識障害がある場合など，病院を自分だけの判断で離れてしまうことがある。患者の個別に合った予防策を立て，発生したときには，早急に他部署の協力を得て捜索し患者の安全を確保する。

▶ **医療や看護に対する苦情**　患者からの苦情は，苦情があったことが，そのまま問題の発生になるわけではない。しかし，患者の不満や不安に十分な対応ができないままになっていると，問題事象に発展していく可能性があるため，医療チームで患者の真意を理解し対応していく必要がある。

Column

患者の事実を伝える

フローレンス・ナイチンゲールは著書『看護覚え書』で「医師に必要なものは，あなたの意見ではなく，あなたの伝える事実なのである」[1)]と，看護師にしかできない正確な観察と報告の重要性を述べている。

たとえば転倒した患者について医師に「レントゲンを撮ったほうがよさそうです」と看護師自身の判断を述べるのではなく，「転倒時に打撲した右膝が発赤し腫脹しています。患者さんは激しく痛みを訴えています」と患者の事実を伝えると，医師は自身の専門性を発揮することができる。

1）フローレンス・ナイチンゲール著，湯槇ます，他訳：看護覚え書き；看護であること看護でないこと，第4版，現代社，1983，p.204.

4. 職員の勤務状態に関する報告

体調不良や突発的な理由により欠勤または，遅刻・早退したい場合は，看護管理者に報告する。

看護師は常に患者と密に接するため，自身が感染源となり，感染を拡大させないよう，勤務前の検温や体調管理は徹底する必要がある。職場に迷惑をかけると思い，発熱しているという報告をせずに勤務についた翌日，インフルエンザに罹患(りかん)していたことがわかり，患者やほかの看護師にウイルスを伝播(でんぱ)させてしまった事例もある。

自分で「体調がおかしい」と思ったときは，患者との接触を避けて，看護管理者へ速やかに報告することが必要である。

II 看護業務におけるチームワークとリーダーシップ

A 看護ケア提供システム

医療施設では，複数の看護師がチームとなって協働し，24時間継続したケアを実施している。この看護チームの力がどのように発揮されるかが看護ケアの質を左右する。

看護チームのケア提供の方法は，各医療施設の特徴や部署の特徴（入院患者数，手術件数，患者の状態，入院期間など）に合わせて，どの看護ケア提供システム（看護方式）が看護ケアの質を維持・向上できるのかを検討し，決定していかなければならない（**表1-3**）。また，その時々の医療施設や部署の特徴に合わせて，柔軟に体制は変化していく必要がある。

Column

電話連絡時のマナー

ナースコール連動の業務連絡用のスマートフォンを使っている場合は，一般の携帯電話のマナーを守るだけではなく，受けた場所によっては患者の情報が漏れないための配慮が必要である。また，職員どうしの連絡だからといって友だち口調にならないよう意識したい。歩きながらの通話，エレベーター内での通話を避けることや，患者対応時は電話の応答より目の前の患者に集中する。

突然の呼び出し音は患者を驚かせることもあるため，バイブレーション機能を活用するなどの配慮が必要である。

表1-3 主な看護ケア提供システムの種類と特徴

	体制の特徴	メリット	デメリット
チームナーシング方式	1看護単位（1病棟）の看護師を複数のチームに配分し，各チームでは，チームリーダーのもとに看護ケアを行う。	• 患者に対し，複数の視点が入ることで，看護の質が担保される。 • 経験の浅い看護師をチームで補いながら成長させることができる。	• 患者にとって，担当が誰なのか不明確になりやすい。 • 個の看護師としての責任が希薄になりやすい。
機能別看護方式	検温・処置・与薬などの看護ケアを業務ごとに担当を決めて分担する。	• 看護師にとって，業務範囲が明確で，効率的である。	• トータルな患者ケアの責任の所在が不明確になりやすい。 • 患者を個別にとらえる視点に欠け，患者や看護師の満足感が得られにくい。
プライマリナーシング方式	1人の看護師が患者の入院から退院までを一貫して担当し，患者の状況に合わせた看護計画を立案し，看護ケアのすべてに責任をもつ。	• 患者との信頼関係を構築しやすい。 • 患者の変化に気づきやすく，患者にとっては，窓口が明確である。	• 看護師の能力が看護の質に影響する。 • 看護師の能力の差を補うための体制確保が必要。 • 看護師間の情報共有が不足しやすい。
モジュール型継続受持方式	1看護単位（1病棟）の看護師を複数の小単位（モジュール）に分け，それぞれが数人の患者を受け持つ。モジュール内で，入院から退院までを一貫して受け持つ。	• 看護の質を一定に保てる。 • モジュールメンバー内で協働し，看護師が互いに成長できる。	• ほかのモジュールが担当する患者の情報を共有しにくい。

B チームワークとリーダーシップ

1. リーダーシップとは

リーダーシップとは，組織・集団・チームの目標を達成するために，ほかのメンバーに及ぼす影響力のことであり，複数人が協力して何かを行う場合に必要になる機能である。看護チームにおいて，各勤務帯のリーダー（看護責任者）は，チームが目指す看護を24時間継続して実践するために，勤務帯を共にするチームメンバーをまとめることで，患者のケアに責任をもつことになる。

2. 看護チームリーダーの役割

看護単位を統括する役割は，多くの場合，看護師長が担っている。看護師長は，個々の看護師の臨床実践能力や，チームをまとめる力，医師と協働する力など，様々な角度から能力の判断を行い，最も看護ケアの質が担保され，安全で効率的である勤務の組み合わせやチームの構成になるよう調整する。また，チーム全体の実践能力の向上を推進し，部署全体の問題を把握し，解決していく。そのときに推進力となるのが，チームメンバーの中でリーダーとしての影響力をもつ看護師である。リーダーには，チーム全体の力が発揮できるようにカンファレンスで患者のケーススタディを行ったり，ミーティングで業務改善や人材育成について検討できるように整える役割がある。

多くの施設では，院内教育の一環としてリーダーシップ研修を設け，基本的なリーダーシップ理論を学んだり，他病棟での研修を取り入れたりして，意図的にリーダーとしての視点や考え方が学習できるようにしている。

3. 勤務帯のリーダーとしての役割

日々のリーダー業務を行うリーダー（勤務帯の看護責任者）は，医師やほかの専門職とともに患者の治療や回復を促進する看護ケアを安全にかつ効率的に実施することを目標とし，その目標が達成されるようチームメンバーに働きかけていく。

▶ **緊急事態が発生した場合**　自分が責任をもつ勤務帯で，患者の急激な状態の変化があり，予定外の処置や薬剤の投与などを行う必要が発生した場合，リーダーの看護師は速やかに患者の状態を見極め，その患者への対応を判断することもある。また，チームメンバーに担当ではない患者の訪室を指示するといったチーム内での役割分担を変更するなど，急激な変化をした患者のことだけでなく，すべての患者を守り抜く調整を行う。このように，リーダーはその勤務帯の業務で最優先されることを常に考えて行動する。また，緊急事態が発生した場合に，その日の勤務帯のチームメンバーでどのように対応できるかも把握して行動する。

▶ **リーダーとしての行動**　チームメンバーから報告されたことでも，必要と判断した場合には自分で直接確認し，すぐに患者に対応することもある。夜間に医師に報告する必要が予測されるような場合は，勤務のはじめに，あらかじめ担当医に状況を報告したり，指示を確認したりもする。このようにリーダーはあらゆる状況で適切な判断をし，その勤務帯のチームメンバーの人数や経験年数などによって行動範囲やスタイルを変更させていく。また，リーダーとして他職種との調整を行ったり，場合によっては他職種との連携のなかでリーダーシップを担う場合もある。

チームメンバーはリーダーの行動を理解し，メンバーとして自分の役割を果たし，協力していくことが大切である。

Column

情報の共有は慎重に

患者から知り得た情報を看護チームで共有することは，患者に合ったケアを行い，そのケアが統一されるという点では良いが，一方で患者は信頼している看護師のみに話をしたつもりだったものが，別の看護師からそのことについて次々に声をかけられ当惑し，患者からの信頼感を失う場合もある。

知り得た情報によっては，打ち明けられた看護師と看護管理者（看護師長など）にとどめておくなど，アプローチの方法は患者の個別に合わせて考えていかなければならない。

III 看護チームでの情報伝達・共有

A 看護における情報共有

患者を中心とした看護が行われるためには，看護チーム内の協働はもちろんのこと，また部署内だけでなく，患者が回復する過程にかかわる外来，検査部門，中央部門，他病棟などの看護師との連携が重要である。

そして，看護チームや連携する看護師のそれぞれがどのように感じ，考えているのかを理解すること，と同時に自身の考えたことや判断したことを，ほかの看護師に伝える力をもつことが必要である。このことが患者に最善な医療・看護を届ける土台となる。

B コミュニケーションの技術の必要性

患者にとって必要な看護を実施するためには，看護師が患者や家族の心の中にある考えや気持ちを理解し，自身の実現したい看護方針を看護チームに伝え，ほかの看護師が考える看護方針を理解する力が必要である。そのため，コミュニケーションの原理を学び，その技術を身につけることが求められる。

参考文献

- 井部俊子，中西睦子監：看護管理学習テキスト，看護マネジメント論，第2版，第3巻，日本看護協会出版会，2014.
- 厚生労働省：特定行為に係る看護師の研修制度の概要．https://www.mhlw.go.jp/stf/seisakunitsuite/bunya/0000070423.html（最終アクセス日：2020/2/27）
- 厚生労働省医政局：説明資料「看護師の業務範囲に関する法令」，2014．https://www8.cao.go.jp/kisei-kaikaku/kaigi/meeting/2013/wg2/kenko/140328/item1.pdf（最終アクセス日：2020/2/27）
- 中井喜美子：看護ふれあい学講座；具体例で学ぶコミュニケーション訓練，照林社，2000.
- 日本医療機能評価機構：口頭指示による薬剤量間違い，医療安全情報，No.27，2009．http://www.med-safe.jp/pdf/med-safe_27.pdf（最終アクセス日：2020/2/27）
- 日本医療機能評価機構：口頭指示の解釈間違い，医療安全情報，No.102，2015．http://www.med-safe.jp/pdf/med-safe_102.pdf（最終アクセス日：2020/2/27）

第2章

多職種のチームワークとコミュニケーション

この章では

- チーム医療の必要性と急性期医療・慢性期医療など職場での特徴を場ごとにまとめられる。
- クリニカルパスの役割とチーム医療における意義を説明できる。
- チームワーク構築の必要性とコミュニケーションの方法を説明できる。
- 多職種カンファレンスの意義と運営方法を説明できる。
- チーム医療における看護師の役割と責任を述べられる。

I チーム医療の実際

1. チーム医療とは

1 チーム医療の必要性

わが国では，医療の高度化・専門分化が進行しており，さらに少子化や高齢化に伴い多疾患併存状態（マルチモビディティ，multi-morbidity）や複雑な心理社会的問題を抱える症例も増加している。そのため，患者の身体面だけでなく心理社会的な側面を理解し，一人ひとりの生活に即した対応が求められる。こうした変化から，患者を中心として，様々な医療専門職者が情報共有をしながら，主体的に役割を果たす「チーム医療」が必須とされている。

チーム医療とは「医療の質や安全性の向上および高度化・複雑化に伴う業務の増大に対応するため，多種多様なスタッフがおのおのの高い専門性を前提とし，目的と情報を共有し，業務を分担するとともに互いに連携・補完しあい，患者の状況に的確に対応した医療を提供すること」[1)]である。

2 チーム医療の類型

多職種によるチームの類型として篠田[2)]は，①連絡モデル，②連携・協働モデル，③ネットワークモデルがあるとしている（表2-1）。

医療・福祉の階層構造（ヒエラルキー）は，医師を頂点としたピラミッド構造型の組織をいうが，これは「連絡モデル」に近い形であり，緊急時の医療モデルとしては適した部分がある。しかし，医療ニーズの多様化に伴って，心理社会的な状況も含めて対応するための専門職間の連携が重視されるようになった。これらのモデルは，良し悪しを評価するものではなく，チームの課題に応じて，チームの状況を査定し，どのようなモデルが適しているのか判断することが重要である。

3 チーム医療の志向性

チーム医療の目指すものとして細田[3)]は，①協働志向，②職種構成志向，③患者志向，④専門性志向の4つの志向性をあげている（表2-2）。

これらの4つの要素は相対立する場合がある。たとえば医療者が推奨する治療に対して患者本人が異を唱える場合では「患者志向」と「専門性志向」の葛藤がみられる。また，「職業構成志向」と「協働志向」の葛藤では，職種はそろっているが，チームワークが機能しておらず協働になっていない場合もある。そのため各要素が，どのように絡み合っているのかに注意し，バランスを取りながら相互補完的に協働することが重要である。それぞれの

表2-1 多職種によるチームの類型

<table>
<tr><td>連絡モデル</td><td>• 医師にすべての情報と権限を集中させることで，迅速かつ効率的に医療を提供する。
• 役割分担が明確で，自己の役割に限定して活動する。メンバー間の連携は弱い。
• 情報を共有化し，報告・連絡・相談を密に行い，スピーディーな意思決定を行う。
• 医学モデルが中心となり，心理社会的な支援は病状が回復した段階で提供される。
例）手術，緊急時，急性期に展開されるチーム医療
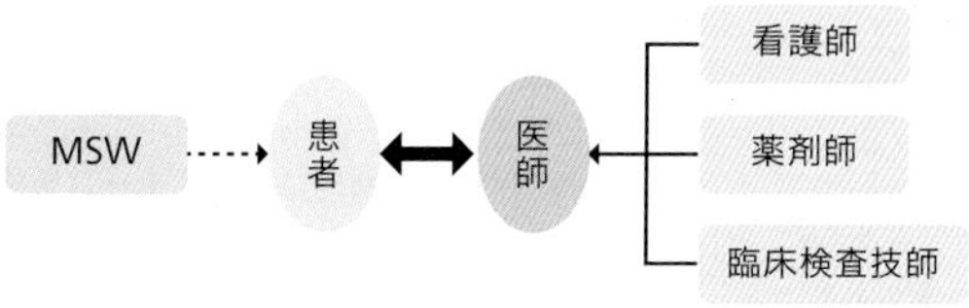
</td></tr>
<tr><td>連携・協働モデル</td><td>• 患者とかかわりの深いメンバーがコアチームを形成する。その周りに医師や薬剤師など必要に応じた職種がサポートする（アソシエートチーム）。
• 自己の役割に徹しながらも，状況に応じて役割が重複し，課題に応じて変化する。
• コアチームは，ほかのメンバーと意見をすり合わせ，情報の共有化を図り，合意形成を行う。メンバー間の連携や相互作用が密に行われる。
例）院内における退院支援の連携・協働モデル
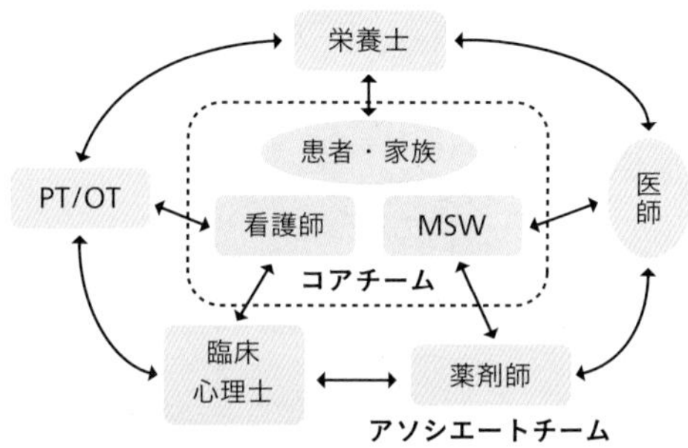
</td></tr>
<tr><td>ネットワークモデル</td><td>• フラットな人間関係がベースになり，活発なコミュニケーションのもとで，情報や知識の交換をスムーズに行う。状況や課題に応じて組む相手が異なる。
• チーム対チームの相互作用が働く。
• 問題や情報を整理するハブとなるコーディネーターがいる。ハブに配属される人物は，ネットワークの種類によって異なる。
例）地域緩和ケアチーム
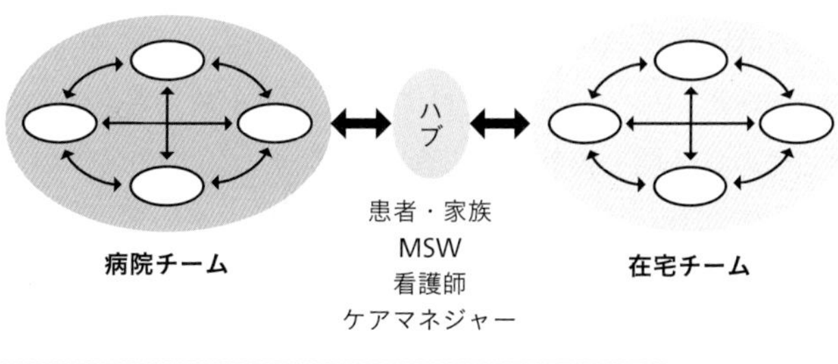
</td></tr>
</table>

出典／篠田道子：多職種連携を高めるチームマネジメントの知識とスキル，医学書院，2011，p.18，19；21．をもとに作成．

職種に対する尊敬の念をもち目的に向かって協働することで，医療・ケアの質の向上が期待できる。

2. チーム医療の場とその特徴

医療の場に応じて適した専門職の配置とチームの類型（図2-1）が選択されている[4]。

表2-2 チーム医療の目指す4つの志向性

❶患者中心であること （患者志向）	医療者主体ではなく，患者主体であること。病理学的な「疾患（disease）」ではなく，病む人の社会的・心理的背景から説明される「病い（illness）」に注目し，人間の全体性を医療の対象としようとする考え方によって，患者の「生活の質：クオリティ・オブ・ライフ（quality of life）」が重視される。
❷専門性が重視されていること （専門性志向）	医療の高度化や専門分化に対応し，それぞれの分野に精通した専門家が高い知識・技術力を提供する。
❸多職種によって構成されていること （職種構成志向）	医師，看護師だけでなく，薬剤師，栄養士，理学療法士，作業療法士，社会福祉士（ソーシャルワーカー），臨床心理士，臨床工学技士，臨床検査技師，臨床放射線技師など多様な職種が，目的に応じてチームを構成し，患者とその家族に対して専門性を発揮する。
❹分業ではなく協働であること （協働志向）	職種間の線引きをする分業ではなく，関係する職種の当事者たちが対等な意識をもって連携し，目的に向かって協働すること。

出典／細田満和子：「チーム医療」とは何か；医療とケアに生かす社会学からのアプローチ，日本看護協会出版会，2012，p.32-93. をもとに作成.

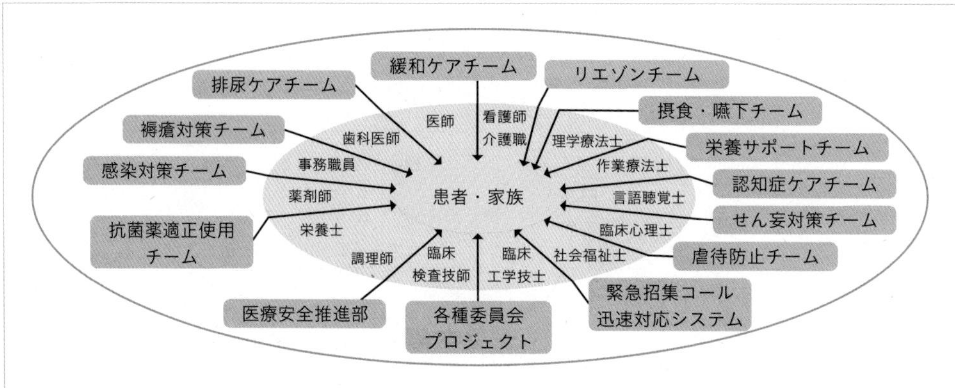

図2-1 チーム医療の構造および専門チームの例

1 急性期・救急医療におけるチーム医療

急性期・救急医療におけるチーム医療は，急性期病院における医療（急性期病棟，集中治療室，手術室，救命救急センターなど）だけでなく，回復期・慢性期医療を担う医療機関や在宅診療所などでの急性期・救急医療も含まれる[5)]。

❶急性期・救急医療の中核に関すること

身体状況が緊急性を要する場合や，手術や集中治療など治療の根幹に関与する事柄に関しては，医師と看護師の連携を中心とした「**連絡モデル**」が活用されている（表2-1参照）。専門職種が課題に応じて速やかにチームを結成し，情報共有や意思決定を迅速に行い医療が提供される。

急性期・救急医療は展開が早く，ルーチンワーク（定型業務）を基礎としながらもクリニカルパス（本章-Ⅱ「クリニカルパスの役割」参照）を活用し，円滑に治療・ケアが提供され，カンファレンスなどをとおして多職種間の合意を形成する工夫がなされている。

❷急性期・救急医療における周辺部分に関すること

高齢化に伴い合併症のリスクや心理社会的な複雑性が増している。そのため，患者の社会的状況や退院後の生活を加味し，看護師や社会福祉士などが早期から協働して退院支援が行われる。また，特定の課題に関しては専門性の高いチーム（本節-3「特定領域におけるチーム医療」参照）が活用されている。たとえば，栄養管理やリハビリテーションに関しては専門職員が配置されるほか，「栄養サポートチーム」など病棟ラウンド型のチームが協働している。ここでは「**連携・協働モデル**」が用いられる。

2 回復期・慢性期医療におけるチーム医療

回復期・慢性期におけるチーム医療では，患者の日常生活を考慮したリハビリテーション，障害の程度の評価や適応，さらに栄養管理，褥瘡（じょくそう）予防，感染予防などの課題に対処することが求められている[6]。そのため，回復期リハビリテーション病棟では，看護師だけでなく，理学療法士，作業療法士，言語聴覚士などのリハビリテーションスタッフや，管理栄養士，社会福祉士などが配置されている。ここでは「**連携・協働モデル**」が用いられ，互いの専門性を発揮するだけでなく，たとえばどの職種でもナースコールに対応したり，リハビリテーション室への移送を行うなど，専門職の役割を超えて機能するケースも多い。

3 在宅医療におけるチーム医療

地域包括ケアシステムの推進に伴い，在宅緩和ケアや在宅人工呼吸療法など高い専門性を有するケアや治療を受けながら在宅療養をする患者が増加している。また，在宅療養期間は長期化しており，患者とその家族は病院や介護施設，在宅などを行き来する。そのため患者情報を異なる施設間で共有しながら速やかに移行する必要があり，在宅療養への移行支援が重要である。ここでは「**ネットワークモデル**」が活用され，医療機関，介護施設，在宅間の情報共有や連携のハブとしての役割と果たす人（ケアマネジャー，ソーシャルワーカー，退院支援看護師，患者の家族など）が機能している。

在宅医療においては，各自治体に設置された地域包括支援センターやケアマネジャーにより患者や家族のニーズや生活状況に応じたケアマネジメントがされ，往診（訪問診療，訪問歯科診療），訪問看護，訪問介護（ホームヘルパー），訪問リハビリテーション，訪問薬剤管理，訪問栄養食事指導などのため様々な職種が自宅や施設へ訪問している。

3. 特定領域におけるチーム医療

特定領域の課題に応じた専門性の高い医療チームが構築されている。チームは専門領域に応じて必要な専門職が配置され，多職種によって構成されている。たとえば褥瘡対策チーム，緩和ケアチーム，感染対策チームなどがあり，院内外を横断的に活動する。

臨床現場の求めに応じて専門的知識・技術の情報提供や相談，助言，指導などを行うほか，専門領域のデータの収集から組織の課題を分析し課題改善に取り組む。診療報酬での評価がなされる分野も多く，特定領域におけるチーム医療拡大の後押しとなっている。

Ⅱ クリニカルパスの役割

1. クリニカルパスとは

▶ **クリニカルパスの定義**　クリニカルパスは「患者状態と診療行為の目標，および評価・記録を含む標準診療計画であり，標準からの偏位を分析することで医療の質を改善する手法」（日本クリニカルパス学会）をいう。つまり，標準化した治療の過程すなわち「あるべき姿」を描き，それを達成するための介入過程（治療，検査，看護ケアの内容，薬剤師や栄養士による指導・支援内容と，それらのタイムスケジュールなど）を可視化した治療計画書であり，多職種間のコミュニケーションツールとして“医療チームで共用できる医療管理計画”でもある。

▶ **看護の質保証**　クリニカルパスにより，なすべきことが見えるため，経験の少ない看護師でも患者の療養段階に合わせた看護計画に基づいて多職種と協働することができ，医療の質を維持することにつながる。また，標準的なかかわりのみでは解決できない個別ケアの必要性が見え，入院前の準備から退院後の生活支援などを含めた看護ケアの方向性が定められ，看護の質も保証できる。

▶ **クリニカルパスの要素**　クリニカルパスの重要な要素は，①退院時達成目標（アウトカム），②標準化された医療内容，③多職種協働であり，医療チームで討議を重ね，つくり上げる。

2. クリニカルパスのメリット

1　医療の標準化と質の保証

これまでの臨床現場は，医療スタッフの能力と経験により実施するケアに差が出る傾向がみられたが，クリニカルパスの導入によってばらつきが減り，ケアの標準化が実現できるようになった。

クリニカルパスの内容は，抗菌薬の種類・投与量・タイミングから食事開始時期，検査の内容とタイミング，ドレーンの抜去時期と基準，医療ソーシャルワーカーの介入時期，鎮痛薬の投与基準，看護ケアなど様々である。

2　インフォームドコンセントとしての活用

クリニカルパスは，インフォームドコンセントの有用なコミュニケーションツールでもあり，入院が決まるとクリニカルパスを用いて，これから行われる治療計画を患者・家族に説明する。

絵文字などで表された**患者用クリニカルパス**（図2-2）は，日々の治療や看護ケアの内容およびスケジュールを患者自身に知ってもらうことができ，患者中心の医療を実現させるために有用である。

3 情報共有ツールとしての機能

クリニカルパスは，インフォームドコンセントの際のコミュニケーションツールとしてだけでなく，医療情報の開示や共有を行う際にも利用することができる。クリニカルパスに示された検査や治療が予定と異なる場合は，医療者はなぜ異なるのかを説明し，見通しを伝えることが求められる。この透明性と個別性こそが，患者・家族に安心を与えるものであり，患者が医療サービスに対し一方的に受け身にならず，自らが参加する意識をもつ効果もある。治療への患者参加を促し，治療は医療者との共同作業であることを，患者や家族が認識すると同時に，疾患を受け入れ，治療などの自己決定をしていくための助けにもなる。

4 医療安全の質の向上

医療のプロセスでは，多職種との協働業務が多く，関与する人や職種の違いで実施する内容や方法が異なると，事故・エラーを誘発する頻度が高くなる。

医療のような多職種協働業務では，職種間のコミュニケーションや業務の目的などの情報共有を促進させることで，事故・エラーを防ぐとともに，事前の問題点の検出を容易にすることができる。このため，医療におけるリスクマネジメントにおいても，クリニカルパスの作成と使用は重要になる。

また先にも述べたように，患者が医療に参加するためのツールとしてクリニカルパスは有効であり，患者も治療過程が明示されることで，具体的な要求を医療者に伝えることができ，自らが医療に参加する意思にもつなげられる。これは患者と家族にリスクマネジメントに参加してもらうことでもある。

5 目標管理とプロセス管理

クリニカルパスは治療目標（医療者がやるべき仕事）と標準的な患者状態の目標（望ましいあるいは達成すべき患者状態）をあらかじめ設定し，それをチーム全体で共有するため，最適な治療成果を得ようという**目標管理**が可能である。

また，この目標管理を行っていくなかで，目標が達成されない状況（**バリアンス**）が発生し標準的な治療経過からはずれる場合もある。そのようなバリアンスの分析を繰り返し，クリニカルパスを随時改定していくことは医療の質を上げることにつながるため，医療の質を担保する手段としても有力なツールといえる。

6 業務改善と効率化

クリニカルパスによる医療の標準化は，看護師をはじめとする医療スタッフの業務の効率化だけでなく，在院日数の短縮および患者が負担する入院費の総額の減少，医療機関の1日あたりの診療報酬の増加をもたらす。

人工股関節置換術をうける患者様へ　　　　　　　　　　　　　　　　　　主治医：
入院日　平成　　年　　月　　日

	入院前・検査等	入院・手術前日	手術当日（　/　）	
			手術前	手術後
予定 治療 検査 処置	【手術に向けた説明】 月　日 ＊手術の説明が医師からあります。必ずご家族の方もお越しください。 ・レントゲン　・心電図 ・採血　・肺機能検査 （・CT）	採血をします。 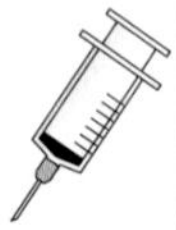	朝，浣腸・着替え等を行います。	酸素吸入・お小水の管・創部の管・痛み止めの管が入ってきます。 手術後，採血をします。
食事	普段通り召し上がってください。	常食（必要な方のみ制限食） 21時以降は絶食となります。夜20時～翌朝6時まで看護師がお持ちする水分をお飲みください。	朝6時～絶飲食になります。	絶飲食 手術後はおなかの動きを確認して飲水が再開します。
薬	サプリメント・市販薬は2週間前から中止してください。 【中止薬】 なし・あり→中止薬指示書を確認してください。	持参薬の確認をします。	内服薬： なし・あり	点滴で水分を補います。 必要に応じて鎮痛薬・制吐薬を使用します。
活動	制限はありません。 筋力の低下を予防するため，痛みがない方は散歩などを行いましょう。	制限はありません。	手術前制限はありません。 手術室へは歩行，車椅子，ベッドのいずれかで移動します。	ベッド上安静です。足首の運動をしてください。深部静脈血栓の予防のポンプが足についてきます。
清潔	制限はありません。	シャワー 爪きりをしてマニキュアは落としてください。	シャワー・入浴はできません。	
その他		病棟内・手術の流れの説明をさせていただきます。 麻酔科医の説明があります。 薬剤師が持参薬の確認・手術後の薬の説明をします。	当日2件目以降の手術の方は，手術室より呼ばれ次第の入室となります。 手術当日の流れの詳細は，別紙を参照ください。（入院時配布） ご家族は体調の変化がある際及び，手術後に医師から説明があるため必ず病棟にて待機していただくようお願いします。	

入院時：普段ご使用の杖，装具と説明同意書類一式をご持参ください。
75歳以上の方へ：退院後は日常生活がリハビリテーションとなります。1人暮らしでサポートの得られない
＊この用紙は，概要をおしらせするものであり，手術後の状態によって変わりますのでご了承ください。

図2-2　患者用クリニカルパスの例（東京慈恵会医科大学附属病院）

説明看護師：

	手術後 1日目	手術後 2日目	手術後 3日目	手術後 5日目	手術後 1週目	手術後 2週目以降
	採血をします。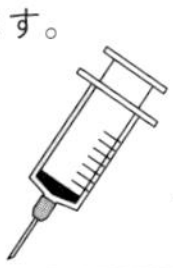	創部の管を抜きます。 お小水の管を抜きます。	採血をします。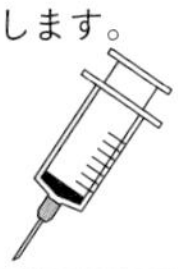		傷の状態をみながら，抜糸をします。 採血・レントゲンがあります。	手術後1週・2週・3週・4週目にレントゲンを行います。 週に2回採血があります。 主治医の許可にて，自宅退院もしくはリハビリテーション病院への転院となります。
	朝：5部粥 昼：全粥 夕：常食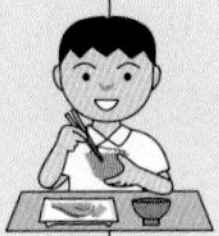					
	夕方から血液をさらさらにする薬が始まります。 夜から血栓予防の注射を腹部に行います。 痛み止めの内服を開始します。 8時間おきに抗菌薬の点滴があります。	→ 血栓予防の注射があります。(定期的な採血の結果で随時終了となります)	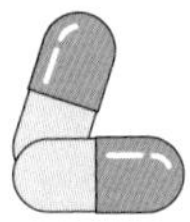			→
	端座位（ベッドサイドに足を下ろしての座位）をします。	車椅子乗車の練習やリハビリテーションを開始します。 可動域訓練の機械（CPM）を行います。	→ 痛みに応じて歩行器を使った歩行練習が始まります。		→ リハビリテーションをすすめ，杖歩行も始まります。	杖歩行に慣れて退院へ。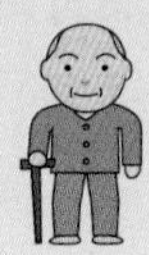
	看護師が体を拭きます。	シャンプーをします。	以降，患者様の活動状況に合わせて清潔ケアをさせていただきます。		抜糸翌日，傷のチェック後からシャワーに入ります。	
	車椅子・歩行器・杖の練習を行っていきます。慣れるまでは看護師とともに行います。 血栓予防のため訓練が開始されてからは，なるべくベッドの上で横になっている時間は少なくしてください。また足首の運動をよく行い，水分を十分摂取するようにしてください。 しばらくは日常生活行動が自由に行えないため，看護師が介入させていただきます。 基本的には荷重制限はありません。 移動や歩行の際は患肢にしっかりと体重をかけて構いません。				退院に向けて随時日常生活動作訓練や階段歩行等を行っていきます。	

方や自宅の生活に不安がありましたら，あらかじめ介護保険の申請をしていただくことをお勧めします。

東京慈恵医科大学病院 整形外科外来・病棟

また，看護業務の見通しも立てやすく，そのつど医師からの指示受けをする必要も少なくなる。指示待ち場面の減少は業務の効率化だけでなく，看護の自律的な判断を促進する効果も大きい。そのほか，クリニカルパスにより治療過程の明示ができるため，患者に治療内容を説明する頻度と，医療者間の連携のために必要とされる時間が減少し，本来の業務に関与する時間を増加させられる。

7 チーム医療の促進

チーム医療が成立するためには，それぞれが定められた業務の範囲内で自立した医療行為を行うという職種間の了解と情報共有が必要であり，クリニカルパスはそうした意味で有効なツールといえる。また，多職種が同じクリニカルパスを使用するため，クリニカルパス作成時は医療チームのメンバーが互いに話し合う必要性が生じ，メンバー間にチーム医療の自覚が促される。

専門職として互いの役割を理解し，多職種の協力が不可欠であることが明らかになることによって，効率的で質の高いチーム医療への意識づけにつながる。

8 ケアの継続としての活用

クリニカルパスは医療チームとしての最終目標の共有だけでなく，各職種の一つひとつの介入項目がどのような目標の達成を目指しているのか，それを実施する理由を含めて明らかで，かつ医療チーム全体でそれぞれの介入について共有することができる。それは，新人には教育ツールになり，中堅以上の看護師にとっても長年当たり前のようにこなしてきた業務の目的を再認識することに役立つ。また，クリニカルパスによる看護ケアやアセスメント項目の標準化は，個々の看護師によるケアのばらつきを最小にし，客観的・定量的評価ができるとともに，継続看護にも有用である。

▶ **地域連携クリニカルパス**　急性期病院から回復期病院を経て，患者が早期に自宅へ帰れるよう，複数の医療機関などを結ぶクリニカルパスがある。これは，医療・介護にかかわる人が役割分担を行い，互いに情報共有することにより，今後の診療の目標や注意点を明確にし，地域と連携してチームで患者を支えていけるものである。また，これにより，あらかじめ診療内容を患者に提示・説明することができ，患者が安心して継続した医療を受けることができるしくみでもある。

内容としては，施設ごとの治療経過に従って，診療ガイドラインなどに基づき診療内容や達成目標などを診療計画として明示する。これによって回復期病院では，患者がどのような状態で転院してくるかをあらかじめ把握できるため，重複した検査などをせずに済み転院早々から効果的なリハビリテーションが開始できる。医療連携体制に基づく地域完結型医療を具体的に実現することができるため，患者により質の高い医療を効率的に地域で提供する最適化ツールである。

III チームワークとコミュニケーション

A チームワークの構築

1. チームワークとは何か

崎山ら[7]はチームワークを「チームの目的達成に向けて，メンバー間でやりとりされる対人相互作用全般」と定義しており，臨床看護師のインタビューから「よいチームワーク」として表2-3の視点を抽出している。

また，篠田[8]はチームワークの課題として，①階層構造(ヒエラルキー)の定着，②セクショナリズム(排他的傾向)と不干渉，③組織やチームへの低いコミットメント(関与)，をあげている。

チーム医療においては，どの職種も何らかの葛藤を体験している[9]。専門職種は，それぞれ自律した価値観をもっており，効果的なチームワークという視点では課題も少なくない。多職種によるチームのチームワーク向上のためには，チームに関する知識・技術・態度に関するトレーニングが重要である[10]。ここでは，チーム形成のプロセスとアサーティブコミュニケーションについて紹介する。

2. チーム形成のプロセス

アメリカの心理学者であるタックマン(Bruce W. Tuckman)[11]は，チームの発展を5つの段階で示している(表2-4)。チーム成熟の過程においては，対立や衝突を起こさないようにするのではなく，対立を乗り越えるためのコミュニケーションを図り，チームの目標を共有することが重要である。また，チームのファシリテーター(本章-IV「多職種カンファレンス」参照)は，チームそのものがどのような段階にあるのかを把握し，チームが活性化する働きかけを行う。

表2-3 よいチームワークの視点

❶チームでの仕事がスムーズに行くように態勢を整える
❷お互いの仕事をフォローする
❸メンバーが働きやすいように行動する
❹チームの実践でチームワークを学習する
❺多職種との連携活動をとおしてチームワークを学習する

出典／崎山愛，グレッグ美鈴：臨床看護師が経験する良いチームワーク，日本看護科学会誌，38：378，2018．をもとに作成．

表2-4 チーム発展の5つの段階

形成期 (**Forming**)	構成メンバーが集合し，共に働き始めようと努力している段階。チームメンバーはお互いのことをよく知らない。チームの目標や役割も明確でない時期。この時期は，チームの目標を達成するための課題を明らかにして，コミュニケーションを促進することが重要である。
混乱期 (**Storming**)	チームメンバーが自分の役割を選び始め，共に働くやり方を探し，メンバー間に摩擦が起こる。チームの目的や目標に関する意見の違い，人間関係などについて葛藤が生じる。構成されたチームメンバーは，そのチーム固有のものである。そのため，チームメンバー間の相互理解をとおして，チーム特有の解決アプローチを見つけることが重要である。時には，衝突する可能性もあるが，お互いの考え方や価値観を知るチャンスとなることもある。
統一期 (**Norming**)	チームメンバーが，チームの目標やお互いの役割について合意し，統一感が生まれる時期。チームメンバーが考え方や価値観の違いを踏まえて，新たな行動ルールや役割分担を定めていく。議論においては，意見をぶつけ合うだけで解決しない，誰も発言しない，議論が短すぎて消化不良などの状況が生じることがある。より深いコミュニケーションをとおしてチームの活性化を促し，目的達成のための意欲を高めることが重要である。
機能期 (**Performing**)	チームメンバーがお互いを理解し合い，十分に調整されたやり方で共に働く。チーム内に結束力が生まれ，指示されなくても相互にサポートし合う。個々のチームメンバーが能力を発揮でき，モチベーションも高まる。チームの状況は，常に変化しているため，状況に合わせて柔軟に対応することが重要である。チームメンバーに無理やり目標を押し付けるのではなく，チームの価値観と個々のチームメンバーの価値観が重なり合うよう対話を積み重ねていく。
散会期 (**Adjourning**)	チームメンバーの解散が生じる時期。目的が達成したり，時間的な制約などによって，新たな目的に向かって個々のチームメンバーが動き出す時期。成熟した結果として，チームメンバーは，それぞれの思いや方向性の違いが出てくる。ステップアップに向かって，退職や異動を考えるメンバーが出てくる。

出典／春田淳志，錦織宏：医療専門職の多職種連携に関する理論について，医学教育，45(3)：121-134，2014.

B アサーティブ・コミュニケーション

コミュニケーション力は医療現場でのチームワークの中核となる要素であり，どの職種にも求められる。互いの立場を尊重した率直なコミュニケーションの方法としてアサーティブ・コミュニケーションがある。アサーティブ・コミュニケーションとは，自分と相手を尊重した自己表現方法である[12)]。コミュニケーションの相手とその場や状況，そのときの関係に適切な自己表現を用い，コミュニケーションを支える日頃の考え方のことであり，3つのタイプが知られている（表2-5）。

▶ **非主張的自己表現と攻撃的自己表現**　2つは相反するものではなく，他者も自分も大切にできないという点では，同様の心理状態である。両者のタイプを繰り返す人もいる。

▶ **アサーティブな自己表現**　自他尊重が基本であり，チームワークを発揮するために重要

表2-5 アサーティブ・コミュニケーションの3つのタイプ

非主張的自己表現	卑屈になり自分の考えを主張しない。相手を立てているように見えるが，内面では自分の気持ちをわかってもらえない不満を抱えている。繰り返すことで欲求不満となり，キレたり，抑うつ的になる。
攻撃的自己表現	自分の思い通りに一方的な自己主張をする。一時的な自己満足は得られるが，繰り返すことで他者に敬遠され孤立することとなる。一見，自信があるように見えるが，心理的には愛情の飢餓状態にある。
アサーティブな自己表現	相手も自分も大切にした自己表現。自分の気持ち・信念・感情などを率直に，その場の状況に見合った形で表現する。意見の違いから葛藤が生じることがあっても，お互いが納得できるよう歩み寄ることができる。

表2-6 看護師に求められるコミュニケーション

❶ 自分の感情を言葉で表現できる
❷ 対等な立場で自分の考えを述べられる
❸ 率直に頼める
❹「ノー」と言える
❺ 人を褒めることができる・褒め言葉を受けとめられる
❻ 批判に対処できる
❼ 建設的な批判ができる
❽ 自分自身のこころとからだのケアができる

出典／森田汐生：アサーティブネスとは何か，きちんと言いたいことが伝わるアサーティブ・コミュニケーション，ナースビーンズsmart nurse，9(1)：75-76，2007．をもとに作成．

である。たとえば，課題達成・問題解決のために状況分析を行い妥当な解決策を決めて実行し評価を行う（タスク型）。また，日常会話において，自分と他者の考えや相手の存在そのものを受けとめ，協力・協働しようとする（メンテナンス型）。

▶ **コミュニケーションの特徴**　コミュニケーションのしかたは一人ひとり異なり，その人の物事の考え方に影響を受けているともいわれる。自分自身がどのようなコミュニケーションをする傾向があるのかに留意し，アサーティブな自己表現を目指すことが重要である。

▶ **看護師のコミュニケーション**　看護師に求められるコミュニケーションのポイントには表2-6のようなものがある。看護師は，患者・家族および患者にかかわる関係職種と常にコミュニケーションをとっている。現実の臨床現場では，相手の立場や地位，考え方やおかれた状況の違いなどによって，緊張や葛藤が生じる場面も多い。相手も自分も大切にして，コミュニケーションを通じてチームワークを高めることが求められる。

Ⅳ 多職種カンファレンス

A カンファレンスの基礎知識

1. カンファレンスとは

カンファレンスとは，対人関係の支援過程のなかで，多職種で構成されたチームによって開催される会議のことである。

▶ **カンファレンスの目的**　①メンバー間の意見交換により情報の共有化を図る，②多方面からのアセスメントや意見交換による対象理解の深化と有益な支援方法の検討，③信頼関係を構築しながらチームを成長させる，ことである[13]。

カンファレンスは，病院や施設，地域など様々な場所で行われ，多職種および施設間連携に欠かせないものとなっている。

2. カンファレンスの特徴

ここではカンファレンスの種類とその特徴について説明する。

1 病院でのカンファレンス

病院では患者が入院してから退院するまでの期間に，いくつものカンファレンスが実施される。

▶ **入院時** 入院時に医療チームで情報を共有し，治療やケアの方向性を確認する。

▶ **入院後** 患者の状況に応じて専門家や専門チームが加わり，課題や課題解決のためのアプローチが議論される。たとえば褥瘡（じょくそう）が発生した場合には，現場の医療スタッフと褥瘡対策チームが協働する（本章-Ⅰ-3「特定領域におけるチーム医療」参照）。褥瘡の発生要因のアセスメントとともに，患者の全身状態や環境要因なども含めて多角的に議論され，解決のためのケア方法が具体的に決定される。様々な専門チームがあるため，看護師は，患者の状況に応じて，どの専門職がかかわることが適切なのかを判断し，そのマネジメントを行う。

▶ **退院時** 退院支援として入院時から在宅療養支援の必要性がアセスメントされる。患者だけでなく家族も含めた援助が重要であり，退院後の生活状況や家族背景，経済状況など心理社会的な状況を踏まえたカンファレンスが実施される。カンファレンスには，病院関係者（医師，看護師，ソーシャルワーカー，理学療法士など）と地域の関係者（訪問診療，訪問看護，訪問介護などの関係者，ケアマネジャーなど）に加えて，患者・家族も主体的に参加し，当事者のニーズに合ったサポート体制が検討される。

2 地域でのカンファレンス

介護保険制度では，ケアマネジャーがその人に合った介護サービスを提案しマネジメントを行う。

▶ **サービス担当者会議** 初回のサービス利用時に開催が義務づけられており，本人・家族の同意を得てケアプランを決定する。本人の自宅で行われる場合が多く，ケアマネジャーが介護サービスの関係者（訪問診療，訪問看護，訪問リハビリテーション，訪問介護など）を招集，多職種が一堂に会し本人・家族を中心にした合意形成がなされる。

▶ **地域ケア会議** 地域で介護事業に携わる関係者で行われる。地域包括支援センターや市町村の行政職員，ケアマネジャー，介護サービス事業者，民生委員などが構成メンバーとなり，対応が難しい事例の検討，地域の課題についての議論，地域内でのネットワークの形成などが行われる。

3 カンファレンスと事例検討会

カンファレンスと類似した会議として，事例検討会がある。

▶ **目的の違い** カンファレンスはケアマネジメントの一環としての情報共有や支援計画の

立案が行われる。それに対して，事例検討会は支援過程を振り返り，支援の妥当性や今後の課題を見いだすために実施される。カンファレンスは，患者・家族など利用者のための作戦会議であり，事例検討会は支援者の学びのための振り返りという意味合いが強い。

▶ 事例検討会の注意点　事例提供者が支援に困難を感じた事例が提供されることが多く，批判の場にならないような配慮が重要である。事例全体を多角的な視点で俯瞰（ふかん）し，事例提供者から提示されたテーマに対して，意見交換を行うことで気づきを得て，ケアの視点や価値観のより深い理解につなげることが重要である。

4　患者参画型のカンファレンス

カンファレンスには，患者が参画して行う患者参画型カンファレスがある。

▶ 目的　患者参画型カンファレンスは，患者を中心とした意思決定を行うために実施され，患者の希望があれば家族も参加する。医療者間で話し合われた内容は，患者が参画することで現実的なものに修正される。

▶ 注意点　患者や家族が参画するため，体調や時間の配慮が必要である。また，大勢の医療者と対面することは，患者の緊張を高めることとなる。そのため，事前にカンファレンスの参加メンバーや話し合いの目的・流れについて患者に説明する。事前に患者の希望を確認し，カンファレンスの場で患者が発言できるよう支援する。

3. ファシリテーションの重要性

ファシリテーション（facilitation）には，円滑に物事が進む空間の提供という意味がある。ファシリテーターとは，こうした空間の創出者であり，参加者どうしの相互作用を基盤として，チームメンバーが互いの可能性を引き出し合う関係を促進する役割が期待されている[14)]。

カンファレンスは，数人という小規模のものから，数十人以上という大規模のものまで様々である。多職種カンファレンスでは，多様な専門職の一同が集まり，時には患者・家族も加わるため，職種や立場を超えた活発で率直な対話をいかに生み出すかがポイントとなる。ファシリテーターとして中立的な立場で他者の意見を引き出すことで，出された意見に対してアサーティブな態度で意見交換が行われ，チームメンバーが納得できる合意を形成することが重要である。

ファシリテーターは，チーム内で率直な意見交換がなされ，カンファレンスの目的が達成できるようチームメンバーの発言を促していく役割がある。ファシリテーターとして，チーム内での役割が設定されている場合もあれば，司会者やチームメンバー内の熟練者がその役割を果たすことも多い。

B カンファレンスの実際

1. カンファレンスの流れ

患者参画型の退院前カンファレンスの例でカンファレンスの基本的な流れを説明する。

1 カンファレンス開催前の準備

カンファレンス開催前の役割ごとの準備としては表2-7のようなものがある。

介護サービスなどの支援案については，あらかじめ主催者が患者・家族の意向を確認して準備しておく。

2 カンファレンスの開催

カンファレンスの開催は表2-8のような段階を踏んで進められる[15]。

表2-7 カンファレンス開催前の準備

主催者	• カンファレンスの開催に対する意思決定を行う役割。 • カンファレンスの目的・議題を定め，開催場所・日時も決定する。 • 参加メンバーにカンファレンスの開催を通知する。 • カンファレンスに参加するメンバーの役割分担（司会者，記録者，調整役など）を確認する。
司会者 （ファシリテータ）	• カンファレンスがスムーズに進行されるよう方向づけをする役割。 • 当日の進行について主催者と事前に話し合っておく。
調整役 （ファシリテータ）	• 参加人数が多い場合などでの参加メンバーの希望を調整する役割。 • カンファレンス開催希望日時や議題に関する参加メンバーの希望を確認する。主催者と共に，カンファレンスの目的に合わせて，開催日時や議題を決定する。 • 主催者が調整役を担う場合もあるが，主催者の補助として別のメンバーが担当することもある。医療現場では，看護師，ソーシャルワーカー，ケアマネジャーなどが調整役を担う場合がある。
記録係	• カンファレンスの内容を記録する役割。 • 司会者の求めに応じて，カンファレンス内で記載内容を提示する。 • 記録者の記載内容は電子カルテで共有される。

表2-8 カンファレンスの開催の経過

経過		内容
ステップ1	開催の目的と目標の明確化	司会者はカンファレンスの目的・目標とともに時間の目安（終了時間）を伝える。参加メンバーの自己紹介を促し，緊張の緩和を図る。持ち寄った資料を配布する。
ステップ2	患者・家族の困りごとや意向を確認する	患者・家族に退院にあたって気になっていることを確認する。不安・困りごと・希望などを自由に発言してもらう。
ステップ3	準備された支援案を基に意見交換を行う	支援案を提示し，患者・家族からの意見を出してもらう。患者の病状や生活状況に合っているか，家族の介護負担なども考慮しながら，参加メンバーで意見交換する。
ステップ4	課題への対処を検討し支援案を修正する	出された意見を整理し，課題を明確化する。課題について，どのような解決方法があるのかを検討し，支援案を修正する。
ステップ5	合意事項と残された課題を共有し，閉会する	患者・家族に修正案についての合意を確認する。記録係にカンファレンスで出された意見と残された課題について読み上げてもらい，チーム全体の合意を確認する。司会者が今後の予定と参加者への謝辞を伝えて閉会する。

出典／篠田道子：多職種連携を高めるチームマネジメントの知識とスキル，医学書院，2011．をもとに作成．

V チーム医療における看護師の役割

1. 看護師の役割

多職種で活動するチーム医療においては「看護師とは何をする人か」という看護の専門性への問いが欠かせない。川島[16]は「看護の場合は，その本質からいって人間の全体を見ることが前提となる。何よりも，患者中心の思想は看護の中から生まれたことを再認識したい」と述べている。チーム医療では，様々な専門職が集うため，ともすると単なる分業になりかねない。対象を包括的にとらえ尊厳を守る看護師の役割は大きい。

わが国が世界に例のない超高齢多死社会を迎える2025（令和7）年に向け，日本看護協会では「看護の将来ビジョン」[17]を掲げており，その概略を次に示す。

1 いのち・暮らし・尊厳を守り支える看護

▶ **その人らしく生きることへの支援**　どのような健康状態にある人でも，その人らしく生きることを支援することが重要である。医療や介護のニーズの増大とともに，在院日数の短縮化や病院施設間の機能分化が行われている。限られた時間であっても，それぞれの場において看護師が対象の尊厳を守り「生活の質」が高まるよう機能しなければならない。また，人生の最終段階にある人に対しては，苦痛や不安を緩和し，意思を尊重し，尊厳を保ちながら穏やかに死を迎えられるように支える。

▶ **地域包括ケアシステムのなかでの切れ目のないケアの提供**　地域包括ケアシステムにおいては，個人・家族・地域の住民を含めてケアの対象となり，サービスが必要なときに，その対象にケアが届くことが重要である（第5編「地域医療における病院の理解とマネジメント」参照）。介護福祉職が中心となるチームも多く，そこでは医療の専門職者として看護師の役割発揮が期待されている。看護師は医師と連携し，医療の必要性を判断し，適宜必要な医療・ケアを提供する。

▶ **チーム医療におけるマネジメント機能の発揮**　チーム医療においては，多くの職種や関係者が連携して医療やケアを提供する。質の高いサービスを提供するためには患者の全体像をとらえ，どの職種がどのようなサービスを提供するべきかマネジメントすることが重要である。看護師は，患者の「疾病」と「生活」の両方の視点をもっており，総合的な判断をもとに「生活の質」が高まるようマネジメント機能を発揮する。

2 人々の生涯にわたり，生活と保健・医療・福祉をつなぐ看護

▶ **健やかに生まれ育つことへの支援**　健やかな妊娠・出産・育児への支援には，看護師・助産師・保健師それぞれの役割がある。看護職は協働しながら，出産・育児を担う女性とその家族が新たな生命を授かり，育てていく経験を主体的にとらえられるように支える。ま

た，出産・育児を担う女性が孤立しないような地域づくりに貢献する。

▶ **健康に暮らすことへの支援**　健康を維持・増進し，疾病や事故を予防することは，人々の「生活の質」を維持・向上させ，経済活動も支える。人々が健康に暮らせるように，自ら健康を保つための知識・行動・習慣を身につけ，健康課題に適切に対処できるようセルフケア能力を高めることを支援する。

2. 看護師の責任

チーム医療における看護師の責任を考える際には，広義の視点，狭義の視点がある。

▶ **広義の責任**　看護師の責任は，人々が人間としての尊厳を維持し，健康で幸福であるために，その普遍的なニーズに応えることである。日本看護協会では，「看護職の倫理綱領」[18]でその指針を示している。一人一人の看護師は，この倫理綱領を踏まえ，看護師として質の高い看護を提供する社会的な責任を負っている。

▶ **狭義の責任**　看護師は看護行為における判断と実践の責任をもつ。個々の患者がより健康であるための看護行為を実践することが求められるのである。そのためには看護チーム内で検討された看護計画を確実に遂行することが重要である。展開された看護過程は評価され，病棟や外来，在宅など，多様な場で働く看護師間で看護サマリー*をとおして共有される。また，看護師の責任には，診療の補助も含まれる。たとえば，患者の看護にあたっては，看護師の判断と裁量によって，あらかじめ出された医師の処方を元に，疼痛が増強した際の鎮静薬の投与，不眠患者への睡眠薬の投与，酸素流量の調整などを実施する。これらは，看護師として確かな知識・技術に基づいていることが前提である。看護師として負うことのできる責任の範囲や限界を理解し，他職種と協働することが重要である。

文献

1）厚生労働省チーム医療推進方策検討ワーキンググループ（チーム医療推進会議）：チーム医療推進のための基本的な考え方と実践的事例集，2011．https://www.mhlw.go.jp/stf/shingi/2r9852000001ehf7-att/2r9852000001ehgo.pdf（最終アクセス日：2020/2/27）
2）篠田道子：多職種連携を高めるチームマネジメントの知識とスキル，医学書院，2011，p.17.
3）細田満和子：「チーム医療」とは何か：医療とケアに生かす社会学からのアプローチ，日本看護協会出版会，2012，p.32-93.
4）千田彰一：チーム医療，日本病院総合診療医学会雑誌，13（2）：53-56，2017.
5）前掲書1）.
6）前掲書1）.
7）崎山愛，グレッグ美鈴：臨床看護師が経験する良いチームワーク，日本看護科学会誌，38：374-382，2018.
8）前掲書2）.
9）吉田浩子，他：医療現場における対人支援職者の倫理観の構造；医師，看護師，医療ソーシャルワーカーを対象とした質問紙調査から，生存科学，28（2）：157-172，2018.
10）菊地和則：チームトレーニング導入に関する展望と課題，リハビリテーション連携科学，15（1）：3-11，2014.
11）Tuckman,B.W.：Developmental sequence in small groups，Psychological Bulletin，63：384-399，1965.
12）平木典子：改訂版アサーション・トレーニング；さわやかな〈自己表現〉のために，日本・精神技術研究所，2009，p.15-132.
13）篠田道子編：チームの連携力を高めるカンファレンスの進め方，第2版，日本看護協会出版会，2015.
14）佐々木英和：ファシリテーター概念に関する理論的考察；ファシリテーション実践の体系的把握につなげるための覚書，宇都宮大学教育学部教育実践総合センター紀要，34：129-136，2011.
15）前掲書2）.

***看護サマリー**：患者の病歴や治療・看護などの情報を要約した書類のこと。

16）川島みどり：チーム医療と看護；専門性と主体性への問い，増補版，看護の科学社，2016.
17）日本看護協会：2025年に向けた看護の挑戦 看護の将来ビジョン；いのち・暮らし・尊厳をまもり支える看護，2015. https://www.nurse.or.jp/home/about/vision/pdf/vision-4C.pdf（最終アクセス日：2020/2/27）
18）日本看護協会：看護職の倫理綱領，2021. https://www.nurse.or.jp/nursing/practice/rinri/rinri.html（最終アクセス日：2021/12/6）

参考文献

・篠田道子：多職種連携を高めるチームマネジメントの知識とスキル，医学書院，2011.
・篠田道子編：チームの連携力を高めるカンファレンスの進め方，第2版，日本看護協会出版会，2015.
・日本クリニカルパス学会学術委員会監：基礎から学ぶクリニカルパス実践テキスト，医学書院，2012.
・日本クリニカルパス学会学術委員会監：クリニカルパス概論；基礎から学ぶ教科書として，サイエンティスト社，2015.
・日本クリニカルパス学会監：クリニカルパス用語解説集，第2版，サイエンティスト社，2019.
・平木典子：改訂版アサーション・トレーニング；さわやかな〈自己表現〉のために，日本・精神技術研究所，15-132，2009
・細田満和子：専門性志向，ナーシング・トゥデイ，17（5）：46-49，2002.
・細田満和子：患者志向，ナーシング・トゥデイ，17（7）：54-56，2002.
・細田満和子：職種構成志向，ナーシング・トゥデイ，17（8）：48-50，2002.
・細田満和子：協働志向，ナーシング・トゥデイ，17（9）：46-48，2002.
・森田汐生：アサーティブネスとは何か，ナースビーンズ smart nurse，9（1）：74-77，2007.
・森田汐生：率直に頼んでみよう！，ナースビーンズ smart nurse，9（3）：314-317，2007.
・森田汐生：批判をどう受け止める？，ナースビーンズ smart nurse，9（7）：794-797，2007.
・森田汐生：対等に相手と向き合う，ナースビーンズ smart nurse，9（9）：1038-1041，2007.
・森田汐生：相手を責めずに伝える，ナースビーンズ smart nurse，9（10）：1166-1169，2007.
・森田汐生：自分をたいせつにしよう！，ナースビーンズ smart nurse，9（11）：1294-1297，2007.

第4編　看護マネジメントの実践

第1章

薬物・物品の管理

この章では

- 医療施設での薬物・物品の管理の目的・方法と留意点を説明できる。
- 病院内の物流管理のしくみと具体的な利用方法をまとめられる。
- 薬剤の請求・受領・保管の方法と留意点を説明できる。
- ハイリスク薬品の管理を紛失・盗難時の対応をまとめられる。
- 血液製剤の請求・受領・保管の方法と留意点を述べられる。
- 医療機器の取り扱い方法と留意点を述べられる。

I 物品管理

医療施設の医療・看護ケア提供に必要な物品は，その種類，数量ともに多い。

「適切な状態で，必要なときに，必要なものが，必要量ある」ことが物品管理の基本とされる。患者・医療者の安全と効率化の視点から，どの物品が必要なのかをよく検討し，適切に維持・管理する必要がある。

A SPDシステム

物品の管理にかかる費用や，在庫数の削減のために業務委託を行い，SPD(supply processing and distribution，病院内物流管理)とよばれる物流システム(図1-1)が多くの医療施設で導入されている。

▶ **特徴** SPDシステムは，物品の管理と診療現場への供給を一元化することにより，物品を柔軟かつ円滑に管理するシステムである。過剰在庫や期限切れ製品の把握と防止ができ，安全性と効率性が担保される。また，診療現場での在庫軽減とともに業務負担の軽減につながり，看護師は患者への直接ケアにより専念できる。

▶ **しくみ** 使用頻度の高い医療材料(主に消耗品)は，診療現場に定数配置され，主に委託業者が管理を行う。各部署におかれた医療材料にはバーコード付きのカードが添付され，現場で医療材料を使用するときに，そのカードを回収ボックスに投函(とうかん)する。委託業者は回収ボックスに投函されたカードのバーコードを読み取り，それを補充データとして診療現場の補充を行うしくみである(図1-2)。

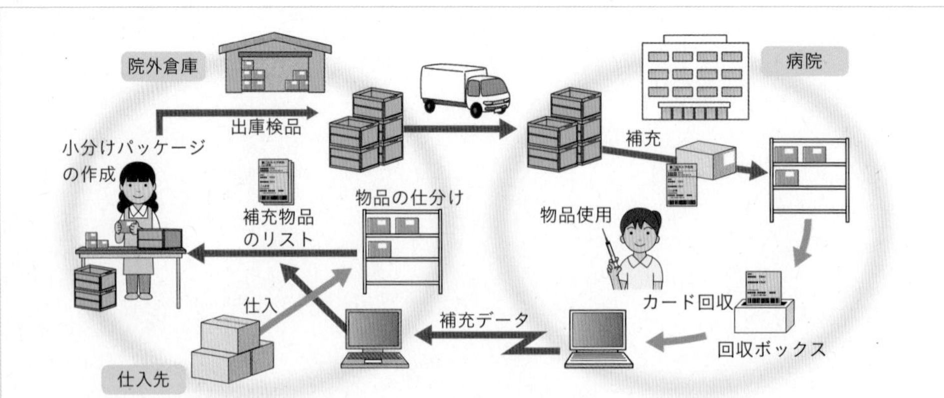

図1-1 SPDシステムの例(東京慈恵会医科大学附属病院)

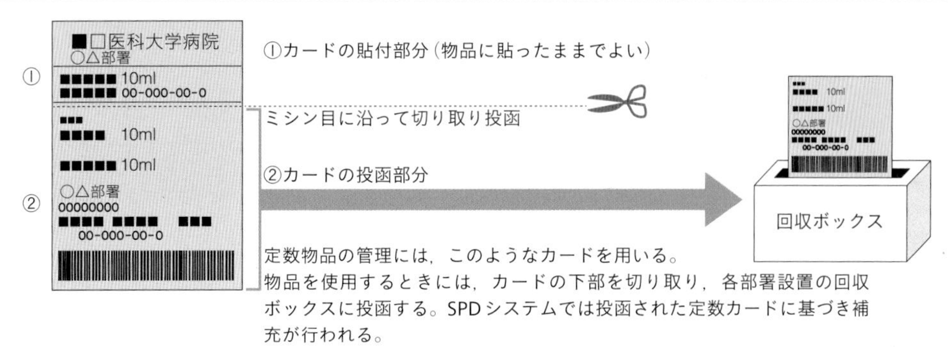

図1-2 SPDシステムにおけるバーコードのカードの例（東京慈恵会医科大学附属病院）

B 物品供給システム

よく使用される物品は，SPDシステムを導入することで円滑に供給される。使用頻度が低い物品，そのほかの印刷物などの管理も無駄なく効率的に行うためには，併せてほかの物品供給システムの活用が必要である。物品供給システムには，以下がある。

▶ **定数補充システム**　各部署に配置する定数を設定し，一定期間に使用した物品を補充する方法である。

▶ **カート交換方式**　カートの中の物品の定数を設定し，カートごとに一定の期間で交換する方法である。

▶ **物品請求方式**　物品請求伝票を起票し，物品担当部署（用度課）に提出し，不足物品の供給を受ける方法である。

II 医薬品の管理

医薬品には，内用薬，外用薬，注射薬がある。これらは患者の治療に使われるものであり，いうまでもなく重要な役割をもつ。不適切な管理や使用は，患者に危険を及ぼし，生命を脅かすことにもなりかねないため，注意が必要である。

医薬品の管理は，薬剤師が専門性を発揮し安全性を担保する。しかし，医薬品が薬剤部から各部署へ払い出された後は，保管や調剤を看護師が担う場面が多くなる。そのため看護師と薬剤師が協働し，品質管理された医薬品を患者に必要なときに，必要な量を提供する態勢をつくることが医薬品管理上重要である。

A 医薬品の供給システム

薬剤部から各部署へ供給される医薬品は，主に部署別に設定された定数に基づき配置される。医薬品の供給システムには，使用数に応じて補充する定数管理方式や，患者に処方されたものを個人別に薬剤部から各部署へ払い出す方法などがある。安全な医薬品の管理のためには，緊急で使用するものを除き，各部署への配置は必要最小限とすることが望ましい。

B 医薬品の在庫管理・品質管理

医薬品の保管管理では，「在庫管理」と「品質管理」が重要である。

▶ **在庫管理** 医薬品の在庫不足は，治療の中断を招く危機的状況となり得る。また，過剰在庫は期限切れによる廃棄が発生する可能性がある。

▶ **品質管理** 医薬品は，温度や湿度，光線によって劣化することがあるため，供給量の調整をするとともに，保管状態にも留意しなければならない。保管にあたっては，①温度・湿度管理，②光線管理，③有効期限管理，④アクセス管理が重要となる（表1-1）。

C ハイリスク（ハイアラート）薬品の管理

麻薬，向精神薬を含め，投薬エラーが発生した場合に患者に有害事象を及ぼす可能性が高い薬剤を「ハイリスク（ハイアラート）薬品」という。アメリカ薬剤安全使用協会（Institute for Safe Medication Practices；ISMP）などで定められており，その保管管理についても厳重な安全対策が求められている。

ハイリスク薬品の対象薬品分類を表1-2に示す。

表1-1 医薬品管理

温度・湿度管理	• 冷所保存が必要な医薬品は，薬品冷蔵庫で保管する。 • 適性温度は2～8℃である。 • 内服薬は，湿度が高いと吸湿するため注意が必要である。
光線管理	• 光の影響を受ける医薬品は遮光して保管する（蛍光灯にも影響を受ける）。
有効期限管理	• 定期的に有効期限や使用期限を確認する。 • 開封後や調剤後の期限に留意し，開封日などの記載を行う。
アクセス管理	• 麻薬・毒薬・劇薬・向精神薬は，それぞれの薬品ごとに分けて，施錠できる保管庫での管理が必要である。 • 各勤務帯で使用数と保管数の確認を行い記録に残す。

表1-2 対象薬品分類

分類	注意点
抗てんかん薬，精神神経用剤 ジギタリス製剤，糖尿病用剤 テオフィリン製剤，免疫抑制剤 血液凝固阻止薬	投与に注意が必要な医薬品
すい臓ホルモン製剤	投与量，規格に注意が必要な医薬品
抗悪性腫瘍薬	投与量，血管外漏出に注意が必要な医薬品
不整脈用剤，カリウム製剤	心機能などに注意が必要な医薬品
投与期間の管理が必要な薬剤	休薬・服薬期間の管理が必要な医薬品
筋弛緩薬，麻酔，鎮痛薬，麻薬 非麻薬性鎮痛薬	呼吸抑制に注意が必要な医薬品

D 規制医薬品の管理

医薬品の有効成分の種類に応じて取り扱いに規制が設けられているものを規制医薬品という。これらに分類されている医薬品は，麻薬，覚せい剤原料，向精神薬，毒薬，劇薬などがあり，「薬事法」ならびに「麻薬及び向精神薬取締法」で規制されている。

これらには，関係法規を遵守した管理が必要である。

1. 麻薬の取り扱い

麻薬は，医療上の鎮痛・鎮咳作用が極めて有用である。一方，濫用や盗難を防ぐ必要があるため，「麻薬及び向精神薬取締法」を遵守し，ほかの医薬品と区別して厳格に保管・管理されなければならない。

▶ **麻薬の処方**　都道府県より麻薬施用者免許の交付を受けた医師に限り麻薬処方箋を交付できる。医師は，施用者免許番号と医師名を記載し，処方箋を交付する。薬剤部は，あらかじめ登録されている施用者免許番号と医師名に齟齬（そご）がないかを確認し薬剤の払い出しを行う。各部署への払い出しの際は，薬剤部と各部署の双方で内容の確認を行う。

▶ **保管・管理**　麻薬の保管は，専用の金庫で行い，出し入れ以外は常時施錠する。各部署では勤務交代時に各勤務の責任者（リーダー）と次の勤務の責任者（リーダー）双方で，麻薬使用患者名，薬剤名，使用数，残数を確認し記録する。

▶ **麻薬の返却**　使用後は，使用量と残量を麻薬処方箋に記載し，使用済みの空アンプルを返却する。アンプル内に残液がある場合はシリンジに保管し空アンプルとともに返却する。点滴投与途中で中止になった場合は，輸液容器ごと薬剤部へ返却する。

▶ **破損・紛失・盗難などへの対応**　麻薬の破損・紛失・盗難・所在不明，そのほか予期しない事故が発生した場合は，速やかに看護管理者（各勤務帯のリーダー）ならびに薬剤部担当者へ報告する。関連部署間で状況の事実確認をしながら捜索にあたり，麻薬事故届（図1-3）を記載する。麻薬は悪用されると，事件・事故につながる可能性のある薬剤であることを

別記第１８号様式（第１２条の２関係）

麻薬事故届

<table>
<tr><td>免許証の番号</td><td colspan="2"></td><td>免許年月日</td><td>年　　月　　日</td></tr>
<tr><td colspan="2">免許の種類</td><td colspan="3">麻薬　　　　　　　　者</td></tr>
<tr><td rowspan="2">麻薬業務所</td><td>所在地</td><td colspan="3"></td></tr>
<tr><td>名　称</td><td colspan="3"></td></tr>
<tr><td colspan="2" rowspan="2">事故が生じた麻薬</td><td colspan="2">品　名</td><td>数　量</td></tr>
<tr><td colspan="2"></td><td></td></tr>
<tr><td colspan="2">事故発生の状況
（事故発生年月日、
場所、事故の種類）</td><td colspan="3"></td></tr>
<tr><td colspan="5">上記のとおり、事故が発生したので届け出ます。
年　　月　　日
住　所
氏　名（フリガナ）　　　　　　　　印
大阪府知事　殿</td></tr>
</table>

出典／大阪府健康医療部生活衛生薬務課：麻薬事故届．

図 1-3　麻薬事故届の例

念頭におき，管理を徹底する必要がある。

2. 向精神薬の取り扱い

向精神薬は，乱用の危険性と治療上の有用性により，薬剤の取り扱いについては，法令を遵守（じゅんしゅ）した管理が必要となる。使用時には医師の指示に従い，医療施設で定められた基準・手順に則（のっと）り取り扱い，観察した患者の状況・使用した薬剤について記録をする。

使用途中などでの破棄については，許可や届け出の必要はないが，その記録が必要であり，破棄方法には，向精神薬の種類により異なるため，薬剤部への報告を行い，適正な方法を選択する

Ⅲ 血液製剤の管理

A 血液製剤の保管と受け渡し

輸血療法は，血液中の細胞成分や凝固因子が減少または機能低下に陥ったときに，その成分を補充することで症状の改善を図る治療法である。

血液製剤は，血液の成分によって適正な保存温度や保存方法が異なるため，保管管理に留意しなければならない。血液製剤の保管場所は輸血部門で一括管理されることが多く，製剤に合わせて，温度記録計つきの保冷庫・冷凍庫で管理し，温度管理の実施記録を記載する必要がある。血液製剤の保管時の適性温度は，以下である。

赤血球製剤　2～6℃
新鮮凍結血漿剤　−20℃以下
血小板製剤　20～24℃（振盪保存）

各部署への受け渡しにおいては，血液型の誤認は重大な事態を招くため，輸血部担当者と各部署の担当者が双方で，①部署名，②患者ID，③患者氏名，④患者血液型，⑤使用日，⑥製剤名，⑦単位数，⑧製剤の血液型，⑨製剤番号，⑩有効期限の確認をし，行う。

B 血液製剤の速やかな実施

血液製剤は，一括管理されている輸血部門から出庫されると温度管理が不十分となるため，速やかに患者に投与しなければならない。

直ちに投与できない場合は，製剤に合わせた表1-3の時間を限度として投与を完了する必要がある。

表1-3 輸血完了時間

輸血用血液製剤名	完了時間
赤血球製剤	出庫後6時間以内
新鮮凍結血漿	解凍後3時間以内
血小板製剤	出庫後6時間以内

Ⅳ 医療機器の安全管理について

医療施設では，多くの医療機器が使用されている。それらは多様で高機能であり，医療機器に関する看護師などへの教育と適切な保守管理が重要となってる。

医療機器は，一般医療機器，管理医療機器，高度管理医療機器に分類され（表1-4），これらの教育と保守管理は専門家である臨床工学技士によって行われることが望ましい。多くの施設では，医療機器の専門部署での一元管理がされ，臨床工学技士により確実に保守点検が行われたものを，看護師などが現場で使用するしくみがつくられている。

A 医療機器の保守点検・管理

医療機器の点検を確実に実施するために，各施設においては保有している医療機器を**医療機器管理台帳**で把握している。医療機器管理台帳には，個々の機器に対し型式，型番，購入年，使用期限，破棄年月などが記載される。これをもとに保守点検履歴や修理履歴を組み合わせ，総合的に管理することが望ましい。看護管理者は医療機器管理台帳を活用し，専門部署での一元管理されている医療機器と自部署で管理している医療機器を把握し，患者の必要性に応じて安全に使用できるように準備しておくことが必要である。

医療機器の点検は，①日常点検，②定期点検，に大別される。

1. 日常点検

医療機器の使用ごとに行われる点検で，使用開始前に行われる始業時点検，使用中に行われる使用中点検，使用後に行われる終業時点検がある。

2. 定期点検

日常点検と異なり詳細な点検や消耗部品の交換などにより，機器の性能を確認するとともに次回点検までの性能の維持のために行われる。このため定期点検には専門的知識や技術が必要とされ，点検のために必要な工具や検査機器（測定機器）などが必要である。

これらの点検が確実に行われるためには，あらかじめ計画を立案し点検計画書を作成し，それに沿って実施する必要がある。

表1-4 医療機器分類

機器分類	影響度	医療機器の種類
一般医療機器	不具合が生じても人体への影響が低い。	体温計，血圧計，血液ガス分析装置など
管理医療機器	生命の危機や重大な機能障害に直結する可能性が低い。	X線撮影装置，心電計，超音波診断装置など
高度管理医療機器	不具合が生じた場合人体への影響が大きい。	ペースメーカー，ステント，輸液ポンプ，中心静脈カテーテルなど

B 医療機器の安全管理に関する教育・指導

安全な医療機器を提供するために，取り扱う医療機器の操作や点検事項に関して，正しい知識・技術を習得する目的で定期的に研修を実施する。また，新規に導入された医療機器については，機器を適切に使用するための知識と技能の習得をその都度，行わなければならない。

看護管理者は，自部署の看護師の研修受講状況を把握し，安全が担保できるように努める必要がある。

参考文献

- 医療機器管理指針策定委員会編：医療機器安全管理指針，日本臨床工学技士会，2013.
- 北澤式文，他：「医薬品の安全使用のための業務手順書作成」マニュアル，平成18年度厚生労働科学研究「医薬品等の安全管理体制の確立に関する研究」，2007.
- 東京慈恵会医科大学葛飾医療センター：薬剤管理マニュアル.
- 東京慈恵会医科大学葛飾医療センター：輸血療法マニュアル.

第2章

情報のマネジメント

この章では

- 医療・看護における情報の重要性を説明できる。
- 情報を扱う際に必要な基本的知識をまとめられる。
- 患者の情報を扱う記録の種類とその管理方法を種類ごとに述べられる。
- 電子カルテの機能と使用する際の注意点をまとめられる。
- 個人情報を扱う医療職の責務とその倫理を説明できる。

I 看護と情報

A 医療における情報の重要性

1. 医療の場での情報と看護師の役割

医療の場で的確な診断やケアを行うためには，マネジメントの要素の一つである情報のマネジメントが重要になる。現代では医療を受ける側の患者やその家族の権利が尊重され，患者・家族により療養にかかわる様々な意思決定や治療方法の選択がされる場面も多くなっている。医療者は，その判断の根拠となる情報提供や，患者・家族の意思の把握も必要となる。また，医療者はチームで医療を提供する場面も多く，身体所見や検査結果だけでなく，患者・家族の思いや社会的背景などの他職種との情報共有が求められている。そのような状況下で，患者と直接かかわる時間の多い看護師は，情報の発信者となったり，情報の伝達を担う機会も多い。

本章では，臨床場面ではどのような情報を取り扱っているのか，効果的な情報収集による医療や看護実践につなげるためには何を重視すればいいのかをみていく。

2. 情報の基本的な要素

▶ **情報化**　看護実践では，いかにして必要なデータを把握し，それらのデータを統合することで情報化し，その情報を実際の看護にどう活かしていくかが重要であり，看護の質に大きく影響する。また，情報化するにあたっては，自身のおかれている立場・役割によって重視する情報も変わるため，その情報化した内容が情報の受け手の行動にどう影響するかも理解しておくことが必要である。

▶ **情報量**　情報の統合を困難にしている要因の一つに医療現場の情報量の多さがある。そこで考えるべきは業務目的や看護体制によって，把握すべき情報や伝達されるべき内容が異なるということである。たとえば創処置をするときに，身体の状態や患者の思いなどを把握しておく必要はあるが，家族背景などの社会的情報をあえて得る必要はない。一方で退院に向けての指導場面では，治療経過が良好であれば手術直後の詳細な身体的変化や経過などは，必ずしも把握しておく必要はない。自分が実践するその日の役割や，どのような場面で看護実践をするかによって，必要な情報と情報量は変化する。

▶ **媒体**　紙のカルテ，電子カルテなど情報を記録する媒体の違いがある。また，その媒体が職種で異なっていたり，同じ媒体でも職種による閲覧制限などが存在する場合には，情報を共有できる範囲や共有相手，情報を得る時間などが変わる。たとえば医療ソーシャルワーカーの記録が別の媒体になっていたとする。看護師などほかの医療職者が知りたいときに，それを把握できないと，情報化の過程で必要な事実が抜けてしまい，退院支援などで違った判断を導いてしまう可能性がある。つまり退院後の生活に向けての看護支援を考えたとき，自宅で過ごせる環境であるか，施設入所を希望しているかでは，かかわり方は大きく違ってくる。

▶ 時間　誰にどのような行動変容を起こしてもらいたいかによって，情報を伝えるタイミングを考える必要がある。たとえば患者の状態に悪化の徴候がみられた場合，医師にすぐに電話で伝えるべきか，病棟の回診時に伝えるべきかの判断によって，結果として急激な状態の変化により適切な治療・検査が受けられないという結果を招くこともある。

臨床での看護実践で活かす情報は，自分の求められている立場で，どのような情報が必要かを整理するだけでなく，知りたい情報をどのように知り得る必要があるか，誰とどのように情報を共有する必要があるかを意識し，適切な看護実践の提供につなげていく必要がある。

B 情報とは

広辞苑（第7版）では「ある事柄についてのしらせ」「判断を下したり行動を起こしたりするために必要な，種々の媒体を介しての知識」を**情報**としている。看護の「情報」も知り得た患者情報そのものを思い浮かべる人が多いかもしれない。しかし，看護するうえで必要な情報は，現実の患者の状態や検査データなど無数にある事実のなかから，看護する目的に照らし合わせ，必要な事実を取り上げ，患者の状態を整えるためにどういう意味があるのかまで考えたものでなければならない。そうすることで，本当に看護に役立つ「情報」となる。

1.「データ」「情報」「知識」「知恵」の定義

「データ」と「情報」は本質的には別のものだが，日常生活では特に区別せず同じ意味に使っていることが多い。そこで，看護における「情報」をどのようにとらえたらよいかを考えるために，「データ」「情報」「知識」「知恵」の定義をあげる（表2-1）。

ここでは，虫垂炎の疑いと診断された場合の患者を例にして，「データ」「情報」「知識」「知恵」の認識をみていく。

表2-1 データ，情報，知識，知恵の定義

用語	定義
データ	解釈なしで客観的に示される個々の存在（もの）
情報	解釈され，整理され，構造化されたデータ
知識	相互の関係が明らかにされ，多くの人に認められるように統合された情報
知恵	人間に関する問題を処理し，解決するための知識の適切な用い方

注）知恵は複雑な問題や特定のニーズに対処するために知識をいつ，どのように使えばよいかを知っていること。
出典／American Nurses Association : Nursing informatics : Scope and standards of practice, American Nurses Association, 2008, p.3-4. をもとに作成.

▶ **データ**　解釈されていない客観的な事実である。たとえば，体温38.0℃，白血球数(WBC) 14500/μL，C反応性たんぱく(CRP) 0.26mg/dL，下腹部に痛みあり，食事は全量摂取，嘔吐ありなどは「データ」である。

▶ **情報**　食後3時間経って腹痛が出現し，6時間後に嘔吐した。その後も悪心に波があるが持続し，腹痛は継続している。腹痛の要因になるような食品は摂っていず，下腹部全体に圧痛が持続している。これらのデータや事実から虫垂炎という病名が考えられる。これは「データ」を結びつけた解釈・整理にあたり「情報」をもとに診断されているといえる。

▶ **知識**　「データ」を「情報」とする判断がされるが，その判断は「知識」をもとに行われる。「データ」として把握したものが，痛みの部位と経過，症状の変化が一般的な虫垂炎症状という「知識」に類似しているという判断から“虫垂炎疑い”という「情報」となった。

▶ **知恵**　看護や医学によって，どのようにすれば患者の状態の改善につながるか，その看護ケアや治療方法が「知恵」にあたる。一般的な「知識」だけではなく，その人の個別の状況をとらえ，より効果的な方法を選択できることが「知恵」である。

2.「データ」と「情報」の理解

▶ **「データ」と「情報」の概念**　看護実践の場面では，いろいろな状態を観察したり，計測したりすることがある。それらの事実(状態)を「情報」ととらえる人もいるが，定義的には「データ」である。その示された事実(状態)が一般の健常人と照らし合わせたときに，どのような意味をなすかが「情報」になる。日常生活で使われる「データ」や「情報」との混同を避けるため「情報」≒「情報化」と表現したほうがわかりやすいかもしれない。

▶ **看護場面における「データ」と「情報」**　患者と対面する場面では，五感で得られるもの，すなわち看護師が見たり触れたりしたものは単なる事実(状態)という「データ」である。その「データ」を情報化する，つまりその人(患者)が健康に生活するために，どのような視点でその人をとらえるかという「知識」に照らし合わせ，その「データ」がその人にとってどういう意味があるのかという「情報化」によって看護は始まるのである。

目の前に事実があっても，それを必要な「情報」として見ることができるかどうかは，その看護師の看護観によるところが大きい。

清潔ケアで背部の清拭を行っているとする。そこには皮膚の清潔度，乾燥・湿潤の程度，色，温度と，いろいろな事実(状態)が「データ」として存在する。それを皮膚のバリア機能を維持できる状態という「知識」に照らし合わせ，今どのような皮膚の状態かを判断したもの，たとえば“このままでは循環が悪くなり褥瘡ができる可能性が高い”という「情報」をもつ。それを解決するために，その人の個別性を考慮した方法を選択できるかが「知恵」である。

▶ **認識の段階**　ここまで「データ」と「情報」の概念を整理してきた。それらを認識するという段階で考えてみたい。認識には，①抽象的認識，②表象的認識，③現象的認識の3つのレベル(段階)がある(図2-1，表2-2)。庄司[1]は，認識が深まるということはこの3つの段階をのぼりおりしている状態なのであるとした。

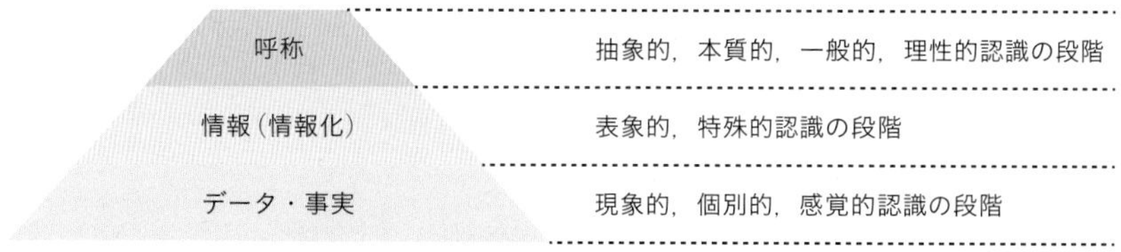
呼称
抽象的，本質的，一般的，理性的認識の段階
情報（情報化）
表象的，特殊的認識の段階
データ・事実
現象的，個別的，感覚的認識の段階

抽象的認識：一般的なとらえ方をする認識（原理や本質を説明するレベル）
表象的認識：イメージとしてとらえている認識（日常生活で必要とされる知識や判断のレベル）
現象的認識：現実のありのままをとらえている認識（五感をとおして感じた事実のレベル）

出典／庄司和晃：認識の三段階連関理論，増補版，季節社，1999，p.22. をもとに作成．

図2-1 認識の三段階連関理論

表2-2 “虫垂炎疑い”と診断された場合の例

抽象的認識	虫垂炎だと思う見方
表象的認識	炎症所見がある。食事摂取形態には関係がなく，下腹部に痛みが持続
現象的認識	体温 38.0℃，白血球数（WBC）14500/μL，C 反応性たんぱく（CRP）0.26mg/dL，食後 3 時間経って腹痛出現など，その時の事実

たとえば前述の清潔ケアにかかわる皮膚の状態で説明すると，人間の皮膚に関するデータ・事実は，皮膚の色，温度，乾燥・湿潤の程度など限りなく無限にある（現象的認識）。それを正常な皮膚の状態に照らし合わせ，皮膚が薄い，しわが多いなど皮膚の特殊な状態を示したものが情報（情報化）である（表象的認識）。その情報を一般的な用語で“皮膚の脆弱（ぜいじゃく）”と表現したものが呼称となる（抽象的認識）。

C 看護に必要な情報化

看護師が患者を身体的・精神的・社会的に健康な状態に導くためには，患者だけでなく家族やかかわった医療者（施設内外）などから多岐にわたるデータを収集する必要がある。

そこでは看護師が自分の役割を果たすために必要なデータを特定し，それを適切に収集し，ケアに活用できる情報化（整理・解析）をしていくことが必要である。

1. 必要なデータ収集の場

看護師がデータを収集する場（情報源）となるものを表2-3にあげた。

このように看護を実践するうえでは多くの情報源があり，いろいろな形でデータを得ることができる。自分の担当患者の援助をしていくために，どこからどのようなデータを得

表2-3 看護師がデータを収集する場

口頭	申し送り，口頭での確認事項
記録	カルテに記載される治療方針，治療方針に伴う治療指示（処方・注射・指示簿など），看護記録
ベッドサイドでの観察	治療経過により予測される症状，カテーテル・ドレーン類の状況（管の位置，挿入部位，皮膚の状態，排液の状態など），医療機器の動作状況や輸液の滴下状況（残量や速度など）など

るか，不足しているデータをどのタイミングで補足していくか，自分の思考過程に合ったデータの取り入れ方を見つけ出し，治療・ケアを遂行するために必要な情報化（整理・解析）をしていくことが必要である。

2. 看護師間での情報共有

1 看護記録

日本看護協会の「看護業務基準」[2]は保健師助産師看護師法で規定されたすべての看護職に共通の看護実践の要求レベルと看護職の責務を示している。そこでは「看護記録」について以下のように説明している。

1-3-5　看護実践の一連の過程を記録する。

看護実践の一連の過程の記録は，看護職の思考と行為を示すものである。その記録は，看護実践の継続性と一貫性の担保，評価及び質の向上のため，客観的で，どのような看護の場においても情報共有しやすい形とする。それは行った看護実践を証明するものとなる。看護実践の内容等に関する記録の取り扱いは，個人情報の保護，守秘義務を遵守し，他者との共有に際しては適切な判断のもとに行う。

また，日本看護協会の「看護記録に関する指針」[3]では，看護記録を「あらゆる場で看護実践を行うすべての看護職の看護実践の一連の過程を記録したものである」と示されている。**看護記録の目的**としては，①看護実践を証明する，②看護実践の継続性と一貫性を担保する，③看護実践の評価および質の向上を図る，があげられている。

看護記録の様式には，基礎情報（データベース），看護計画，経過記録，要約（サマリー）などがある（表2-4）。

2 経過記録（叙述的記録）

経過記録（叙述的記録）にはいくつかの方法があり，それぞれの方法の特徴から，各施設での看護実践が的確に記載される方法が選択される。

経過記録の記載方法には，①SOAP（ソープ形式），②フォーカスチャーティング（DAR形

表2-4 看護記録の様式

基礎情報（データベース）	看護を必要とする人の病歴や現在の治療，使用薬剤，アレルギー，さらに，身体的，精神的，社会的，スピリチュアルな側面の情報等を記載したものである。
看護計画	看護を必要とする人の健康問題と期待する成果，期待する成果を得るための個別的な看護実践の計画を記載したものである。
経過記録	看護を必要とする人の意向や訴え，健康問題，治療・処置，看護実践等の経過を記載したものである。
要約（サマリー）	看護を必要とする人の健康問題の経過，情報を要約したものである。

出典／日本看護協会：看護記録に関する指針，2018，p.5.

表2-5 経過記録（叙述的記録）の種類

形式	特徴	メリット	デメリット
SOAP（ソープ形式）	患者がもつ問題ごとにSOAPに分けて記録する。 • S（subject）：主観的データ • O（object）：客観的データ • A（assessment）：アセスメント • P（plan）：計画	• 問題とそれに対するケアが明確である。 • 思考の流れがわかりやすく，根拠のあるケアにつながる。	• 立案されていない看護問題に対しては追加立案する必要がある。 • 慣れないうちは記録に時間がかかる。
フォーカスチャーティング（DAR形式）	患者の反応や状態に焦点（focus：フォーカス）を当てて，そのフォーカスごとにDARに順序立てて記録する。 • D（data）：データ • A（action）：アクション • R（response）：レスポンス（反応）	• 患者の反応や状態をフォーカスとしてあげるため，記載に柔軟性がある。 • 看護ケアと患者の反応が明確になるため，一連のケアの流れがわかりやすい。	• 記録者によって取り上げるフォーカスが異なるため，経過を比較するのが難しい。 • フォーカスの当て方や状況の変化によってフォーカスが多くなり，記録が増えやすい。
経時記録	患者の状態・状況，実施した看護，治療や検査などに対する患者の反応などを経時的に記録する。	• 時系列で記録されるためわかりやすい。 • 患者の個別性が現れやすい。	• 記録が長くなりやすく，時間がかかる。

式），③経時記録，の3種類がある（表2-5）。SOAPとフォーカスチャーティングは，POS（問題指向型システム）の考え方に基づいた記録方法である。経時記録は，伝統的な書き方で，時系列に沿って記録する。

POSによる考え方が適さない場合には，経時記録で記録する。たとえば重症患者，急変時，死亡時，事故発生時など突発的な出来事の経過，カンファレンスの記録，インフォームドコンセントの記録などである。

3. 看護師間および他職種との情報共有

1 経過記録（温度板，経過表）・アセスメントシート

▶ **経過記録**（温度板，経過表） ①体温，血圧などのバイタルサイン，②症状などの観察結果，③検査結果，④内服薬・注射の実施結果，⑤ケアの実施状況などをグラフや表で表示し，時間ごとの観察・実施状況が把握しやすいフローシートである。また，電子カルテであれば，この記録上での入力が実施記録に相当する。治療方針に伴う治療指示内容や実施状況の把握，治療経過より，予測される症状やカテーテル・ドレーン類の挿入状況が把握しやすく，医療チームがタイムリーに情報を共有できる。

▶ **アセスメントシート** 経過記録（温度板，経過表）と同じフローシートではあるが，診療報酬にかかわる入院基本料の算定要件として取り組まなければならない施設基準である安全対策，褥瘡（じょくそう）予防対策，感染対策などが定期的に実施評価されているかを確認するために用いられることが多い記録である（表2-6）。患者に24時間かかわることが多い看護師が記載を担当することがほとんどである。

表2-6 アセスメントシートの例

- 転倒・転落アセスメントシート
- MNA®（Mini Nutritional Assessment，簡易栄養状態評価表）
- 褥瘡対策アセスメントシート
- 退院支援アセスメントシート
- DVT（deep venous thrombosis，深部静脈血栓症）予防アセスメントシート
- 抑制アセスメントシート

注）施設ごとに作成されている。

2 ワークシート

電子カルテが導入されている施設では，電子カルテに出された医師，看護師，コメディカルの指示が一覧表になって示される。病棟内の担当患者ごとの指示・行為の一覧であったり，検査が行われる患者の検査名が記された一覧であったりする。病院・施設によって多少違いはあるが，患者に出されている指示を目的別に把握することに活用されている。

3 看護管理日誌

病棟であれば，その日の入退院情報や外出・外泊，手術，輸血・麻薬使用者などが記載され，重傷者・要観察者・要注意者が記載されている。夜勤の場合などで，日勤帯での患者の状況を簡便に把握するのに活用できる。

また，電子カルテであれば，看護管理日誌と連動している患者の状態一括一覧が災害時での患者リストに活用できる。

D 医療チームで共有する情報

医療は医師と看護師だけでなく，臨床検査技師や薬剤師，栄養士など多職種間で情報を共有する。そのため，各職種が類似した聴取を何度も患者にすることなく，それぞれの職種の特性を踏まえた情報とアセスメントを共有し，患者を回復に導く手立てを整えていくことが重要である。また，医療の細分化がなされ，専門特化した医療チーム（緩和ケアチーム，栄養サポートチーム［NST］，褥瘡（じょくそう）対策チームなど）の活躍の場が増えてきている現状では，情報の共有は必須である。

そのような状況下で，情報の発信元としての看護師には，どのような情報が求められているだろう。表2-7のようなものが考えられる。

逆に看護の担い手としては，たとえば医師からの指示内容の変更やその理由を適宜情報共有できないと，治療の過程で不測の事態が生じたときなど患者に不安を抱かせてしまうことがある。そのことを踏まえて，他職種を含めて報告・連絡・相談をし合える関係性を築くことが大切である。

表2-7 看護師に求められている情報

状態の変化を示す情報	機能障害によって生じる症状と程度，食事量，睡眠の状態，日常生活動作（ADL）の拡大状況，バイタルサインやモニター観察による異常など
水分バランス（水分出納）を把握できる情報	点滴の滴下量や水分摂取量，排泄物の量（尿，ドレーン類からの排液など），皮膚・粘膜の観察情報など
患者の意思決定にかかわる情報	患者の健康回復に対する思い，患者の訴えなど

チーム医療推進のなかで病院ごとにクリニカルパスが作成されている。**クリニカルパス**とは，一定期間内に達成すべき健康問題の改善の目標を設定し，その目標に向けて実施する検査，治療，看護などを時系列に整理した診療計画書のことをいう（第3編-第2章-Ⅱ「クリニカルパスの役割」参照）。クリニカルパスは多職種による医療介入の内容やタイミングが示されており，これが病院にどの程度整備されているかは，その病院の医療の質を表すクリニカルインディケータ（臨床指標）でもある。

Ⅱ 医療における看護記録の位置づけ

1. 看護記録の法的位置づけ

1 法律上の位置づけ

現行の保健師助産師看護師法には看護記録に関する規定はない（助産録*を除く）。しかし，医療法（第22条，第22条の2）および医療法施行規則（第21条の5，第22の3）において，看護記録は病院の施設基準等の一つである「診療に関する諸記録」として規定されている。

2 厚生労働省通知での位置づけ

「基本診療料の施設基準等及びその届出に関する手続きの取扱いについて」（2018［平成30］年3月5日，保医発0305第2号）において，病院・診療所の基本料に関する施設基準として，看護に関する記録が規定されている。

「診療情報の提供等に関する指針」（2003［平成15］年9月12日，医政発第0912001号，2010［平成22］年9月17日，医政発0917第15号）においても看護記録は診療記録の一つに位置づけられている。

「基本診療料の施設基準等及びその届出に関する手続きの取扱いについて」（2018［平成30年3月5日，保医発0305第2号）における「入院基本料に係る看護記録」では次のように示されている[4)]。

＊ **助産録**：保健師助産師看護師法第42条において助産師に「助産録」の記載が義務づけられている。

1　患者の個人記録

(1) 経過記録

個々の患者について観察した事項及び実施した看護の内容等を看護要員が記録するもの。ただし，病状安定期においては診療録の温度表等に状態の記載欄を設け，その要点を記録する程度でもよい。

(2) 看護計画に関する記録

個々の患者について，計画的に適切な看護を行うため，看護の目標，具体的な看護の方法および評価等を記録するもの。

なお，重症度，医療・看護必要度に係る評価を行う入院料を算定する病棟の患者については，モニタリングおよび処置等，あるいは，患者の状態等の項目の評価に関する根拠等について，(1)，(2) またはそのほか診療録等のいずれかに記録すること。

2　看護業務の計画に関する記録

(1) 看護業務の管理に関する記録

患者の移動，特別な問題を持つ患者の状態および特に行われた診療等に関する概要，看護要員の勤務状況ならびに勤務交代に際して申し送る必要のある事項等を各勤務帯ごとに記録するもの。

(2) 看護業務の計画に関する記録

看護要員の勤務計画および業務分担ならびに看護師，准看護師の受け持ち患者割当等について看護チームごとに掲げておくもの。看護職員を適正に配置するための患者の状態に関する評価の記録。

2. 重症度，医療・看護必要度における看護記録

2006（平成18）年度診療報酬改定で「病院の入院基本料等に関する施設基準」に「一般病棟用の重症度・看護必要度に係る評価票」を用いた「**看護必要度**」が導入された。当初は患者が，どの程度看護サービスを必要としているかを判断し，入院患者へ提供されるべき看護の必要量に見合った看護体制の評価に用いられていた。

2008（平成20）年度に7対1入院基本料を算定するすべての病棟において，毎日の患者評価が義務づけされた。その後も看護の必要量を測定する指標として開発が進められた後，2014（平成26）年に提供される医療の観点からの項目の追加などを経て「**重症度，医療・看護必要度**」と名称を変え，急性期に密度の高い医療を必要とする状態を適切に評価するための指標として用いられている。その後，2018（平成30）年度には，重症度，医療・看護必要度の評価がⅠとⅡに分かれた。また，2020（令和2）年度には，評価指標が改訂された（評価票の詳細は，厚生労働省保険局医療課：平成30年度診療報酬改定の概要；医科Ⅰ，2018，p.13．と，厚生労働省保検局医療課：令和2年度診療報酬改定の概要；入院医療，2020，p.3-4．を参照）。

「重症度，医療・看護必要度」の評価は，医学的な処置等の必要性を示すA項目と，患者の状況等（日常生活機能）を示すB項目，手術等の医学的状況を示すC項目より構成される。評価は24時間（前日の評価後から本日の評価時刻まで）の記録と観察に基づいて行い，推測での評価は行わない。

つまり，A項目にあげられている各種管理の項目で副作用などの症状の観察やB項目の日常生活動作（ADL）などの観察が情報化されていないと，記録に基づいた評価にならな

い。そのため，いくら実施していても情報化し記録されていないと評価されなかった。2020（令和2）年の改訂で記録の削減の目的でB項目の記録は不要とされたが，看護師の記録は患者の状態を情報共有することや実践の証拠として重要であり，簡潔明瞭で的確な記録が求められる。

Ⅲ 医療情報の電子化

1. 電子カルテ導入の意義

2003（平成15）年より厚生労働省は標準的電子カルテ推進委員会を立ち上げ，医療の質向上と効率化のための電子カルテの導入を推進してきた。JAHIS（保険医療福祉情報システム工業会）によれば2018（平成30）年度の電子カルテ導入率は全体で38.3％，400床以上の施設では78.1％と報告されている。2020（令和2）年では医療施設内だけでなく施設間の「病病連携」での情報共有も推進されている。

電子カルテの導入には，その導入費用とともに維持費やメンテナンスに高額な費用が必要となる。しかし，導入により看護師の働き方によい変化をもたらすことも多い。その変化について説明する。

1 業務の効率化

❶看護計画と観察項目の標準化

看護師の標準的な観察・行動が示されるため，経験年数の差をサポートできるようになる。一方で，標準化に頼り，患者に何が必要かを考えることを怠（おこた）ると，決められたことしかできない看護師が増えることになる。

❷帳票（看護管理日誌，サマリー）の自動作成による時間削減

転記にかかる作業量の軽減ができる。

❸重複記録の削減

フォーマットの工夫や電子カルテに蓄積されたデータの自動表示機能，または血糖やバイタルサインの測定値転送機能などにより，メモや重複記載をしないですむ。

❹事務的作業の軽減

書類・カルテの搬送が減り，またワークシートの自動作成など間接業務の軽減が著明となる。

2 情報の一元化

❶スタッフ間（多職種間）の患者情報の共有

その場にいなくても患者情報を閲覧することが可能になり，複数人同時に閲覧もできるため，多職種間での情報共有を行いやすい。閲覧者制限がなければ，事前に患者情報を把握しやすくなり，事前の準備や計画が立てやすくなる。

❷ワークシートの工夫で関連情報の一覧化

作業内容ごとのワークシートや患者情報の一覧化ができる。

3 事故防止

❶転記の回避

書き写しやメモ書きによる誤記載の防止ができる。

❷用語統一（マスター化）で個人の判断基準による表現の回避

個人の表現による症状や程度の記載による診断やアセスメントの遅れが回避できる。

❸指示内容，看護の実施・未実施の明確化

電子カルテを確認することで，まだ行われていない内容が把握でき，実施漏れ防止につながる。

❹実施時の患者認証

注射・内服・採血などの実施時にリストバンドのバーコードなどで患者認証を行うことで，患者間違えだけでなく，指示の時間や内容に間違いがないか確認できる。

4 看護の質の向上

❶ベッドサイドケアの充実

間接業務にあたる時間の短縮ができ時間効率が上がるため，ベッドサイドケアの時間が充足される。

❷全員参加型カンファレンスの実現

医師を含めた情報の共有化により，患者の状態をよくするためのアセスメントや看護計画立案，患者の意思決定に関するディスカッションがしやすく，患者中心の医療の実現が可能となる。

❸看護記録の監査（相互の指摘）が容易

複数人が閲覧できることにより，他者の記録内容が目に触れる機会も増える。情報の入力漏れや表現の間違えなどを指摘・修正しやすくなる。

❹統計処理データの活用

研修や研究にするにあたって医療者や患者のデータなどを収集しやすくなる。

2. 看護支援システムの利用

看護過程の流れに沿って日ごろ記載している内容が，電子カルテに付属する看護支援システム（表2-8）によって簡便に実施できるようになる。

表2-8 看護支援システム

システム名称	遂行できる機能
患者記録支援システム	看護基礎情報，標準看護計画，看護指示，看護記録，評価記録，経過表（観察項目，測定結果のセット化もできる），看護サマリー，チーム医療記録，チェックリスト構築，記録様式の作成
看護実践支援システム	指示受け，実施入力（注射，内服，看護ケア，処置，輸血，検査，食事など），ワークシートの作成
看護管理支援システム	病床マップ（患者情報の集約），看護管理日誌，業務計画，重症度，医療・看護必要度

表2-9 電子保存の3原則

真正性	正当な人が記録し確認された情報に関し第三者から見て作成の責任の所在が明確であり，かつ，故意または過失による，虚偽入力，書き換え，消去，及び混同が防止されていること
見読性	電子媒体に保存された内容を，権限保有者からの要求に基づき必要に応じて肉眼で見読可能な状態にできること
保存性	記録された情報が法令等で定められた期間に渡って真正性を保ち，見読可能にできる状態で保存されること

＊下線は筆者による。
資料／厚生労働省：医療情報システムを安全に管理するために；「医療情報システムの安全管理に関するガイドライン」すべての医療機関等の管理者向け読本，2009，p.15-17.

3. 医療情報の電子化に伴う留意点

1999（平成11）年，厚生労働省より「診療録等の電子媒体による保存について」の通達がなされ，真正性，見読性（けんどくせい），保存性のいわゆる「**電子保存の3原則**」（表2-9）が担保されることを条件に，法的に保存が義務づけられている診療録などの電子保存が容認された。

3原則の下では，自分以外のID（身分証明）で電子カルテを起動させ入力することや，患者情報を誰でもが閲覧することを防止する必要がある。

不正を行わないことが最善であるが，組織として一定の規定を掲げる必要がある。電子カルテを使用する者には次のような説明をし，誓約書を交わすことも有効である。

患者プライバシー情報保護に関する説明（東京慈恵会医科大学附属病院）

IDを付与されるすべての教職員は，守秘義務および個人情報保護に関する責任があります。この責任は，就業中はもとより終業後も継続されます。

故意に患者の秘密事項を，患者個人名を特定できる形で電子情報として不特定多数に漏えいした場合（および不特定多数に漏えいへつながった場合）は，処罰および刑事告発を受ける可能性があります。

不正行為としては，①自分が担当しない患者の情報を閲覧し患者のプライバシーを侵害する，②他者のIDを使用し医師などの代行業務を遂行（すいこう）する，③電子カルテから知り得た情報を患者とまったく関係のない場所やSNS（ソーシャル・ネットワーキング・サービス）などで漏えいすることなどがあげられる。

Ⅳ 医療情報の取り扱い方

個人情報の保護に関する法律（略称：個人情報保護法，2003［平成15］年成立）では，**個人情報**を生存する個人に関する情報であって，特定の個人を識別できる情報と定められている。また，「当該情報に含まれる氏名，生年月日その他の記述等により特定の個人を識別することができるもの（他の情報と容易に照合することができ，それにより特定の個人を識別することができることとなるものを含む）」（同第2条1項）とされている。

これは，たとえばある日のブログに書かれた情報をつなぎ合わせたり，そのほかの情報との組み合わせで一人の人物を特定できるようであれば，それらの情報はすべて個人情報となることを意味している。

看護記録においても要配慮個人情報*が扱われる。要配慮個人情報の取得や第三者提供（オプトアウト*を含む）は原則として本人の同意が必要である（同第23条2項）。ただし，例外規定があり，法令に基づく保健所への届出に関しては，本人の同意は不要である（同第32条1項）。

個人情報は「個人の人格尊重の理念の下に慎重に取り扱われるべきものであることにかんがみ，その適正な取扱いが図られなければならない」（同第3条）ともされている。

以上のことから，個人情報は適正な取り扱いをし，看護職は個人的興味・関心などの理由による看護記録の閲覧や情報収集を行ってはならない。

1. 守秘義務

1　法的な規定

守秘義務は，業務上知り得た人の秘密を正当な理由なく他に漏らしてはならないことを特定の者に課すものである。助産師の守秘義務および罰則は刑法（第134条1項）に，保健師，看護師，准看護師の守秘義務および罰則は保健師助産師看護師法（第42条の2，第44条の3）に規定されている。

そのほか，医療者に課される守秘義務は，医療法などの法律に規定されているほか，雇用契約上でも規定される。看護職が守秘義務に違反した場合，法的責任が問われ，刑事責任，民事責任を負うことや，行政処分が課せられることもあり得る。

2　「看護職の倫理綱領」による規定

看護者の行動指針である日本看護協会の「看護職の倫理綱領」[5]の「5　看護職は，対象となる人々の秘密を保持し，取得した個人情報は適正に取り扱う。」では，「看護職は，個別性のある適切な看護を実践するために，対象となる人々の秘密に触れる機会が多い。看護職は正当な理由なく，業務上知り得た秘密を口外してはならない。また，対象となる人々の健康レベルの向上を図るためには個人情報が必要であり，さらに，多職種と緊密で正確

---

* **要配慮個人情報**：本人の人種，信条，社会的身分，病歴，犯罪の経歴，犯罪により害を被った事実その他本人に対する不当な差別，偏見その他の不利益が生じないようにその取扱いに特に配慮を要するものとして政令で定める記述等が含まれる個人情報（個人情報保護法第2条3項）
* **オプトアウト**：あらかじめ個人データの第三者への提供を本人に通知または容易に知り得る状態にしておき，これに反対しない限り，本人の同意を得ることなく第三者へ提供すること。

な情報共有も必要である。個人情報には氏名や生年月日といった情報のみならず，画像や音声によるものや遺伝情報も含まれる。看護職は，個人情報の取得・共有の際には，対象となる人々にその必要性を説明し同意を得るよう努めるなど適正に取り扱う。家族等との情報共有に際しても，本人の承諾を得るよう最大限の努力を払う。また，今日のICT（Information and Communication Technology：情報通信技術）の発展に伴い，さまざまなソーシャルメディアが普及している。これらを適切に利用することにより，看護職だけでなく，人々にとっても健康に関する有用な情報をもたらすなどの恩恵がある。看護職は，業務上の利用と私的な利用を区別し，その利用に伴う恩恵のみならず，リスクも認識する。また，情報の正確性の確認や対象となる人々と看護職自身のプライバシー権の保護など，細心の注意を払ったうえで情報を発信・共有する。」を示されている。ここでは看護記録には個人情報が含まれることが念頭におかれている。

2. セキュリティ

電子カルテを利用する際には，モニターの画面に表示されるため医療者間だけでなく，患者本人や家族，まったくの部外者がたまたま目にしてしまう機会も少なくない。電子カルテを使用していた医療者が席を離れるときには，関係者以外に情報が閲覧され，患者に不利益を招かないように注意しなければならない。

1 なりすまし防止

▶ **パスワードの管理**　電子カルテ利用時のIDおよびパスワードは，個人の責任で厳重管理する。パスワードは銀行のキャッシュカードの暗証番号と同等の意味をもつ。流出を防ぐためにパスワードの変更を2か月おきに行う。

▶ **ログアウトの徹底**　電子カルテ利用時に席を離れるときは必ずログアウトする。すぐに戻る場合には，スクリーンセーバーを起動させ使用制限をかける。

2 情報漏えい防止

❶電子カルテのハードディスク盗難対策

電子カルテの端末が盗難にあうと，電子カルテのサーバーから情報を引き出すことが可能になる。ノートパソコンなどの容易に持ち運び可能な端末は，盗難防止用のチェーンを使うなどの対策が必要である。

❷コンピューターウイルス対策

ウイルスによる情報漏えいや改ざんを防ぐため，電子カルテの端末には電子メール機能やインターネット接続の制限をかけることや，ウイルス対策ソフトを使用するなどの対策を講じる必要がある。

❸個人情報のコピーの禁止

データのコピーが可能なUSBメモリなどの外部記憶装置の接続を制限する。一定のルールに則(のっと)った人以外は電子カルテからの情報の引き出しを制限する。

3. 個人情報と倫理

1 インターネットと個人情報保護

インターネットの普及により，知りたい情報をすぐに調べることができるようになり，100年前では一生かかるような情報が数日で知りえる時代になってきた。世の中の出来事や情報を知ることができる人数が増え，それが広がる速さも格段に速くなっている。その中で個人情報が漏えいするトラブルも増えている。ブログやSNS（ソーシャル・ネットワークキング・サービス）への書き込み，患者または利用者などの個人データの紛失など，看護師が関与する個人情報の漏えいは後を絶たない。それはデータの良し悪しを十分に判断せず，個人の分別だけで行うことで起きる。看護師には看護実践にあたって，その対象となる人々の権利を尊重することが求められている。

個人情報の取り扱いについては，年々厳密さが要求されるようになってきている。情報を扱う人は，看護学生であれ施設職員であれ，情報を扱ううえでの規約や注意事項を理解し，施設によっては誓約書を交わしたうえで業務にあたるところも多くなっている。

2 SNSの普及における倫理的課題

SNSの普及により，自らの日々の体験など様々な情報を，不特定多数の人に対して発信することで一定の価値を見いだしている人が増えてきている。また，SNSで写真などを掲載する人も少なくなく，看護職者も例外ではない。これらは近年，日本看護協会でも問題視され表2-10のような注意事項が示されている。

3 個人情報の研究などへの利用に関する倫理的課題

勉強会や研究発表などのため，患者の情報などを収集する機会がある。看護職はケアを行う際の着眼点が身体面のみならず精神面・社会面もとらえ「全人的」なものであることから，研究などのために収集する情報はプライバシーに直結するものが多い。その特徴のため，情報の収集にあたっては，目的や管理方法などについて患者または利用者に十分に説明し同意を得たうえで行い，慎重に取り扱わなければならない。

また，個人情報を入れたUSBメモリなどの紛失やメールによる誤送信など，その情報が他人の目に触れてしまうような取り扱いは避けなければならない。

表2-10 個人情報と倫理（抜粋）

SNSの普及における倫理的課題

ブログ等は，私的な内容や感情を気軽に記載しやすいことから，看護職が書く内容によっては，患者又は利用者等の個人情報の漏洩や，社会的信用の損失につながる場合もある。これらは，掲載した内容が個人情報にあたる自覚がないことも多く，長期にわたり知らず知らずのうちに大きな倫理的課題を引き起こしている可能性もある。

考える際の視点

看護職が書くブログにおいて，個人情報と気付かずに掲載してしまうものとして，以下の例がある。

- 著者がどこの施設に勤めているかを推測できる状態で，患者や利用者の病状等を記載すること
- 患者又は利用者等，もしくはその家族について，本名や職業，家族構成などを記載すること
- 患者又は利用者等，もしくはその家族について，写真や動画を掲載すること
- 患者又は利用者等の病状や個人情報を含む会話等を記載すること

看護職として不特定多数に発信する際には，記載した内容に個人情報と捉えられる内容は含まれていないか掲載前に慎重に見直し，倫理的なトラブルを未然に防ぐことが重要である。

勉強会や研究発表等のための患者又は利用者等の個人情報については，匿名性を担保できるよう十分な配慮をした上で，必要最小限の収集とすることが前提となる。

また，所属施設や関連省庁，職能団体などが作成している倫理指針に沿い，自分の研究等における個人情報の取り扱いの妥当性を確認した上で，保管方法への配慮を含め，徹底した個人情報保護のための手順を踏むことが望ましい。

出典／日本看護協会：個人情報と倫理〈看護実践情報〉．https://www.nurse.or.jp/nursing/practice/rinri/text/basic/problem/kojinjyoho.html（最終アクセス日：2020/3/7）

文献

1）庄司和晃：認識の三段階連関理論，増補版，季節社，1999.
2）日本看護協会：看護業務基準，2016年改訂版，2016.
3）日本看護協会：看護記録に関する指針，2018，p.2.
4）厚生労働省：入院基本料に係る看護記録，2018.
5）日本看護協会：看護職の倫理綱領，2021.

参考文献

・井部敏子，中西睦子監：看護情報管理論〈看護管理学習テキスト5〉，第2版，日本看護協会出版社，2014.
・American Nurses Association：Nursing informatics；Scope and standards of practice, American Nurses Association, 2008, p.3-4.

第3章

医療安全のマネジメント

この章では

- 看護実践におけるヒューマンエラー防止のための課題を説明できる。
- 患者を守るために必要な判断力，技術力，コミュニケーション力の意味をまとめられる。
- ヒューマンエラーが起きる要因をマネジメントの視点から説明できる。
- 医療安全における看護マネジメントの重要性をまとめられる。

I 看護マネジメントと医療安全

1. 医療の安全とは

▶ 患者の安全　「病院がそなえるべき第一の必須条件は，病院は病人に害を与えないことである」[1]とフローレンス・ナイチンゲールはいう。患者の24時間の生活が，病気そのものの症状からだけでなく，安全に，安楽に，その人らしく過ごすことができないと，その生活は患者・家族を消耗させる。それゆえに医療の安全は大事な看護マネジメントの一つであり，患者・家族の消耗を最小にすべく，看護師は患者の安全を守るために“医療安全のマネジメント（セーフティーマネジメントまたはリスクマネジメントともいう）”に取り組まなければならない。

▶ 医療の安全　医療の安全が医療における課題としてわが国で認識され始めたのは，1999（平成11）年に，数々の医療事故が報道されたことが契機になった。以降，医療事故（アクシデント）*・医療過誤*が社会のなかでも大きく注目されるようになる。

当時は，医療事故は確認を怠（おこた）る一部の不注意な人が起こすものだと考えられ，事故を起こす人に責任があり，医療事故の防止はその個人を教育することだという風潮があった。その後，医療に携わる医療者自身が“人は誰でも間違える”というヒューマンエラーを認識し[2]，発生した事例を防ぎえた事故であるか否（いな）かを分析し，間違いを防ぐシステムをつくる必要があることを学んだ。

近年は，電子化カルテによる医療事故防止システムもつくられ，医療事故の一定の削減につながっているが，それを扱うのは人であり，エラーを起こし得る人間の判断と実践によって医療が行われることに変わりはない。医療はチームで行うものであり「個人－看護チーム－医療チーム－病院管理」が連動し，組織が一丸となって医療事故防止に取り組むことが重要である。

医療の安全は，すべての医療者が，医療と真摯（しんし）に向き合い，患者・家族に寄り添う気持ちをもつことを基盤とし，患者の命を守り，傷害がある場合はそれを最小にすることを第一に考え，「事実関係の把握」「問題の明確化」「目標の設定」「対応・対策の選択・実践」「評価・次へつなげる」に取り組む必要がある。

＊ **医療事故（アクシデント）**：医療にかかわる場所で，医療の全過程において発生するすべての人身事故であり，次の①～③の場合を含む。なお，医療従事者の過誤，過失の有無は問わない。①死亡，生命の危険，病状の悪化などの身体的被害および苦痛，不安などの精神的被害が生じた場合。②患者が廊下で転倒し，負傷した事例のように，医療行為とは直接関係しない場合。③患者についてだけでなく，注射針の誤刺のように医療従事者に被害が生じた場合。

＊ **医療過誤**：医療事故の一類型であって，医療従事者が，医療の遂行において，医療的準則に反して患者に被害を発生させた行為のこと。

2. 看護実践の特性と医療安全

看護師は医療チームのなかで，療養上の世話（患者の24時間の生活調整）と診療の補助という2つの役割をもっている。また，看護業務には「業務中断」「時間切迫」「多重課題」と，間違いを起こしやすい環境がある。実際，ヒヤリ・ハット（インシデント）*の報告は，全国で年間数十万件にのぼり，そのなかで看護師の報告は最も多く，危険とプレッシャーのなかで看護実践がなされているといえる。

一方で，看護師は患者にとって医療者のなかで最も身近な存在である。患者を正確に観察し，判断し，実施し，評価できるように訓練されると，起こりうる医療事故（アクシデント）を防ぐ役割を担うことができ，患者の安全を守る大きな力となる。

1 患者を守るための看護判断力を実践に活かす訓練

患者を直接ケアする看護師が「業務中断」「時間切迫」「多重課題」を乗り越えるには，看護判断を実践に活かせる訓練をすることである。ナイチンゲールも「看護婦に課す訓練のなかで，最も重要でまた実際に役立つものは，観察とは何か，どのように観察するのか，どのような症状が患者の病状の改善を示し，どのような病状が悪化を示すか，どれが重要でどれが重要ではないか，それが看護上の不注意の証拠であるか，それはどんな種類の不注意による症状であるか，を教える事である」[3)]という。

看護師は，個々の患者を観察し，患者を苦しめているものが病気そのものの症状なのか，それ以外の日常生活を自分らしく送れないことによるものか，もしくは双方なのかを判断しなければならない。そして，その苦痛を取り除くための手段を見いだし，患者・家族の合意を得て実践する。実践したケアが，患者にとって苦痛の回復や健康回復への力になれば，それはよりよい看護実践と評価できる。

的を射た判断ができるようになれば，個々の患者への看護実践が迅速になり，ケアの優先順位や他者への業務の委譲の判断もできるようになる。

2 患者を守るための看護技術力の訓練

看護師が判断力とともに向上させていくのは，基本となる技術力である。臨床の場では，学生として学習した基礎看護技術を習得できているかを確認し，不足があれば補う。臨床実践においては，基礎看護技術を応用することになる。患者・家族への看護の必要性を判断し，患者の立場にたち，患者の苦痛を取り除くための最適な方法を選択し，より正確に手際よく実践できるように，訓練を重ねなければならない。

また，薬剤，輸血用血液製剤など間違えると患者に重大な傷害を引き起こすものを確認

* **ヒヤリ・ハット（インシデント）**：患者に直接的な被害を及ぼすことはなかったが，日常診療の現場で，“ヒヤリ”としたり，“ハッ”とした経験を有する事例。具体的には，ある医療行為が，①患者には実施されなかったが，仮に実施されたとすれば，何らかの被害が予測される場合，②患者には実施されたが，結果的に被害がなく，またその後の観察も不要であった場合などがある。

する際は，より正確な確認のため医療者2人で行うダブルチェックという技術がある。

患者の状況は日々変化するため，看護実践による一つの成功を次の日も続けるだけでなく，さらに観察し工夫をする。看護技術の習得は，看護実践の迅速性を高め，時間的なゆとりをつくることができる。

3 患者・家族を守るためのコミュニケーション力の訓練

看護師が正確に観察し最適な方法を選択したとしても，患者・家族と合意しての実践でなければ，患者・家族はそのケアの意味を十分理解できないままにケアを受けることになる。こういった「ずれ」は，特に問題発生時には不信感を助長しかねない。

たとえば，入院時，看護師は患者・家族に情報を得る際に「ちょっとお話を聞かせてください」と声をかけるが，患者・家族はそれに対し「何度も同じことを聞かれている」「プライバシーまで根ほり葉ほり聞く必要があるのか」という思いや疑問を抱いているかもしれない。

一方，看護師は家族が面会したい時間や，病状の説明や治療の同意などを行う時間調整にかかわること，退院や転院などについて，だれに相談できるのかを知りたいのであって，そのほかの入院時に直接関係のない情報を得たいわけではない。

このような場合は，患者・家族に尋(たず)ねる意図をしっかりと伝えることが大切である。なぜ，その情報を入院時に聞くことが必要なのかを話し，合意のうえで患者・家族から情報を得て，看護ケアの実施に対する意見も聞き，それらを看護ケアに生かす。これにより看護師と患者・家族との心の交流が生まれ，その後の看護の効率化につながることが期待できる。

3. ヒューマンエラーのマネジメント

誰もがミスをしたくないと考えているにもかかわらず，ミスをしない人間はいない。そこで"誰でも間違える"ことを前提におき対策を講じるのがヒューマンエラーのマネジメントである。ここでは2つのモデルを用いて考えていく。

はじめにレヴィンモデルを使い，人間の行動のメカニズムを理解し，具体的事例を用いて問題とその主な対策を取り出してみる。

1 レヴィンのモデル

ドイツ出身の心理学者であるレヴィン（Kurt Lewin）は「人間の行動は，人間側の要因と環境側の要因との関係によって決まる」[4]と述べ，下記のような式を示している。

B = f（P，E）

B：Behavior（行動），P：Person（人），E：Environment（環境），f：関数

レヴィンは，人間の行動を，この「人間側の要因」と「環境側の要因」に分けて考えてい

表3-1 ヒューマンエラー発生事例の問題と対策

❶先輩看護師に麻薬注射薬のダブルチェックを頼まれた後輩看護師は，先輩が一度確認したものだから間違いはないはずだと考え，確認を開始した。	• 問題：先輩看護師に注射薬のダブルチェックを頼まれた後輩看護師は，先輩が一度確認したものだから間違いはないはずだと考え，確認を開始した。こじつけ解釈，つまり先輩看護師は間違えないという思い込みがあった。 • 対策：看護チーム全員が，正確なダブルチェック方法を修得し，どのようなときも省略しない。麻薬・カリウム製剤など身体に大きな影響を与える薬剤は，ダブルチェックを行う。ダブルチェックは，2人同時の確認行為であり，他の確認の後で手渡されて1人で行うのはシングルチェックであるということを認識する。
❷手渡された注射処方箋の文字が医師のくせ字で，わかりにくいものであった。	• 問題：手渡された注射処方箋の文字は，医師のくせ字により，わかりにくいものであった（見にくい形状）。処方箋などの，読み取りにくい文字を訂正しない風土があった。また，手書き処方箋を使用するルールがないか，あっても守られていなかった。 • 対策：読みにくい文字は，気づいた人が医師に確認のうえ修正を依頼する。原則として，手書きを禁止するルールを徹底する。原則行為を病院内規で定める。
❸目を凝らし指示内容を確認しているところに，受け持ち患者のナースコールで呼ばれ，確認を中断した。	• 問題：目を凝らし確認しているところに，受け持ち患者にナースコールで呼ばれ，確認を中断した（注意力が途切れた）。確認行為に集中できない環境がつくり出されていた。 • 対策：重大な確認を実施しているあいだは，だれがどのようにサポートするかを決めておく。中断した場合は，一から確認をやり直す。
❹薬剤確認に戻ってくると，先輩がしびれを切らして待っていたため，“大丈夫だろう”と思い，「確認しました。間違いありません」と言ったが，実は単位のmgとgを見間違えていたことが後でわかった。	• 問題：後輩看護師が薬剤確認に戻ってくると，先輩がしびれを切らして待っていたため，「大丈夫だろう」と思い，「確認しました。間違いありません」と言ったが，後で単位のmgとgを見間違えていたことがわかった（権威的勾配）。先輩が待っているから早くしなくてはならないという焦りで，患者中心ではない行動をとった。先輩・後輩看護師ともに，正しいダブルチェックの機会であったにもかかわらず，それを逃した。 • 対策：患者のいのちを守ることが看護専門職者の最優先事項である自覚をもつ。正しいダブルチェックを行う機会になりえたが，それを先輩・後輩看護師ともに省略したのはなぜなのかを明らかにし，その原因を改善する。

る。

❶人間側の要因と環境側の要因

「**人間側の要因**」には，疲労や加齢，体調，注意力，こじつけ解釈*などの認知的特性，同調行動*や権威的勾配*といった集団特性，業務にかかわる専門知識・情報があるかないかなどがある。

「**環境側の要因**」には，使用している手順書が見にくい（文字の大きさ・色・並び・形状など），光，音などの環境，そばにいる医療者の存在などがある。

この2つの要因が，相互に複雑に絡み合い，ヒューマンエラーを起こすという。

❷レヴィンのモデルを用いて問題と対策を策定する

ヒューマンエラー発生事例の時系列の行動から問題と対策をとらえ表3-1にまとめた。

2 行動選択の天秤モデル

河野[5)]は「結果的にエラーとなる行動をとった当事者は，そのとき『間違っている』とは思ってはいない点に着目してください。むしろ，正しい，あるいは合理的と判断しているのです。一方で，『正しくない』と意識して行動することもあります。たとえば，手順を

* **こじつけ解釈**：物事に矛盾があると不安になるため，矛盾が起きないように勝手な説明（物語）をつくってしまうこと。
* **同調行動**：周囲の意見や慣習に同調し，意識的・無意識的に同様の行動をとること。
* **権威的勾配**：医師と看護師，先輩看護師と新人看護師のような人間関係で権威の格差がある場合，その勾配の高さが事故につながるという考え方。

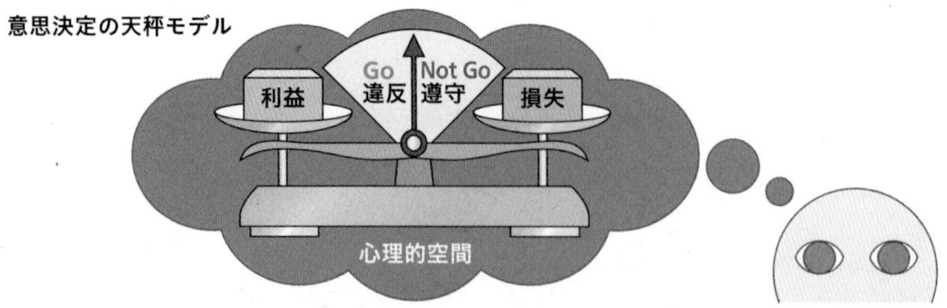

出典／河野龍太郎：医療現場のヒューマンエラー対策ブック；人間の行動モデルをベースとしたヒューマンエラー対策シート，日本能率協会マネジメントセンター，2018. p.22.

図3-1 行動選択の天秤モデル

守らなければならないと知ってはいても，決められた手順を省略してしまうようなときです。（中略）『手順を守って自身の負担が増加する』という損失と，『手順をスキップすることによる負担軽減』という利益，あるいは間違ったときの損失と間違う可能性を考慮して天秤にかけている」という。図3-1に行動を選択するときの天秤モデルを示す。

インシデントおよびアクシデントを分析すると，手順のスキップ（一部の省略）が原因であることが多い。自分の負担軽減，あるいはこれくらいスキップしても間違いは起きないだろうと考えて行動した結果，エラー発生の当事者となる。

エラー発生の当事者にならないための一つの方策は，この人間の行動のメカニズムを頭におき，天秤が自己の利益に傾いていないかを疑うような自己点検をしながら実践する。そして“常時患者にもっとも良い選択をする”という利他の意思決定力が身につけば，看護専門職者として一歩前進したと考えてよいだろう。

4. エラー発生当事者へのマネジメント

ヒューマンエラーを，組織のマネジメントにつなげていくためには，まずは当事者から事実を聞かなくてはならない。しかし，聞く側の姿勢によっては，当事者は自信を喪失し，職場を辞すほどの思いに駆られる。管理者は事実確認の際に，次のことを念頭におく。

❶ ヒューマンエラーを起こした当事者の患者への気持ち，専門職者としての不甲斐なさや不安な気持ちに共感する（管理者が当事者の立場に立って理解する）。
❷ 必ず当事者が謝罪をすることができる場をつくる。
❸ 謝罪時の患者の反応から相手の立場に立ち，その後に事象に向き合えるようにする。
❹ 管理者と当事者は同じものを見ているとは限らない。管理者は当事者の語りのなかの事実と当事者自身が感じ考えていることを分けて整理する。

Ⅱ 医療安全のしくみと医療安全管理者と看護管理者の協働

1. 医療安全への組織的取り組み

各組織により医療安全のしくみにバリエーションはあるが，一般的なものを図3-2に示す。

医療安全にかかわる者のなかで医療安全管理者は，病院の医療安全を担当する医療安全管理室など独立した組織に属し，医師，看護師，薬剤師，臨床工学技士，事務員などで構成される。

多くの医療機関では，ヒューマンエラー発生事例は当事者が所定のフォーム（書式）に記述するか，パソコン端末に入力できるようになっており，その情報は関連部門の所属長に届けられる。

ここでは，ある組織での取り組みの例をあげてみよう。たとえば看護師が薬剤に関するヒューマンエラー発生事例の入力を行った場合，①医療安全管理室（医療安全室，医療安全対策室など），②看護部責任者，③薬剤部責任者，④関連診療科へ，その情報が届く。また，各所属長は届けられた事象に対し，フォームのコメント欄に，事実の追加や判断を記載するようになっている。

重要な事例については，月に1回，各部署のセーフティマネジメント委員が集まり，セーフティマネジメント委員会が開かれるなかで検討される。検討された内容は，院長，副院長，看護部長，事務部長などに報告・検討され，組織の安全対策へとつながっていく。

そのほか，高難度の手術患者などについて医療チームで行うハイリスクカンファレンスの実施や新規に使用する薬剤の安全対策会議も行われる。

医療事故が発生した際は，**チーフセーフティマネジャー**（医療安全の責任者で主に診療科医師と各

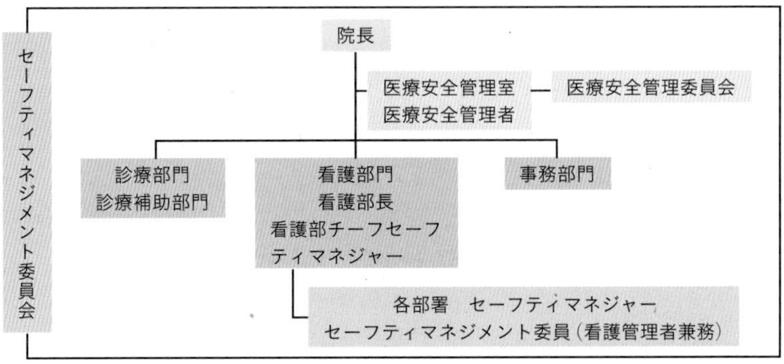

図3-2 組織における医療安全のしくみの例

部門の代表者が担っている）を中心に，「患者への被害を最小に」を最優先とし「説明を十分に・今後の対策をていねいに話す」「隠さない・ごまかさない・逃げない」を軸に，医療チームの総力で対応する。その後，各部署の責任者および医療安全管理室に速やかに報告し，善後策のサポートを受ける。

2. 医療事故調査制度

医療事故調査制度は2014（平成26）年に成立し，医療法の改正により「第3章　医療の安全の確保」に位置づけられた。また，病院等の管理者は，医療事故が発生した場合には，厚生労働省令で定めるところにより，速やかにその原因を明らかにするために必要な調査（医療事故調査）を行わなければならないと規定されている[6]。

▶ **目的**　医療事故の再発防止を目的とし，事故原因の調査のために，医療機関が自主的に医療事故を調査し，再発防止に取り組むことを基本としている。責任追及は目的としていない。

▶ **報告対象**　医療従事者が提供した医療に起因し，または起因すると疑われる死亡または死産であって，当該管理者が当該死亡または死産を予期しなかったものという2つを満たすものおよび満たすことを否定できないものとされている。

▶ **調査・報告の過程**　医療機関は，制度の目的と対象を理解し，事実確認，検討，報告を行う。遺族には，事故発生時に説明を行う。さらに院内調査の結果が出た時点で，結果報告を行い，意見を聞く。また，同時に医療事故調査等支援団体により，自施設だけでなく第三者の目から，事実関係の確認や助言を受ける（図3-3）。

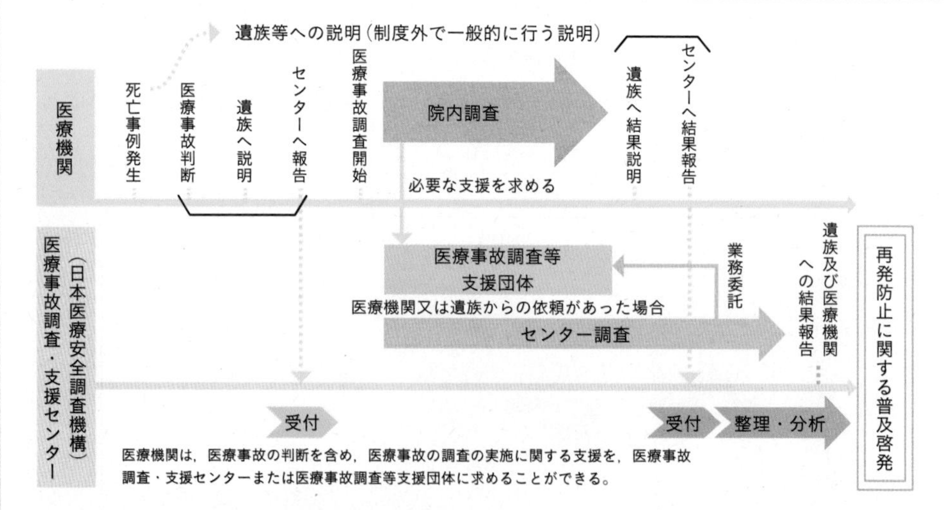

出典／日本医療安全調査機構：医療事故調査制度について，2018. 改変.

図3-3 事故調査制度の流れ（概念図）

▶ 調査結果　調査結果は全国の医療機関から，医療事故調査・支援センターに集められ，再発防止に関する普及啓発へとつながっていく。

文献

1）フローレンス・ナイチンゲール著，薄井坦子訳：病院覚え書〈ナイチンゲール著作集　第2巻〉，現代社，1974，p.185.
2）米国医療の質委員会，医学研究所著，医学ジャーナリスト協会訳：人は誰で間違える，より安全な医療システムを目指して，2019，p1.
3）フローレンス・ナイチンゲール著，薄井坦子訳：看護覚え書〈ナイチンゲール著作集　第1巻〉，現代社，2004．p.317.
4）Lewin, K.：Principles of Topological Psychology，Gyan Books, 1936，p.4-7.
5）河龍太郎：医療現場のヒューマンエラー対策ブック；人間の行動モデルをベースとしたヒューマンエラー対策シート，日本能率協会マネジメントセンター，2018，p.22.
6）厚生労働省：医療事故調査制度に関するQ&A，2000.

参考文献

・リスクマネージメントスタンダードマニュアル作成委員会：リスクマネージメントマニュアル作成指針，2000.
・河野龍太郎：医療現場のヒューマンエラー対策ブック；人間の行動モデルをベースとしたヒューマンエラー対策シート，日本能率協会マネジメントセンター，2018．p.18-22.
・上田祐一，神谷惠子編著：患者安全への提言；群大病院医療事故調査から学ぶ，日本評論社，2019.

第1章

地域との連携システムとマネジメントシステム

この章では

- 日本の医療制度のしくみとその特徴をまとめられる。
- 少子高齢化のなかで社会保障を持続していく取り組みを説明できる。
- 地域包括ケアシステムが構築された背景とその考えかたを説明できる。
- クリニカルパスの機能と地域連携クリニカルパスの特徴をまとめられる。

I 保険医療の機能分化と連携

A 日本の保険制度のしくみと医療機関の役割

私たちが暮らしている日本の医療は，大きく保険診療と自費診療に分けられる。日本の保険診療制度は，ほかの先進国に比べても優れているといわれている。ここでは主に保険診療について説明していきたい。

1. 国民皆保険制度

日本における医療保険制度は，1961（昭和36）年に国民皆保険制度が皆年金体制とともに確立されて以降，社会保障の充実が図られてきた。2000（平成12）年には，WHO（世界保健機関）から日本の国民皆保険制度は総合点で世界一と評価された。

▶ **国民皆保険制度の特徴**　①国民全員を公的保険で保障する，②医療機関を自由に選べる（フリーアクセス），③一部の費用負担により高度な医療が受けられる，④加入者が保険料を納付する社会保険方式を基本としつつも皆保険を維持するため公費を投入する，といった特徴をもっており「だれでも，どこでも，平等に医療を受けることができるシステム」である。

▶ **保険診療の流れ**　国民皆保険制度は，①国民である被保険者が，医療保険者に保険料である保険料を毎月収める，②被保険者は医療機関などで保険医療サービスを受けた際に一部負担金を窓口で支払う，③医療機関は審査支払機関へ保険医療サービスを提供した対価である診療報酬の請求を行う，④審査支払機関では，毎月，医療機関から請求された診療

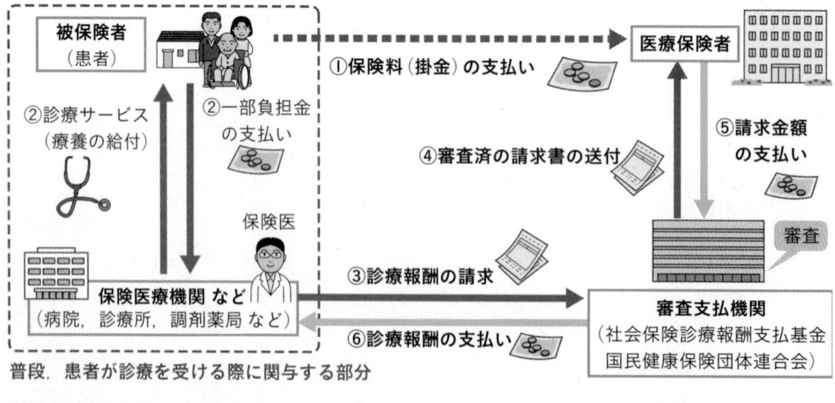

資料／厚生労働省：日本の医療保険制度について．https://www.mhlw.go.jp/content/12400000/000377686.pdf（最終アクセス日：2020/3/10）

図1-1 保険診療の流れ

報酬が妥当な請求かを審査し，妥当とみなされたものが医療保険者へ請求され，⑤医療保険者は請求金額を審査支払機関に支払い，⑥審査支払い機関から医療機関へ診療報酬が支払われるしくみとなっている（図1-1）。

2. 介護保険制度

▶ 少子高齢社会　戦後の医療・公衆衛生の発展により，日本の平均寿命は世界最高水準に伸展している。また，経済成長によって女性の社会進出，晩婚化，子育て環境の整備の遅れなどにより，日本の出生率は低下傾向にある。加えて団塊（だんかい）の世代（第一次ベビーブーム：1947［昭和22］年～1949［昭和24］年生まれ）が後期高齢者となる2025（令和7）年に，日本は世界に類をみない少子高齢社会を迎えようとしている。

▶ 医療費の増大　高額な医療技術の進歩や高齢者医療費の増大により，国民医療費は増える一方であり，日本の医療費の対GDP（国内総生産）比率は近年，国際的にもかなり高い水準となっている。医療費を抑え高齢者介護の充実を図るため，2000（平成12）年に介護保険制度が設立された。

▶ 介護保険制度　寝たきりや認知症の高齢者が急速に増加することを見すえ，自立支援を理念とした，利用者の主体性を強調した制度である。したがって，国民皆保険制度とは異なり，介護が必要な場合は要介護認定を受けなければならない（フリーアクセスの制限）ほか，区分支給限度額（1月当たりの給付の上限額）を設けて保険給付の範囲を限定し，それを超えるサービスを全額自己負担としている。また，ケアマネジャー（介護支援専門員）が介在し，利用者が合意したケアプランに基づきサービスが提供されるといった特徴をもっている。つまり，ケアマネジャーをとおして利用者が希望しなければサービスは提供されない。

3. 医療機関の役割

医療機関とは医療法で定められた医療提供施設のことである。医療機関の一つである病院は2021（令和3）年10月現在，日本には8205施設ある[1)]。

病院とは，医療法で「医師又は歯科医師が，公衆又は特定多数人のため医業又は歯科医業を行う場所であって，20人以上の患者を入院させる施設を有するもの」（第1条の5）と規定されている。19人以下の患者を入院させる施設を有するもの，または入院させる施設を有しないものは**診療所**とよばれる。このほか助産所，老人保健施設，訪問看護ステーションが医療機関に含まれる。

病院は，入院する患者の病床の特徴によって，一般病床，療養病床，精神病床，感染症病床，結核病床に区分される（表1-1）。それぞれの病床によって施設基準（厚生労働大臣が定めた医療機関の機能や設備，診療体制，安全面やサービス面など）が設けられている。

病院の中で，大学病院など特に高度な医療を提供し医療技術の開発や医療従事者の研修などを行う病院を**特定機能病院**という。

これに対し，ほかの病院や診療所から紹介された患者に対する医療の提供や，機器や設

表1-1 病院に関する主な基準

	一般病床	療養病床	精神病床		感染症病床	結核病床
定義	精神病床，感染症病床，結核病床，療養病床以外の病床	主として長期にわたり療養を必要とする患者を入院させるための病床	精神疾患を有する者を入院させるための病床		感染症法に規定する一類感染症，二類感染症および新感染症の患者を入院させるための病床	結核の患者を入院させるための病床
			1）大学病院等※1	1）以外の病院		
人員配置標準	• 医師 16：1 • 薬剤師 70：1 • 看護職員 3：1	• 医師 48：1 • 薬剤師 150：1 • 看護職員 4：1 • 看護補助者 4：1 • 理学療法士および作業療法士 病院の実情に応じた適当数	• 医師 16：1 • 薬剤師 70：1 • 看護職員 3：1	• 医師 48：1 • 薬剤師 150：1 • 看護職員 4：1	• 医師 16：1 • 薬剤師 70：1 • 看護職員 3：1	• 医師 16：1 • 薬剤師 70：1 • 看護職員 4：1
必置施設	• 各科専門の診察室 • 手術室 • 処置室 • 臨床検査施設 • エックス線装置 • 調剤所 • 給食施設 • 診療に関する諸記録 • 分べん室及び新生児の入浴施設※2 • 消毒施設 • 洗濯施設 • 消火用の機械または器具	一般病床の必置施設に加え， • 機能訓練室 • 談話室 • 食堂 • 浴室	一般病床の必置施設に加え， • 精神疾患の特性を踏まえた適切な医療の提供および患者の保護のために必要な施設		一般病床の必置施設に加え， • 機械換気設備 • 感染予防のためのしゃ断その他必要な施設 • 一般病床に必置とされる消毒施設のほかに必要な消毒設備	一般病床の必置施設に加え， • 機械換気設備 • 感染予防のためのしゃ断その他必要な施設 • 一般病床に必置とされる消毒施設のほかに必要な消毒設備

※1 大学病院（特定機能病院および精神病床のみを有する病院を除く）のほか，内科，外科，産婦人科，眼科および耳鼻咽喉科を有する100床以上の病院（特定機能病院を除く）のことをいう。
※2 産婦人科または産科を有する病院に限る。
資料／厚生労働省：社会保障審議会医療部会（12月2日）資料，2010．抜粋．

備を自院に所有しない医師らとの共同利用，また地域の医療従事者向けの研修を行う病院として**地域医療支援病院**がある。これにより，これまでの「一施設完結型医療」から，複数の施設で診療する「地域連携型医療」に変化してきており，厚生労働省では病院と診療所との**病診連携**や病院と病院との**病病連携**を推進している。

4. 持続可能な社会保障の確立を目指して

国は2013（平成25）年12月，「**持続可能な社会保障制度の確立を図るための改革の推進に関する法律**」を成立させた。これは，当時の，増加傾向にある医療費やますます顕著になる少子高齢社会などを見すえたものであった。これにより，社会保障制度は実施時期を明らか

表1-2「医療介護総合確保推進法」の概要

趣旨	持続可能な社会保障制度の確立を図るための改革の推進に関する法律に基づく措置として，効率的かつ質の高い医療提供体制を構築するとともに，地域包括ケアシステムを構築することを通じ，地域における医療および介護の総合的な確保を推進するため，医療法，介護保険法などの関係法律について所要の整備等を行う。
概要	1. 新たな基金の創設と医療・介護の連携強化（地域介護施設整備促進法等関係） ①都道府県の事業計画に記載した医療・介護の事業（病床の機能分化・連携，在宅医療・介護の推進等）のため，消費税増収分を活用した新たな基金を都道府県に設置 ②医療と介護の連携を強化するため，厚生労働大臣が基本的な方針を策定 2. 地域における効率的かつ効果的な医療提供体制の確保（医療法関係） ①医療機関が都道府県知事に病床の医療機能（高度急性期，急性期，回復期，慢性期）等を報告し，都道府県は，それをもとに地域医療構想（ビジョン）（地域の医療提供体制の将来のあるべき姿）を医療計画において策定 ②医師確保支援を行う地域医療支援センターの機能を法律に位置付け 3. 地域包括ケアシステムの構築と費用負担の公平化（介護保険法関係） ①在宅医療・介護連携の推進などの地域支援事業の充実とあわせ，全国一律の予防給付（訪問介護・通所介護）を地域支援事業に移行し，多様化 ※地域支援事業：介護保険財源で市町村が取り組む事業 ②特別養護老人ホームについて，在宅での生活が困難な中重度の要介護者を支える機能に重点化 ③低所得者の保険料軽減を拡充 ④一定以上の所得のある利用者の自己負担を2割へ引き上げ（ただし，月額上限あり） ⑤低所得の施設利用者の食費・居住費を補填する「補足給付」の要件に資産などを追加 4. その他 ①診療の補助のうちの特定行為を明確化し，それを手順書により行う看護師の研修制度を新設 ②医療事故に係る調査の仕組みを位置づけ ③医療法人社団と医療法人財団の合併，持分なし医療法人への移行促進策を措置 ④介護人材確保対策の検討（介護福祉士の資格取得方法見直しの施行時期を27年度から28年度に延期）

資料／厚生労働省：地域における医療及び介護の総合的な確保を推進するための関係法律の整備等に関する法律の概要. https://www.mhlw.go.jp/topics/bukyoku/soumu/houritu/dl/186-06.pdf（最終アクセス日：2020/3/9）

にしたスケジュールに従い，各制度の改革を順次実施していくことを可能にした。

そして，「病床機能報告制度」の創設，「地域医療構想」（地域医療ビジョン）の策定，「地域包括ケアシステム」の構築と費用負担の公平などを内容とする「**地域における医療及び介護の総合的な確保を推進するための関係法律の整備等に関する法律**」（略称：医療介護総合確保推進法）が2014（平成26）年6月に成立した（表1-2）。

5. 病床機能の分化

「地域における医療及び介護の総合的な確保を推進するための関係法律の整備等に関する法律」を受け，病床機能（高度急性期，急性期，回復期，慢性期の4区分）を病棟単位で都道府県に報告する制度が2014（平成26）年10～11月より実施されている。都道府県は地域の医療需要の将来推計や報告された情報などから，その地域にふさわしいバランスのとれた医療機能の分化と連携を適切に推進するための「**地域医療構想**」（ビジョン）を策定している。

たとえば，東京都では2016（平成28）年7月に東京都地域医療構想を策定し，2025（令和7）年に向け毎年見なおしが行われている。これによると，大学病院の本院や特定機能病院といった高度急性期医療が提供できる病院がある首都の機能を活かし，一方で定年後の後期高齢者や高齢者世帯が増加するなどの特徴もとらえ，「誰もが質の高い医療を受けられ，安心して暮らせる『東京』」を目標に医療機能の分化と連携に取り組んでいる。

B 患者を取り巻く医療の変化と地域包括ケアシステム

1. 地域包括ケアシステムとは

2000（平成12）年にスタートした介護保険制度は，その後見直しを繰り返し，2011（平成23）年度の介護保険法改正で「地域包括ケアシステム」が打ち出された。

地域包括ケアシステムとは，2025（令和7）年を目途に，高齢者の尊厳の保持と自立生活の支援の目的のもとで，可能な限り住み慣れた地域で，自分らしい暮らしを人生の最期まで続けることができるよう，地域の包括的な支援・サービス提供体制（地域包括ケアシステム）の構築を推進していくしくみである。当初は団塊の世代が後期高齢となる2025（令和7）年を見すえて計画が進められてきたが，現在では，団塊の世代が中重度者化する85歳以上となる2040（令和22）年を見すえたシステムへと発展してきている。

生産人口は2015（平成27）年に比べ，2025（令和7）年に約8％の減少，2040（令和22）年では約80％の減少が予測されており，これまでの1対1の介護から，新たな複合型介護サービスの開発が望まれている。現状では「小規模多機能型居宅介護」と「訪問看護」を組み合わせたサービスとして「**看護小規模多機能型居宅介護**」が誕生した。

2. 進化する地域包括ケアシステム

地域包括ケアシステムの進化を図示した「植木鉢」（図1-2）では「本人の選択と本人・家族の心構え」が土台となって，専門職によるサービスである「医療・看護」「介護・リハビリテーション」「保健・福祉」の3枚の葉で表現され，その機能を十分に発揮するための前提として「介護予防・生活支援」「すまいとすまい方」が示されている[2)]。

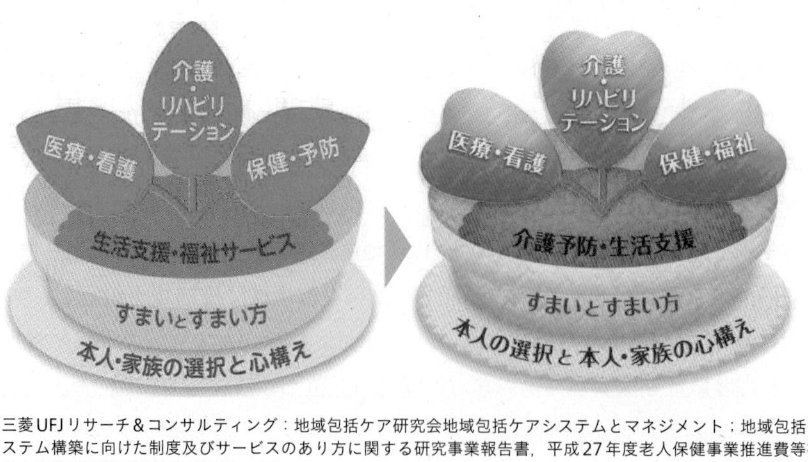

出典／三菱UFJリサーチ＆コンサルティング：地域包括ケア研究会地域包括ケアシステムとマネジメント；地域包括ケアシステム構築に向けた制度及びサービスのあり方に関する研究事業報告書，平成27年度老人保健事業推進費等補助金老人保健健康増進等事業，2016，p.13.

図1-2 進化する地域包括ケアシステムの「植木鉢」

2040(令和22)年の社会においては，介護保険制度の進展により，要介護者の多くが高齢期に入る前に介護予防の重要性を知り，65歳まで働くことが当たり前の時代を経験している。今後は，サービスを受ける利用者の「自助」「互助」の促進によって，それぞれの地域の特徴を生かしたサービスの提供が必要となっている。

II マネジメントにおける指標とシステム

日本の人口構造は大きく変化し，医療の技術進歩もあり，高齢者でも高度な医療を受け，回復することも可能となった。患者は同じ医療を受けるのであれば，苦痛が少なく，治療成績が高く，信頼できる病院で受けたいと思うだろう。また，自分にとって付加価値の高いものを受けたいと思うのは当然である。医療も質が問われる時代を迎えている。

医療の質評価では，1960年代にレバノン出身の医師であるドナベディアン(Avedis Donabedian)が提唱した医療の質評価の3つの構成要素(構造[ストラクチャー]，過程[プロセス]，結果[アウトカム])が広く知られている(図1-3)。「構造」とは組織や施設，環境などを指し，「過程」はそれらを活用し標準化された仕事である。「構造」と「過程」の関連は「結果」の質に大きく影響を与える。「結果」はそのサービスを利用した患者にとって，適切で効果的であり，満足のいくものであるかが重要になる。

ここでは，地域との連携を促進するためのマネジメント指標と，そのシステムの例を説明していく。

A 地域連携クリニカルパス

1. クリニカルパスと地域連携クリニカルパスの定義

クリニカルパスおよび地域連携クリニカルパスは厚生労働省中央社会保険医療協議会診

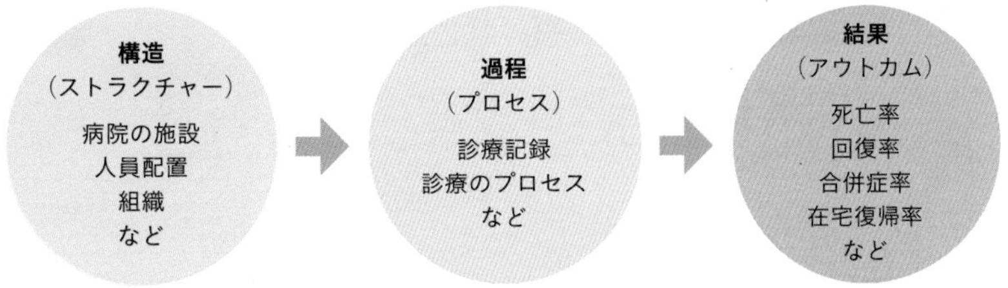
構造
(ストラクチャー)
病院の施設
人員配置
組織
など
過程
(プロセス)
診療記録
診療のプロセス
など
結果
(アウトカム)
死亡率
回復率
合併症率
在宅復帰率
など

出典／Avedis Donabedian著，東尚弘訳：医療の質の定義と評価方法，健康医療評価研究機構，2007. をもとに作成.

図1-3 ドナベディアンによる医療の質3つの構成要素

療報酬基本問題小委員会により次のような説明がされている[3)]。

▶ **クリニカルパス**　良質な医療を効率的，かつ安全，適正に提供するための手段として開発された診療の計画表である。もともとは1950年代にアメリカの工業界で導入され始め，1990年代に日本の医療機関においても一部導入された考え方である。①診療の標準化，②根拠に基づく医療の実施（evidence-based medicine；EBM），③インフォームドコンセントの充実，④業務の改善，⑤チーム医療の向上などの効果が期待されている。

▶ **地域連携クリニカルパス**　急性期病院から回復期病院を経て，早期に自宅に帰れるような診療計画を作成し，診療を受けるすべての医療機関で共有して用いるものである。診療にあたる複数の医療機関が，役割分担を含め，あらかじめ診療内容を患者に提示・説明することにより，患者が安心して医療を受けられなければならない。内容としては，施設ごとの診療内容と経過，最終ゴールなどを診療計画として明示する。これにより回復期病院では，患者がどのような状態で転院してくるかを把握できるため，改めて状態を観察することなく，転院早々からリハビリテーションを開始することができる。

2. 地域連携クリニカルパスの特徴

代表的な地域連携クリニカルパスには「脳卒中」「大腿骨頸部骨折（だいたいこつけいぶこっせつ）」などがある。また，

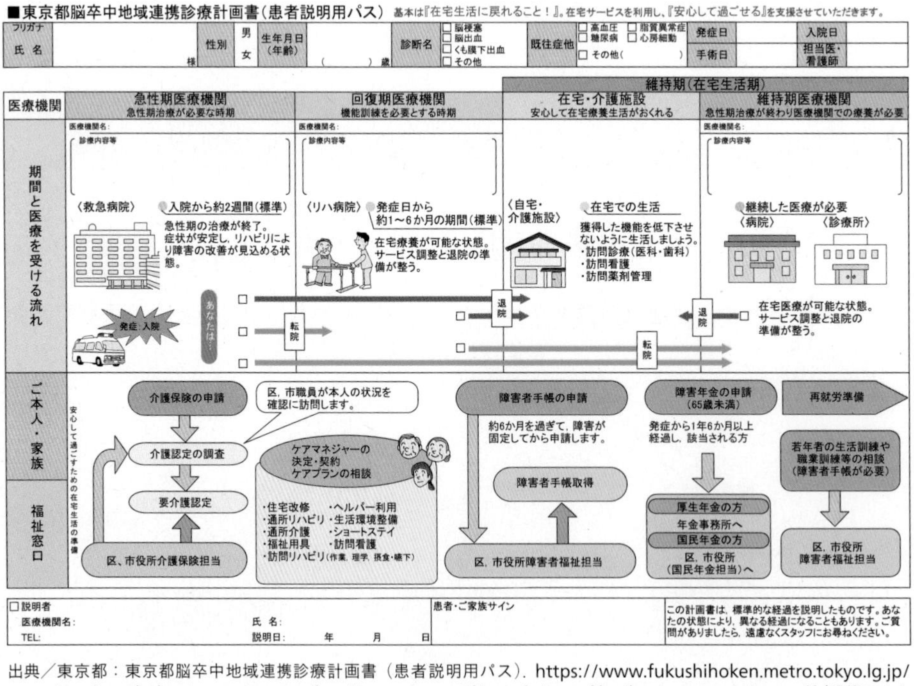

出典／東京都：東京都脳卒中地域連携診療計画書（患者説明用パス）．https://www.fukushihoken.metro.tokyo.lg.jp/iryo/iryo_hoken/nousottyuutorikumi/nousottyuutiikirennkeipass.files/kanjyasetsumeiyou.pdf（最終アクセス日：2020/3/9）

図1-4 東京都脳卒中地域連携診療計画書（患者説明用パス）

がん医療の充実を目指し，がん診療における地域連携クリニカルパスも開発されている。クリニカルパスは根拠に基づいた治療や看護，患者目標から作成されているため，医療・看護の「標準化」ができ，チーム医療のツールとして使用されている。患者目標が明確にされていることで，「患者参画型の医療・看護」のツールとなるといったアウトカムが期待できる。

また，地域連携クリニカルパスは，患者にかかわる医療機関が同じツールを用いて介入するため，地域ごとに作成されていることが多い。たとえば東京都の脳卒中地域連携診療クリニカルパスでは，患者の発症時に計画策定機関である急性期病院が計画を策定するが，発症から約2週間の間に，治療と並行して患者・家族は介護保険の申請を行い，回復期医療機関へ移行後，速やかにケアマネジャー（介護支援専門員）の決定と，ケアプランの策定，在宅療養への準備を始める。自宅退院後は，発症時に治療を行った病院もしくは地域の診療所と連携を取りながら，患者の在宅療養がサポートされるようになっている（図1-4）。

B 重症度，医療・看護必要度

1. 重症度，医療・看護必要度とは

2008（平成20）年の診療報酬改定において導入された「一般病棟用の重症度・看護必要度に係る評価表」は，急性期などの患者について「手のかかり具合」を測るための指標として導入された。つまり，もともとは看護業務量を図る測定法である「原型評価表」という測定法である。「**原型評価表**」とは，たとえば「床上（しょうじょう）では何かにつかまれば起きることはできるが，立位や一人で歩くことは困難で，車椅子への移乗にも介助を必要とする」というように，患者のパターンを多数決めて，それぞれどのくらい時間がかかるかを測定するものである。この測定方式を用いて開発されたのが「**重症度・看護必要度**」である。

この当初の「入院患者へ提供されるべき看護の必要量を測定する」といった目的から，診療報酬改定において急性期患者の特性を評価するための視点も加わり，2018（平成30）年度には，患者の認知度を考慮した項目も加わり「**重症度，医療・看護必要度**」となった。評価項目は，事務職，看護師，リハビリテーションスタッフなどで日々の患者の状態で評価する。一日のなかで最も重症な状態を点数化し，入院医療の基本的な診療にかかる評価基準となっている（第4編-第2章-Ⅱ-2「重症度，医療・看護必要度における看護記録」参照）。病院によっては，この「重症度，医療・看護必要度に係る評価票」の点数割合を看護業務量の指標として用いている施設もあり，看護職員の人員配置や病床管理に活用されている。

2. 地域包括ケアシステムにおける地域連携と看護必要度

1 入院前からの退院を見すえた支援体制

2018（平成30）年度の診療報酬改定は，介護報酬との同時改定であり，2016（平成28）年度の改定と同様に，日本が推進している地域包括ケアシステムの構築と医療機能の分化・強化・連携を推進するための改定となった。2016（平成28）年の改定では，入院から在宅へ切れ目のない医療を提供するために「退院支援加算」は「入退院支援加算」へと変更され，退院だけでなく入院前から退院を見すえた支援ができる体制構築へと変化した。

2 「患者の状態の指標」としての利用

患者の「手のかかり具合」を測定するツールとして開発された「重症度，医療・看護必要度」であるが，見方を変えると「患者の状態の指標」として用いることもできる[4]（第4編-第2章-Ⅱ-2「重症度，医療・看護必要度における看護記録」参照）。たとえば，ある病院の人工股関節置換術を受ける患者のクリニカルパスでは，手術当日，評価票A項目の「モニタリングおよび処置等」において「2　呼吸ケア」である酸素吸入が必要となり，痛みの緩和のために，PCA（自己調節鎮痛法）ポンプから医療用麻薬の持続注入が行われるため，「7　専門的な治療・処置」の「③麻薬の使用（注射剤のみ）」が評価される。

評価票B項目の「患者の状況等」においては「9　寝返り」に介助が必要であり，「10　移乗」は手術室のストレッチャーから病棟のベッドへの全介助となる。また「11　口腔（こうくう）清潔」にも介助が必要となることが考えられる。

評価票C項目の「手術等の医学的状況」においては「19　骨の手術（11日間）」が評価となる。手術後2日目まではA項目の「7　専門的な治療・処置」である「⑩ドレナージの管理」が必要となり，ドレーン抜去後はA項目の評価点はなくなり，リハビリテーションが進みADLが拡大されるとB項目の評価点も下がっていく。

A項目評価点数がなくなり，B項目評価点数が下がっていく段階になると，患者へのケアの中心は医療から介護に比重がおかれるため，回復期リハビリテーション病院への移行が検討できる時期ともいえる。この時期を見すえて，患者の入院前から介護保険や回復期リハビリテーション病院の準備を行っていく患者の「入退院支援マネジメント」を行う検討がされている。

文献

1） 厚生労働省：医療施設動態調査・病院報告の概況，2022.
2） 三菱UFJリサーチ＆コンサルティング：地域包括ケア研究会地域包括ケアシステムとマネジメント；地域包括ケアシステム構築に向けた制度及びサービスのあり方に関する研究事業報告書，平成27年度老人保健事業推進費等補助金老人保健健康増進等事業，2016，p.13.
3） 厚生労働省：地域連携クリティカルパスとは，中央社会保険医療協議会診療報酬基本問題小委員会（第105回）資料（診-3-2），2007，p.1．https://www.mhlw.go.jp/shingi/2007/10/dl/s1031-5e.pdf（最終アクセス日：2020/3/10）

4) 厚生労働省保険局医療課：平成30年度診療報酬改定の概要；医科Ⅰ，2018，p.13．https://www.mhlw.go.jp/file/06-Seisakujouhou-12400000-Hokenkyoku/0000198532.pdf（最終アクセス日：2020/3/10）

参考文献

・厚生労働省：第14回「医療計画の見直し等に関する検討会」資料，2005．https://www.mhlw.go.jp/shingi/2005/12/s1209-8.html（最終アクセス：2020/3/10）
・東京大学高齢社会総合研究機構編：地域包括ケアのすすめ；在宅医療推進のための多職種連携の試み，東京大学出版会，2014．
・筒井孝子，田中彰子監：看護必要度，第7版，日本看護協会出版会，2018．
・日本看護協会：2025年に向けた看護の挑戦看護の将来ビジョン；いのち・暮らし・尊厳をまもり支える看護，2015．https://www.nurse.or.jp/home/about/vision/pdf/vision-4C.pdf（最終アクセス日：2020/3/10）

第2章

地域における看護マネジメント

この章では

- 退院支援，退院調整の意義とそこでの看護師の役割を説明できる。
- 地域包括ケアシステムの意義とそこでの看護師の役割を説明できる。
- 患者・家族を中心とした退院支援のあり方を説明できる。

I 地域との連携における看護師の役割

A 退院支援と退院調整

病院での治療が終了すれば，患者は自宅もしくはそれに準じるところで療養することになる。医療の進化に伴い，在宅での療養といっても，経口で栄養を摂取できない人や排泄行為に障害のある人，また呼吸器障害や言語障害のある人など，様々な障害をもちながら療養する人も増加してきている。そこで大切なのは「生活の場に帰っても，治療が継続できるよう療養環境を整えること」であり，退院支援，退院調整である。

1. 退院支援における看護師の役割

1 退院支援，退院調整とは

患者の退院にあたり看護師は，身体的な面だけではなく精神的・社会的な面も含めて，その患者がどのような状態で退院し，療養したいと考えているのかを知ることが大切である。治療の過程により受けざるを得なかった身体的変化から，生活を組み立てなおすことを余儀なくされている患者もいる。宇都宮ら[1)]は**退院支援**を「患者が自分の病気や障害を理解し，退院後も継続が必要な医療や看護をどこで受けながらどこで療養するか，どのような生活を送るかを自己決定するための支援」であるという。つまり患者の身体的変化と，今後の生活上の留意点について，医療者から患者・家族にどのような説明がされ，それに対して患者・家族がどのように感じているか，どのような不安や悩みを抱えているかを明らかにし，それを医療者が整理し，患者・家族の自己決定を支援することである。

そのうえで行う「患者の自己決定を支援するために，患者・家族の意向を踏まえて環境・ヒト・モノを社会保障や社会資源につなぐなどのマネジメント過程」を**退院調整**と定義している[2)]。

2 患者の退院をめぐる課題と対策

近年，診療報酬の改定などによって在院日数の短縮化が進み，高度な治療を実施した患者でも入院期間が見なおされ短縮している。その背景には医療機器の発達や自己管理が可能な薬剤の開発などにより，在宅での治療が継続できるようになったこともある。患者は病院での治療を引き継ぎながら退院するため，医療者には在宅での患者の生活が，入院前に近づけるようにケアすることが求められている。

▶ **療養環境を整える** 患者が退院しても，高齢化や核家族化，女性の社会進出などによって，自宅では十分にサポートが受けられない場合も少なくない。また，様々な在宅用医療機器が開発され，自宅にいながら病院にいるのと同じような治療が受けられるようになった一方で，患者・家族は慣れない医療処置を習得し自ら管理をしていかねばならない。看護師は，このような患者・家族の状況を理解し，生活の場でも治療が継続できるよう，医療処置を簡素化させたり，必要に応じて訪問看護や訪問診療，訪問介護（ホームヘルパー）などの地域の資源を活用し，療養環境を整える必要がある。

▶ **意思決定の支援** 加えて，病状の変化や時間の経過とともに，患者・家族の気持ちは絶えず変化するものである。そのため，看護師は日々のかかわりのなかで，その変化を見逃さないように注意し，必要であれば何度でも患者・家族と医療者の話し合いの場をもち，患者・家族の意思決定の支援をしていく。

▶ **退院支援計画の立案** 看護師は，得られた患者および患者を支える家族などの情報から，必要なサポートは何かを明らかにし，どのような退院支援を行うのが良いのか，その患者の状況に合わせた計画を作成する。場合によっては，医療チーム（看護師，医師，薬剤師，管理栄養士，リハビリテーションスタッフ，ソーシャルワーカー，臨床工学技士など，治療に携わる人々で構成）でカンファレンスの場を設け，治療方針の見直しや，使用する医療機器などの検討も必要となる。医療機器を継続して使用するためには，どのような手順で，誰（本人，家族，そのほかの支援者）に技術を習得してもらえばよいかなども，それぞれの患者とその状況に合わせて十分に検討する必要がある。

▶ **退院支援におけるチーム医療** 最近の医療の現場では職種ごとの専門性が重要視されている。治療についても，従来のように1人の医師だけで行うのではなく，診療科別に専門の医師や看護師のほか，様々な医療職者が協力しチーム医療を進めていくように変化してきた。退院支援の場面においても，医療チームメンバーと連携をとりながら，それぞれの専門性が発揮できるようにすることが大切である。病院によっては，入院前から退院後までに及ぶ調整を図るために専門の看護師（**退院調整看護師**）を配置しているところもある。

▶ **社会資源の活用** 効果的な在宅療養には，社会資源を有効に活用することも大切である。介護保険制度以外にも，身体障害者や難病・特定疾患の患者に対する福祉制度や生活保護制度など様々な社会資源がある。多様化する患者のニーズに合ったものを正しく選択できるように，専門家が的確に支援することが重要である。そのため自分が所属する医療機関の周辺に，どのような社会資源があり，どのようなサービスが受けられるのか，把握しておくことも重要である。患者がどのような段階にあっても，退院支援をマネジメントしていくのは，看護師の重要な役割である。

2. 地域包括ケアと看護師の役割

退院した患者を中心とした切れ目のない支援環境をつくるためには，それまでの経過や将来の治療に対する患者の気持ち，退院後も継続介入が必要な問題を明らかにしなければならない。また，特に侵襲（しんしゅう）の高い治療を受けた患者は，その治療内容に合わせた回復を援助する療養生活上の注意点などについて，地域でかかわるすべての支援者の密な情報の共有が重要になる。

▶ **継続介入**　継続の方法としては，地域の支援者が病棟を訪問し，患者とともに現状と目標の一致を図ること（介護支援連携指導*や退院時共同指導*）や，病院の看護サマリーの活用などがある。そうすることによって，患者・家族が安心できるだけでなく，継続した治療も円滑に進む。また，退院してからも患者・家族の気持ちは変化しつづけるため，退院後も気軽に相談できる窓口づくりも忘れてはならない。

▶ **地域との連携**　世界に類をみない高齢化が進んでいる日本においては，高齢者の尊厳の保持と自立した生活の支援を目的に，可能な限り住み慣れた地域で，自分らしい暮らしを人生の最期まで続けることができるよう，地域の包括的な支援・サービス提供体制（地域包括ケアシステム）の構築の推進を，国の政策として掲げている（本編-第1章-Ⅰ-B「患者を取り巻く医療の変化と地域包括ケアシステム」参照）。そのため病院も地域包括ケアシステムの推進を図る

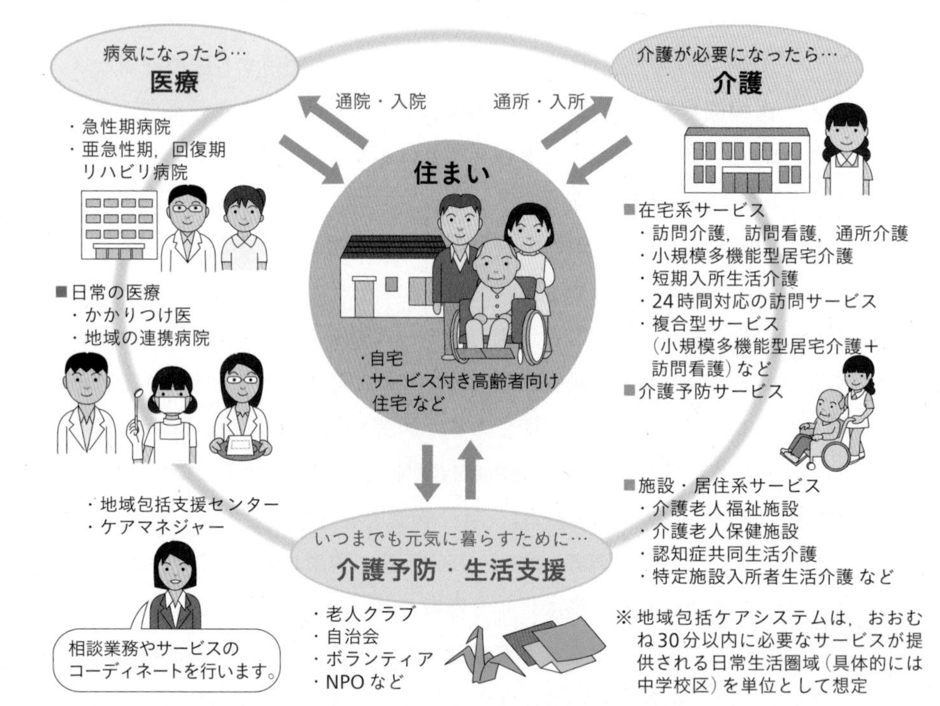

資料／厚生労働省：地域包括ケアシステム. https://www.mhlw.go.jp/seisakunitsuite/bunya/hukushi_kaigo/kaigo_koureisha/chiiki-houkatsu/dl/link1-4.pdf（最終アクセス日：2020/3/9）

図2-1　地域包括ケアシステム

＊ **介護支援連携指導**：退院後に介護サービス，障害福祉サービス，地域相談支援，障害児通所支援を導入することが適当であると考えられる人が退院後により適切な介護などのサービスを受けられるよう，入院中から居宅介護支援事業者などの介護支援専門員（ケアマネジャー），または指定特定相談支援事業者，指定障害児相談支援事業者の相談支援専門員と連携し，退院後のケアプランやサービスなどの利用計画，障害児支援利用計画を行うことである。

＊ **退院時共同指導**：病院，診療所，介護老人保健施設に入院，入所または退院，退所の際に主治の医師，看護師，リハビリテーション担当者などの関係者が本人や担当訪問看護師への指導を共同して行い，患者が安心して居宅療養できるようにする。

地域の一員として連携していく必要がある(図2-1)。看護師には，これらの連携がうまく進むよう，医療機関どうしや地域の保健師や介護職と情報交換を行いながら入退院支援を行い，可能な限り在宅療養が継続できるよう支援していく役割がある。

Ⅱ 暮らしに帰るためのマネジメントシステム

1. 効果的な退院支援計画

現在の日本社会では，核家族化，住環境の変化，仕事と介護の両立の難しさ，晩婚化など，様々な要因から介護する家族の形態も変化してきている。それに対し看護師は，今得られている情報から患者・家族とともに，早期から退院後の生活像を考え，より個々の状況を正確に把握し，どのような支援が必要になるか推測しなければならない。そして退院までに，患者が残存機能を最大限に発揮し，社会資源を活用しながら自立した生活が送れる退院支援を計画的に行うことが大切である。

2. スムーズな入退院をサポートするPFM

近年，診療報酬の改定により，入院前から退院を支援するシステムである**PFM**(patient flow management)*を導入している医療機関が増加している(図2-2)。このシステムでは

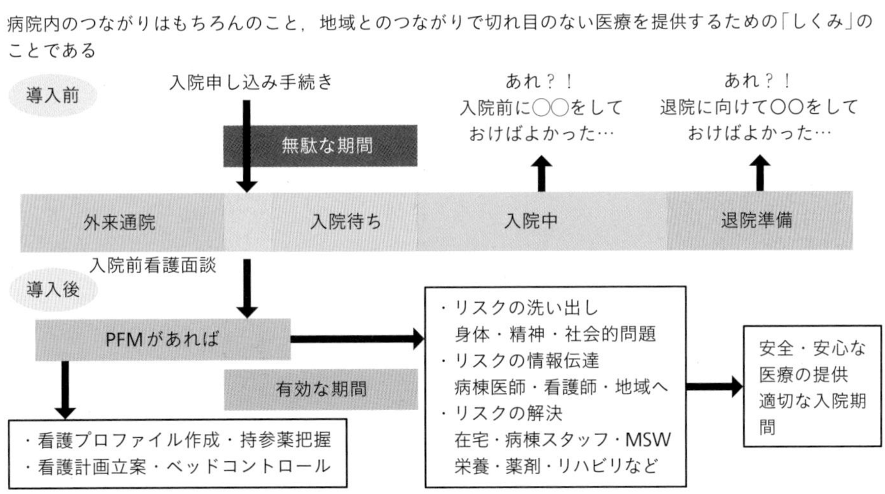

出典／田中豊：病院経営からみたPFM；急性期病院の生き残りの道，看護展望，39(11)：958-960，2014．をもとに作成．

図2-2 PFM(patient flow management)とは

* **PFM (patient flow management)**：入院前から患者の情報を集めることで，入退院をスムーズに行おうというシステム。東海大学医学部付属病院の田中豊らによって病院内はもちろんのこと，地域とのつながりで切れ目のない医療を提供するために開発された。

入院が決定した段階で，患者一人ひとりと専任の看護師が面談し，情報収集とともに入院についてのオリエンテーションを行う。面談する看護師は患者の思いを整理しながら，今回の入院における目標の一致を図り，退院後の患者の状態を予測するなど，退院に向けての準備を外来通院時から行う。

このことにより，患者・家族は入院後にどのような状態になり，どのような退院を迎えるのかがわかり，積極的に治療へ向き合えるようになる。また，外来で調整された内容は入院後も継続して支援されるため，スムーズな在宅療養の支援へとつながる。

最近では，院内システムの改革が進み，医療と福祉を融合させた専門の部門を設け，入院前から退院まで一貫して支援できる体制をとっている病院も増えてきている。病院によっては，患者支援・医療連携センター（医療連携部門，ソーシャルワーカー部門，在宅療養支援部門，入院前支援部門，病床管理部門で構成）が，外来や病棟に配置されている退院調整看護師（ディスチャージナース）と入院前から退院支援を計画的に進め，さらに地域と連携をとりながら継続治療の支援も行っている。

文献

1） 宇都宮宏子，三輪恭子編：これからの退院支援・退院調整；ジェネラリストナースがつなぐ外来・病棟・地域，日本看護協会出版会，2011，p.10.
2） 前掲書 1）.

参考文献

・厚生労働省：地域包括ケアシステム．https://www.mhlw.go.jp/seisakunitsuite/bunya/hukushi_kaigo/kaigo_koureisha/chiiki-houkatsu/dl/link1-4.pdf（最終アクセス日：2020/3/9）
・山崎摩耶：患者とともに創める退院調整ガイドブック；クリニカルパスから看護ネットワークへ，第3版，中央法規出版，2012.

国家試験問題

1 ある組織では，リーダーの支援の下でグループ討議を経て方針を決定している。このリーダーシップスタイルはどれか。（106回AM71）

1. 委任的リーダーシップ
2. 参加的リーダーシップ
3. 教示的リーダーシップ
4. カリスマ的リーダーシップ

2 プライマリナーシングの説明で正しいのはどれか。（101回PM9）

1. 1人の看護師が毎日異なる患者を担当する。
2. 看護業務を内容別に分類し，複数の看護師が分担して実施する。
3. 1人の患者を1人の看護師が入院から退院まで継続して受け持つ。
4. 患者をいくつかのグループに分け，看護師がチームを組織して受け持つ。

3 医療におけるチームアプローチで最も適切なのはどれか。（103回追AM74）

1. 患者と家族はチームの一員である。
2. チームリーダーの職種は規定されている。
3. チームの方針はチームリーダーが決定する。
4. リハビリテーションの方針は理学療法士が決定する。

4 病院では，育児中の時短勤務，夜勤専従，非常勤など多様な労働時間や雇用形態の看護師が働いている。看護管理者が行うマネジメントで最も優先するのはどれか。（108回PM69）

1. 夜勤専従の看護師の休暇を増やす。
2. 育児中の看護師の院内研修を免除する。
3. 非常勤看護師は患者の受け持ちを免除する。
4. 特定の看護師に仕事が集中しないよう調整する。

5 クリニカルパスのバリアンスはどれか。（100回PM39）

1. 医師による治療計画の変更
2. 予測できなかった現象
3. 患者からの苦情
4. ケア計画の不備

6 紙カルテと比較したときの電子カルテの特徴として正しいのはどれか。（107回PM68）

1. データ集計が困難である。
2. 診療録の保存期間が短い。
3. 多職種間の情報共有が容易になる。
4. 個人情報漏えいの危険性がなくなる。

7 看護基準の目的で最も適切なのはどれか。（105回PM64）

1. 看護の質の保証
2. 個別的な看護の促進
3. 看護業務の負担の軽減
4. 高度な看護技術の提供

医療安全

第 1 章

医療安全の基本的考え方

この章では

- 医療事故，インシデント，医療過誤の違いを説明できる。
- 医療安全とリスクマネジメントの考え方を述べられる。
- ヒューマンエラーとその防止策をまとめられる。
- 国が医療の安全対策としてどのような取り組みをしているかを列記できる。
- 医療事故やヒヤリ・ハット（インシデント）の事例を収集し分析する意義を説明できる。
- 病院が取り組んでいる医療安全対策を説明できる。
- 看護師が負う法的責務をまとめられる。

I 医療事故と医療安全の定義

わが国で大きく医療事故が取り上げられたのは，1999（平成11）年の患者取り違え事故である。その後も看護師がかかわった医療事故が発生し，日本看護協会はリスクマネジメント委員会を発足させ，医療事故防止対策や医療事故が発生したときに対応すべきことを，できるだけ早く多くの看護管理者に情報提供するために，「医療事故発生時の対応；看護管理者のためのリスクマネジメントガイドライン」（2002［平成14］年）を策定している。

また，医療技術や機器の高度化・複雑化・広域化・高速化によって，今までは不可能であった状態（適応外）の治療が可能になったことも，事故（薬害・汚染なども含む）や災害の要因になっているといわれている[1]。医療事故を予防し，医療安全を確保するのは医療に従事する者にとって，より重要となっている。

A 医療事故の区分

医療事故は次のように区分されている[2]。

▶ **インシデント**　日常診療の場で，誤った医療行為などが患者に実施される前に発見されたもの，あるいは，誤った医療行為などが実施されたが，結果として患者に影響を及ぼすに至らなかったものをいう。同義として「**ヒヤリ・ハット**」を用いる。

▶ **医療事故**（アクシデント）　医療にかかわる場所で医療の全過程において発生する人身事故一切を包含し，患者が廊下で転倒した場合や医療従事者が被害者である場合なども含む。

▶ **医療過誤**　医療事故の発生の原因に，医療機関・医療従事者に過失があるものをいう。

具体的には表1-1のようになる[3]。

B 医療安全の定義

安全・安心な医療とは，危険がなく安心できる医療ではなく，許容（受容）できないリス

表1-1 医療事故の区分

医療事故 **（アクシデント）**	• 医療現場で医療全過程において発生するすべての人身事故 • 死亡，生命の危険，様々な身体的病状や精神的病状の悪化などの被害や苦痛，不安が生じた場合や，患者が転倒し，負傷した場合 • 医療従事者に被害が生じた場合。使用した注射針の誤刺など • 医薬品の紛失や盗難などにより，今後重大な事故につながりかねないもの
医療過誤	• 医療の過程において，医療従事者が当然払うべき業務上の注意義務を怠り，患者に障害を及ぼした場合
ヒヤリ・ハット **（インシデント）**	• 患者に被害を及ぼすことはなかったが，日常の現場で「ヒヤリ」としたり，「ハット」したこと • 患者に実施されなかったが，仮に実施されていたとしたら，被害が予測されたこと • 患者に実施されたが，結果的に被害がなく，その後の観察も不要だったこと

出典／日本病院管理機構：医療安全管理者養成研修認定講座，日本メディカルマネジメント学院，1996，p.2.

クがなく，不確実性が予測の範囲(想定内)にあると考えられる医療である[4]。

医療安全には，①患者の安全，②医療従事者の安全，③医療関係者の安全，④地域の安全，⑤不特定多数の安全，の5つの観点がある[5]

患者の安全を確保するためには以下に述べるように様々な取り組みがされている。

C 医療安全の管理

1. 医療安全の管理に必要なリスクマネジメント

リスクマネジメントは，リスクマネジメントの国際標準規格である「ISO31000」において「リスクについて，組織を指揮統制するための調整された活動」と定義されている[6]。

リスクマネジメントでは，発生防止だけでなく，発生時・発生後の対応も視野に入れる。事象の発生頻度や損害の程度を検討し，対応として発生防止に取り組むのが適切なのか，発生したときに取り組むのが適切なのか，具体的にどのような方法が適切なのかを科学的に検討し，合理的に選択しようとするものである[7]。

リスクマネジメントは，①リスクの特定(事故報告書やヒヤリハット報告書)，②リスクの評価・分析(リスクの発生頻度と重大性)，③リスクへの対応方法の決定・実行(発生防止と発生時の対応)，④リスクコントロール(事故防止と医療安全管理)，の過程で実践していく。

2. ヒューマンエラーと対策

医療事故の多くは，ヒューマンエラーが原因となっている。看護師の業務は，多重課題・業務中断・時間切迫など，ヒューマンエラーを誘発する要因が多いのが現状である。

1 エラーの種類

イギリスの心理学者であるリーズン(James Reason)は「ヒューマンエラーとは計画されて実行された一連の人間の精神的・身体的活動が，意図した結果に至らなかったもので，その失敗が他の偶発的事象の介在に原因するものではないすべての場合」と定義している。いわゆる，人間が行動するまでのプロセスにおいて，自分自身でその行動に対して計画し，その計画を記憶して，実行に移すまでの過程で発生するエラーのことを指している。また，リーズンはエラーを「ミステイク」「ラプス」「スリップ」に分類している[8]。以下にそれぞれの意味を示す。

▶ **ミステイク** 計画段階の間違いによるエラーである。前提となる知識や認識が違っていたり経験不足が原因となる。

例) 医師に「ラシックス®10ミリ」と言われ，10mL準備して投与した。本当は10mg(1mL)投与を予定していた。

▶ **ラプス** 実行段階で行うべきことを忘れてしまうエラーである。手順忘れや実行時の気の焦りが原因となる。

例）糖尿病患者のインスリン投与が，時間ごとの定時投与と，血糖値による追加投与の2種類があることを知っていながら，それを確認せず，定時投与のみ実施した。

▶ スリップ　実行段階で，わかっていることなのに，うっかりしてしまう失敗によるエラーである。実行段階での思い違いや確認ミスが原因となる。

例）患者氏名による本人確認，輸液剤の患者氏名の確認を行わなかったため，ほかの患者の輸液剤を点滴ラインに接続した。

2　エラーのレベル別分類

デンマークのヒューマンエラーの研究者であるラスムッセン（Jens Rasmussen）は，ある計画を実行するとき，そのときの状況と実行者の熟練度によって，注意のしかたの程度が異なってくるという。ヒューマンエラーはその実行者のレベルにより，次の3つの段階に分類しており，SRK（Skill，Rule，Knowledge）モデルとよばれる。

▶ 知識ベースの誤り（Knowledge Base）　多くのことを知らない・できないという初心者の段階である。この段階では，ほぼすべてのことに注意が払われており，これまでに得た経験や知識を全面的に活用しなければならない。

▶ ルールレベルの誤り（Rule Base）　問題への対処のしかたが明確に定められており，そのとおりに行えば問題が解決できる，つまり経験や知識に基づいたマニュアルが作成されている状態である。

▶ 技術レベルの誤り（Skill Base）　繰り返し行ううちに熟練し，その動作を意識しなくても，からだが動いてくれる状態である。

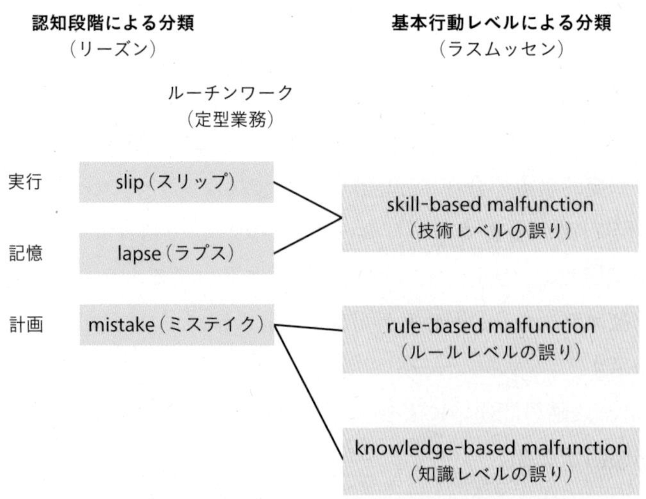

出典／ジェームズ・リーズン著，塩見弘監訳：組織事故；起こるべくして起こる事故からの脱出，日科技連出版社，1999，p.105. をもとに作成.

図1-1 リーズンとラスムッセンによるエラーの種類

初心者の行動は不慣れな「知識ベース」であるが，経験を積むうちに「ルールレベル」になり，また最終的には意識することなく行動でき，あまり注意もはらわない「技術レベル」となる。

リーズンとラスムッセンによるエラーの種類の関連性については，図1-1を参考にしてほしい。

3 ヒューマンエラーの防止策

ヒューマンエラーの防止策としては次のようなものが考えられる[9]。

❶注意力によって防げる

表1-2に示したように意識フェーズによってエラー発生率が大きく異なることから，意識をフェーズⅢに保つことができればエラー発生率を低く抑えられることがわかる。

ただし，フェーズⅢは短時間しか続かない。注意を集中して最高の状態で臨めばエラーは起こらないが，この状態を長時間維持できないのが人間なのである。

❷教育・訓練・動機づけによって防げる

教育・訓練・動機づけを行うことは，知らない（経験不足），できない（スキル不足），やらない（意図的な不遵守（じゅんしゅ））ケースを防ぐことには有効である。また，このようなケースに直面することによる人間の心理的動揺を抑えるのにも役立つ。その意味で「エラーは教育・訓練・動機づけによって防げる」というのは正しい。

しかし，どんなによく知っていても，習熟している作業でも，標準どおりに作業するつもりでも，意識の変動は必ず起こる。

❸人による確認・チェックで防げる

エラーの発生率は作業内容によって大きく異なるが，一般的にはかなり低い。このような発生率の低いエラーを，人による確認・チェックで見つけるためには，長時間にわたる注意の持続が必要となる。しかし，人間の意識を信頼性の高い状態に長時間維持することは難しい。結果として自動化やエラーが起きたときに目につくような特別の工夫がされていない限り，エラーの検出率は高くはならない。だからといって複数の人間で確認・チェックするといった多重化をすると，ほかの人が行っているからという意識が働き，検出率はさらに下がる。

表1-2 意識フェーズ

フェーズ	意識モード	生理的状態	エラー発生率
0	無意識・失神	睡眠	1.0
I	意識ぼけ	疲労・居眠り	0.1 以上
II	正常・リラックス	休息・定例作業時	0.01～0.00001
III	正常・明晰な状態	積極活動時	0.000001 以下
IV	興奮状態	慌てている・パニック	0.1 以上

出典／橋本邦衛：安全人間工学，中央労働災害防止協会，1984，p.94.

①注意力，②教育・訓練・動機づけ，③人による確認・チェックが状況によっては効果が発揮されにくいとすれば，エラーおよびそれに起因する事故を防止するためには，どのように取り組めばよいのだろうか。

エラーが発生する原理としては，作業には達成すべき目的と回避すべき危険がある。作業従事者はこれらを満たすために，必要な記憶・知覚・判断・動作の機能を実施しなければならないが，この過程でエラーを起こす。

このエラーが異常を引き起こし，好ましくない結果に至る。そのため，①排除，②代替化，③容易化，④異常検出，⑤影響緩和の5つの原理によって対応する「エラープルーフ化」という対策がある。

人のエラーを未然に防ぐため，あらかじめ作業方法などを安全なもの変える（エラープルーフ化）ための5つの原理を個々にみていこう。

❶排除

当該作業の目的やそれに付随する危険にかかわる条件を変えることにより，エラーを起こしやすい作業そのものや，そのための注意を不要にすることである。たとえば薬剤に関する指示やカルテの情報提供などは担当者が直接行い，他者に引き継ぐようなエラーを起こしやすい作業を作業のプロセスから取り除く，また患者に日常的に使用する薬剤保管場所から劇薬などの注意しなければならない薬剤を取り除くことなどである。

作業の排除：間違えやすい作業そのものをプロセスから取り除く。
危険の削除：注意が必要となる危険なもの・性質をプロセスから取り除く。

排除の原理に基づく対策は，ヒューマンエラーの可能性を完全に取り除くため，5つの原理のなかでは効果が最も大きい。しかし，作業のプロセスや動線などを根本的に変えなければならないため，適用する際には十分な配慮が必要となる。

❷代替化

作業において人間が果たさなければならない記憶，知覚，判断，動作などの機能のうち，エラーしやすいものを，より信頼できるものに置き替えることである。

たとえばシリンジポンプが，シリンジの押し子部分がポンプに適切に設置されていないと「開始ボタン」を押してもアラームが作動して開始されないしくみになっているようなことである。

自動化：人間の特定の機能（記憶，知覚，判断，動作など）を，完全に機械などに置き換える。
支援システム：人間の機能が確実になるように，ガイドラインやチェックリストなどの支援ツールを用意する。

人間の機能のうち，どこまでを機械などに置き替えるかによって，様々な代替化が考えられる。ただし非現実的な対策にならないよう，作業中のエラーしやすい機能に着目することが重要である。

❸容易化

作業において必要な人間の機能（記憶，知覚，判断，動作など）を確実になるよう，作業を容易なものにすることである。

たとえば指示された時間に薬剤を投与するのを忘れないように投与時間を標準化することや，カルテなどに記載する項目や連絡事項を統一すること，類似しているアンプルなどは違いを明確にし，保管することなどである。

共通化，集中化：作業における変化・相違を少なくする。
特別化，個別化：作業における変化・相違を明確にする。
適合化：作業の対象・環境を人間の能力に合ったものにする。

「容易化」の効果は「排除」や「代替化」に比べて大きくないが，それに伴うコストや作業の面での副作用は小さく，多くの対策を組み合わせて使用することが可能である。

❹異常検出

ヒューマンエラーに起因する異常が続くプロセスのなかで，ヒューマンエラーを確実に発見し必要な是正処置がとられるようにすることである。

たとえば薬剤指示が出される場合に，患者の年齢・身長・体重によって不適切と思われる指示が出された場合にアラートが表示されるシステムがある。また，酸素流量計の接続を間違えることがないよう，接続口の形状が変えられていることなどがある。

動作の記録と確認：動作を記録し，特定の作業時点で誤りがないかを確認する。
動作の制限：異常に気づくように，エラーに基づく動作を制限する。
結果の確認：結果として得られた薬剤・機器・文書などを特定の作業時点で確認する。

異常の発見が遅くなると，修正にかかる時間・リスクは大きくなる。できるだけ早く異常な動作・結果を見つけ出せる技術を開発することが重要である。

人間は自己の判断が正しいと信じ，異常を無視して作業を続けることが少なくない。「代替化」や「容易化」の対策も併せて行っておくことが重要である。

❺影響緩和

機能を冗長（予備を用意しておく）したり制限や保護を設けたりすることで，波及過程でのエラーの影響を緩和・吸収することである。

たとえば採血をした後の針に触れる・持ち歩くことがないように，すぐに破棄できる用具を準備することや，手術時に使用する自動気腹装置*は，使用されるレベル以上に圧力を出さないようにしておくことなどである。

＊ **自動気腹装置**：二酸化炭素を自動調節して，一定の圧で腹腔内を膨らませる装置。

並列化・冗長化：エラーが起きても正しい結果が得られるよう，同じ機能をもつ作業を並列で行うようにする。使用するものを冗長にする。
フェールセーフ：エラーによって発生する危険な状態への移行を防ぐ機構条件を装置や作業に組み込む。
保護：エラーによって危険な状態になっても損傷が生じないよう保護を設ける。

「影響緩和（かんわ）」の対策のねらいは，致命的な影響を防止することにある。エラーが当該の影響を引き起こす経路は様々である。防止すべき影響に着目したうえで，影響波及経路を断ち切る最も有効なポイントを選んで対策を考える。影響緩和は5つの原理のなかでは事後的な対策であり，単独で用いるのは適切ではない。

Ⅱ 国の医療安全対策

A 日本の医療安全対策推進の背景

日本において医療安全対策推進の契機となったのは，1999（平成11）に起きた2例の医療事故であった。

一つは，大学付属病院において起きた手術患者の取り違えである。これは，心臓手術の患者と，肺手術の患者を取り違えて手術を行い，手術後にその取り違いに気がついたという事故である。

もう一つは，消毒液とヘパリン加生理食塩水を取り間違えたことに気づかず，患者の静脈内に投与したことにより，死亡するという事故であった。

これらの事故をきっかけに，医療事故への意識が高まり，警察への届け出件数が増加した。また，医療安全対策は社会問題として注目され，国をあげて医療安全に取り組む必要性の認識も高まり，わが国の医療安全対策は急速に進展した。

B 厚生労働省の医療安全関連の取り組み

厚生労働省の医療安全に関連した取り組みについて，2000（平成12）～2012（平成24）年までの概要を表1-3に示した。以下では，厚生労働省の取り組みについて説明する。

1. 患者の安全を守るための医療関係者の共同行動

厚生労働大臣は，2001（平成13）年を「患者安全推進年」と提唱し，11月25日を含む1週間を「医療安全推進週間」として定めた。患者の安全を守ることを目的に厚生労働省と医療関係者との共同行動（患者の安全を守るための医療関係者の共同行動，Patient Safety Action：PSA）による医療安全対策の推進が表明された。

表1-3 厚生労働省の医療安全に関連した取り組み

年月	取り組んだ事項
2000（平成12）年9月	特定機能病院や医療関係団体への大臣メッセージ
2001（平成13）年3月	「患者安全推進年」とし，「患者の安全を守る為の医療関係者の共同行動（PSA）」を推進
4月	医療安全推進室を設置
5月	医療安全対策検討会議の発足
6月	ヒューマンエラー部会及び医薬品・医療用具等対策部会の設置
10月	医療安全対策ネットワーク整備事業（ヒヤリ・ハット事例収集等事業）開始
2002（平成14）年4月	「医療安全推進総合対策」策定（医療安全対策検討会議）
7月	ヒヤリ・ハット事例検討作業部会設置（至2004［平成16］年3月） 医療に係る事故事例情報の取扱いに関する検討部会設置
2003（平成15）年4月	特定機能病院及び臨床研修病院における安全管理体制の強化 （医療法施行規則改定2003［平成15］年4月1日施行） 「医療安全支援センター」の設置開始
7月	「医療に係る事故報告範囲検討委員会」設置
12月	厚生労働大臣医療事故対策緊急アピール
2004（平成16）年4月	事例検討作業部会の設置（ヒヤリ・ハット事例検討作業部会の改組） ヒヤリ・ハット事例収集の全国展開
10月	医療事故事例等の収集を開始
2005（平成17）年4月	ヒューマンエラー部会の改組（事例検討作業部会との再編）
6月	医療安全対策検討会議から厚生労働省に「今後の医療安全対策について」を提出
9月	「診療行為に関連した死亡の調査分析モデル事業」 「周産期医療施設オープン病院化モデル事業」開始
2006（平成18）年1月	「集中治療室（ICU）における安全管理指針検討作業部会」設置（至2007［平成19］年1月）
6月	第164回通常国会において「良質な医療を提供する体制の確立を図るための医療法等の一部を改正する法律案」が成立 衆参両院の厚生労働委員会で，法案の附帯決議等において，事故原因を究明する第三者委員会の創設を求める
8月	「新医師確保総合対策」の策定
9月	「医療安全管理者の質の向上に関する検討作業部会」設置（至2007［平成19］年3月）
2007（平成19）年2月	「産科医療補償制度運営組織準備委員会」発足（日本医療機能評価機構）
3月	厚生労働省試案「診療行為に関連した死亡に係る死因究明等のあり方に関する課題と検討の方向性」公表 「医療安全管理者の業務指針および養成のための研修プログラム作成指針」をとりまとめ
4月	医療機関における安全管理体制の確保（医療法施行規則改定2007［平成19］年4月1日施行） 厚生労働省「診療行為に関連した死亡に係る死因究明等の在り方に関する検討会」を設置
2008（平成20）年3月	「周産期医療施設オープン病院化モデル事業の3年間の取組」をとりまとめ
4月	「医療の安全確保に向けた医療事故による死亡の原因究明・再発防止等の在り方に関する試案—第三次試案—」
2009（平成21）年1月	「産科医療補償制度」運用開始
5月	「内服薬処方せんの記載方法の在り方に関する検討会」設置
2010（平成22）年3月	「医療裁判外紛争解決（ADR）機関連絡調整会議」設置
6月	「死因究明に資する死亡時画像診断の活用に関する検討会」設置
2011（平成23）年7月	「死因究明に資する死亡時画像診断の活用に関する検討会」より報告書提出
8月	「医療の質の向上に資する無過失補償制度等の在り方に関する検討会」設置
2012（平成24）年2月	「医療事故に係る調査の仕組み等のあり方に関する検討部会」設置

資料／厚生労働省：主な医療安全関連の経緯．より抜粋．https://www.mhlw.go.jp/topics/bukyoku/isei/i-anzen/keii/（最終アクセス日：2020/3/11）

2. 厚生労働省の医療安全担当部署の設置

厚生労働省は，2001（平成13）年4月に医政局総務課へ医療安全推進室を設置した。これは医療安全推進の企画・立案などを行うことが目的とされた。また，医薬局（現在の医薬・

生活衛生局）安全対策課には，安全使用推進室が設置された。

厚生労働省医政局長および医薬局長の検討会として，2001（平成13）年5月に医療安全対策検討会議が設置された。これは医療安全対策の企画・立案，関連事項に関する審議，医療安全の推進を図ることが目的とされた。現在，この会議においては「医療に係る事故事例情報の取扱いに関する検討部会」など7つの部会で医療安全対策に関する事項の審議が行われている。

3.「安全な医療を提供するための10の要点」の策定

医療安全対策検討会議において，2001（平成13）年9月に医療機関における医療安全に関する基本的な考え方を10の標語形式にまとめた「安全な医療を提供するための10の要点」（表1-4）が公表された。これは医療機関職員の医療安全に対する意識啓発，医療安全の組織体制構築を進めることを目的に策定された。

4. 医療安全対策検討会議「医療安全推進総合対策」策定

医療安全対策検討会議は，2002（平成14）年4月に医療安全の今後の方向性と緊急に取り組むべき課題をまとめた。厚生労働省は，これを「医療安全推進総合対策；医療事故を未然に防止するために」として公表した。この報告書では対策分野として，①医療機関における安全対策，②医薬品・医療用具等にかかわる安全性の向上，③医療安全に関する教育研修，④医療安全を推進するための環境整備等，といった対策が示されている。

5. 医療機関における安全管理体制整備を徹底する施策実施

厚生労働省は，2002（平成14）年10月に「医療安全推進総合対策」として，最も重要とされる「医療機関における安全対策」に，医療機関の安全管理体制整備の徹底を掲げた。この施策のために，まず医療法施行規則の一部が改正され，病院および有床診療所に次のものを義務づけた。①医療安全管理指針の整備，②医療安全管理委員会の開催，③医療安全管理のための職員研修の実施，④医療事故など院内報告制度の整備。

さらに，特定機能病院や臨床研修病院には，①医療安全管理者の配置（特定機能病院は専従），②医療安全管理部門の設置，③患者相談窓口の設置，が義務づけられた。

表1-4 安全な医療を提供するための10の要点

❶根づかせよう安全文化　みんなの努力と活かすシステム
❷安全高める患者の参加　対話が深める互いの理解
❸共有しよう　私の経験　活用しよう　あなたの教訓
❹規則と手順　決めて　守って　見直して
❺部門の壁を乗り越えて　意見かわせる　職場をつくろう
❻先の危険を考えて　要点おさえて　しっかり確認
❼自分自身の健康管理　医療人の第一歩
❽事故予防　技術と工夫も取り入れて
❾患者と薬を再確認　用法・用量　気をつけて
❿整えよう療養環境　つくりあげよう作業環境

資料／厚生労働省：安全な医療を提供するための10の要点，2001.

6. 医療事故やヒヤリ・ハットの情報を収集・分析

厚生労働省は，2001(平成13)年10月に「医療安全対策ネットワーク整備事業」を開始した。この事業は医療機関からヒヤリ・ハット事例を収集・分析することで，その改善方策などに関する情報を医療機関に提供することを目的にしている。

ヒヤリ・ハット事例の収集・分析に続いて，医療事故事例の収集と分析を行うために2002(平成14)年7月，「医療に係る事故事例情報の取扱いに関する検討部会」が設置された。2004(平成16)年9月には，医療法施行規則の変更がなされ，国立研究法人および国立ハンセン療養所，独立行政法人国立病院機構の開設する病院，特定機能病院などは，医療事故情報の報告の義務があるとされた。

1 ヒヤリ・ハット事例情報の収集

事例情報収集の対象となる医療機関は，ヒヤリ・ハット事例情報収集・分析・提供事業の参加登録医療機関である。この事業においてヒヤリ・ハット報告とされる事例は，以下である[10)]。

❶ 医療に誤りがあったが，患者に実施される前に発見された事例。
❷ 誤った医療が実施されたが，患者への影響が認められなかった事例または軽微な処置・治療を要した事例。ただし，軽微な処置・治療とは，消毒，湿布，鎮痛剤投与等とする。
❸ 誤った医療が実施されたが，患者への影響が不明な事例。

医療安全対策推進の観点から，多くの情報提供が重要とのことから，医療機関にヒヤリ・ハット事例の報告を求めている。

2021(令和3)年の年報では，参加施設数は1295施設で，ヒヤリ・ハット事例29万779件が報告された[11)]。

2 医療事故事例情報の収集

対象医療機関は，報告義務対象医療機関と参加登録申請医療機関の2つがある。報告義務対象医療機関は上記でも述べた，①国立研究開発法人および国立ハンセン病療養所，②独立行政法人国立病院機構の開設する病院，③学校教育法に基づく大学の附属施設である病院(病院分院を除く)，④特定機能病院，である。

この事業で，医療事故事例として報告するのは次に該当する事例である[12)]。

① 誤った医療または管理を行ったことが明らかであり，その行った医療または管理に起因して，患者が死亡し，もしくは患者に心身の障害が残った事例または予期しなかった，もしくは予期していたものを上回る処置そのほかの治療を要した事例。

② 誤った医療または管理を行ったことは明らかでないが，行った医療または管理に起因して，患者が死亡し，もしくは患者に心身の障害が残った事例または予期しなかった，もしくは予期していたものを上回る処置そのほかの治療を要した事例（行った医療または管理に起因すると疑われるものを含み，当該事例の発生を予期しなかったものに限る）。
③ ①および②に掲げるもののほか，医療機関内における事故の発生の予防および再発の防止に資する事例。

医療事故年報[13]によると，2021（令和3）年は，報告義務対象医療機関は273施設，参加登録申請医療機関は857施設で合計1130施設であった。2021（令和3）年の医療事故事例報告件数は，報告義務対象医療機関4674件，参加登録申請医療機関569件で合計5243件であった。

報告書や医療安全情報に取り上げられた事例には，一度情報提供されているにもかかわらず，類似の事例が報告されているものがある。類似した事例をもとに注意喚起を行っている。

2021（令和3）年の報告のなかで再発・類似事例で多かったものは，①体位変換時の気管・気管切開チューブの偶発的な抜去の事例，②画像診断書の確認不足の事例，③皮下用ポートおよびカテーテルの断裂の事例，である[14]。

3　医療機関への事例分析結果に関する情報提供

医療機関からの医療事故事例情報とヒヤリ・ハット事例情報の内容は分析される。その結果は，6か月ごとの医療事故情報収集等事業の報告書と年報でまとめ，公表されている。また，事業で収集した情報に基づき，医療機関に特に周知すべき情報を「**医療安全情報**」として，事業に参加している医療機関などに対して情報提供している。2006（平成18）年に開始され，2021（令和3）年までに181回の「医療安全情報」が提供された。

事業の報告書，年報，医療安全情報は，日本医療機能評価機構のホームページで確認することができる。看護師の業務に関連する「医療安全情報」の一部を表1-5に示す。

表1-5 「医療安全情報」（日本医療機能評価機構）の項目（一部）

No.1	インスリン含量の誤認	**No.81**	ベッド操作時のサイドレール等のすき間への挟み込み
No.3	グリセリン浣腸実施に伴う直腸穿孔		
No.5	入浴介助時の熱傷	**No.82**	PTPシートの誤飲
No.7	小児の輸液の血管外漏出	**No.117**	他施設からの食種情報の確認不足
No.11	誤った患者への輸血	**No.123**	永久気管孔へのフィルムドレッシング材の貼付
No.13	輸液ポンプ等の流量の確認忘れ	**No.132**	オーバーテーブルを支えにした患者の転倒
No.14	間違ったカテーテル・ドレーンへの接続	**No.135**	「スタンバイ」にした人工呼吸器の開始忘れ
No.15	注射器に準備された薬剤の取り違え	**No.137**	ホットパック使用時の熱傷
No.17	湯たんぽ使用時の熱傷	**No.146**	酸素残量の確認不足
No.18	処方表記の解釈の違いによる薬剤量間違い	**No.147**	車椅子のフットレストによる外傷
No.46	清拭用タオルによる熱傷		

7. 第5次医療法改正による医療安全対策の強化

医療法は，2007（平成19）年4月に第5次の改正がされた。本改正により，医療機関における医療安全確保は次のように法律上の義務づけがなされた。

1 医療安全管理体制の確保

病院および有床診療所を対象として，2002（平成14）年10月に義務づけられた医療安全管理体制（本項-5「医療機関における安全管理体制整備を徹底する施策実施」参照）の整備がすべての医療機関に義務づけられた。

2 医薬品の安全管理体制の整備

「医薬品安全管理責任者」の配置が義務づけられた。医薬品の安全使用のための研修の実施や手順書策定と手順書に基づいた実施が必要とされた。

3 医療機器の保守点検，安全使用に関する体制の整備

「医療機器安全管理責任者」の配置が義務づけられた。医療機器の安全使用のための研修の実施や保守点検の実施が必要とされた。

8. 産科医療補償制度の運用開始

2009（平成21）年1月，①分娩に関連して発症した重度脳性麻痺の子どもと家族の経済的負担を速やかに補償するとともに，②原因分析を行い，同じような事例の再発防止に資する情報を提供することなどにより，③紛争の防止・早期解決および産科医療の質の向上を図ることを目的として運用が開始された。申請対象は5歳未満である。

産科医療補償制度では，分娩機関の医学的管理下において出生した子どもが，次の1〜3の基準をすべて満たし，運営組織が「補償対象」として認定した場合に，補償金の支払いがなされる。

1. 出生体重1400g以上かつ在胎週数32週以上，または在胎週数28週以上で低酸素状況を示す所定の要件を満たして出生したこと。
2. 先天性や新生児期等の要因によらない脳性麻痺であること。
3. 身体障害者手帳1・2級相当の脳性麻痺であること。

＊　＊　＊

厚生労働省では，そのほか「内服薬処方せんの記載方法の在り方に関する検討会」「医療裁判外紛争解決（ADR）機関連絡調整会議」「死因究明に資する死亡時画像診断の活用に関する検討会」などの検討会が設置されている。

III 組織の医療安全対策

A 組織として医療安全に取り組むことの意義

医療安全の取り組みにおいて，まず意識することは，最善の医療を受ける患者の権利の保護である。最善の医療提供は医療関係職共通の姿でなければならない。

医療機関における組織の責任者，看護管理者は，患者の安全を守るためにリーダーシップを発揮する必要がある。看護部門など一部門だけではなく，医療安全管理部門や医療安全管理者と連携し，医療安全管理活動に取り組む必要がある。何よりも臨床にいる看護職，医療関係の各職種が安全な業務を遂行（すいこう）するために横断的に組織全体で取り組むことが肝要である。

医療従事者は，日常業務のなかでは医療事故防止に務める。医療従事者に限らず患者・家族，連携する外部組織なども含めて，全員が参加したPDCAサイクルによる医療安全管理活動を推進する。

医療安全の確保のためには，医療従事者の個々が組織の一員として，医療安全確保を目的とした組織の取り組みの方策を知ったうえで，それに参加し，協力することが何よりも重要である。

B 医療機関における医療安全管理の組織体制

厚生労働省に「医療安全対策検討会議」が設置され，今後の医療安全対策の目指すべき方向性と緊急に取り組むべき課題について検討された。そして，より総合的な医療安全対策を展開するため，各医療機関は医療安全管理体制の整備が義務づけられた。すべての医療機関は4つの事項（本章-II-B-5「医療機関における安全管理体制整備を徹底する施策実施」参照）を整備することが必要とされ，特定機能病院と臨床研修病院には，それに加えて3つの事項（本章-II-B-5「医療機関における安全管理体制整備を徹底する施策実施」参照）が義務づけられている。

看護師には，自分の病院の使命を全うするため，医療安全管理体制を理解した活動が期待される。

1. 医療安全管理のための指針

医療安全管理のための指針（医療安全管理指針）は，その医療機関の特徴を踏まえた，医療安全管理に関する基本的な考え方や方針が記載されている。医療機関の医療安全委員会の委員によって作成され，すべての部署に配布される。

医療安全管理指針の一般的な内容は，医療安全管理のための組織体制，医療安全に関す

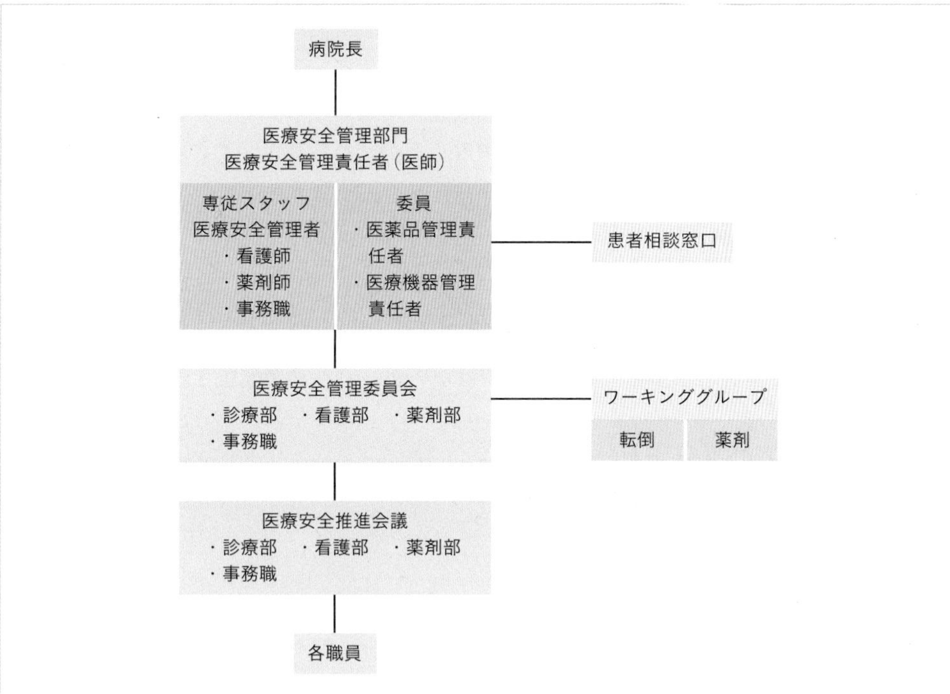

図1-2 特定機能病院の医療安全組織体制の例

る教育や研修，医療事故情報の収集方法や分析手段，対策の立案，医療事故発生時の初動対応などである。

看護師個人が，組織の指針を確認し，取り組みを理解し，安全な医療を提供するように努力し続けることが重要である。

2. 医療安全管理委員会などの医療安全のための組織体制

医療法（第6条）において，病院，診療所・助産院の責任者は，医療安全を確保するための措置を講じなければならないとされており，医療安全管理委員会が開催されている。特定機能病院や臨床研修病院などは，医療安全管理委員会に加えて，医療安全管理室の設置や医療安全推進会議などの開催がされている。

患者の医療行為の最終実施者になる機会の多い看護師は，病院におけるこれら医療安全の組織体制について理解しておくことが必要である。図1-2に特定機能病院の一般的な組織体制を示す。

1 医療安全管理委員会

医療機関の管理者は，医療安全推進のための委員会を設置する。委員会は，各部門の責任者（診療部長，看護部長，薬剤部長，事務部長など）で構成され，医療安全管理責任者は委員長を務めることが多い。

この委員会では，医療安全にかかわる対策や重要事例の分析・検討を行う。

2　医療安全管理者

2006（平成18）年の医療法改正により，医療機関に医療安全管理，感染管理，医薬品安全管理，医療機器安全管理の責任者を設置することが定められた。この4者が連携して医療安全対策を進めることが求められている。このうち，医療安全管理責任者は，医療機関における安全の責任者となる場合が多い。

医療安全管理者は，医療安全管理責任者から委譲された範囲で，一定の権限をもち，医療機関内の医療安全活動において，中心的役割を果たす。医療安全管理者は医療安全管理部門に所属している場合が多く，職種の規定はないが，看護師が配置されている医療機関が多い。

医療安全管理者は，医療安全に関する業務を1人で行うのはなく，他職種とのチームで活動することが求められている。

3　医療安全推進者

すべての部門には，医療安全推進者として，医療安全に関する重要な施策を伝達，共有し，連携を行う医療安全を推進するスタッフが配置されている。

3. 医療安全管理のための職員研修

患者にとって，提供される医療行為すべてが安全・安心であるということは保障されていなければならない。そのために医療従事者は，安全に医療を提供するための知識や技術，能力を身に着けなければならない。医療機関には，職員に対して医療安全確保のために必要な研修を行うことが義務づけられている。

厚生労働省は医療安全管理体制における「医療に係る安全管理のための職員研修」について「医療に係る安全管理のための基本的考え方及び具体的方策について当該医療機関の職員に周知徹底を行うことで，個々の職員の安全に対する意識，安全に業務を遂行するための技能やチームの一員としての意識の向上等を図るものである」とし，年2回程度定期的に開催するほか，必要に応じて開催することを求めている。

医療機関では，研修時間，具体的な事例を用いた対策，部門を超えた連携，全員が参加できる内容などを考慮して行っている。近年では，集合による研修にこだわらず，オンラインによる研修を行う機会も増えている。

4. 医療事故などの院内報告制度

1　院内報告制度の意義と目的

厚生労働省は医療安全管理体制における「医療機関内における事故報告等の医療に係る安全の確保を目的とした改善のための方策」について「医療機関内で発生した事故の安全

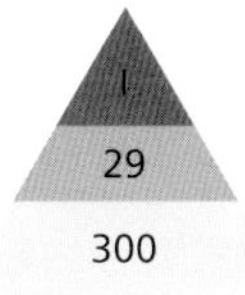

図1-3 アメリカの安全技師ハインリッヒ氏によって提言されたの法則

管理委員会への報告等，あらかじめ定められた手順や事例収集の範囲等に関する規程に従い事例を収集，分析することにより医療機関における問題点を把握して，医療機関の組織としての改善策の企画立案やその実施状況を評価するものであること。また，重大な事故の発生時には，速やかに管理者へ報告すること等を含むものであること。なお，事故の場合にあっての報告は診療録や看護記録等に基づき作成すること」と示している。

発生したインシデント事例を収集して，根本原因を分析してシステムレベルでの弱点を明らかにし，医療事故に至らないように対応策を検討することが重要である。

▶ **ハインリッヒの法則**　医療事故に関する法則では，アメリカの労災事故の調査から導き出されたハインリッヒ（Herbert W. Heinrich）の法則（図1-3）が有名である。これは1回の命にかかわる重大事故には，同じ原因で29回の命にかかわらない事故があり，さらに多くの同じ原因のヒヤリ・ハット事例が背景にあるとするものである。このことは，ヒヤリ・ハットを放置しないで，対策を立て，重大事故にならないようにするという考え方である。

院内報告制度で重要な点は，報告した本人の責任を問うための制度ではないことである。発生したインシデント事例について，発生部署で共有のうえ多職種で対策を検討し，医療安全委員会に報告する。医療安全委員会では多職種による横断的な観点からの分析と対策が検討されることが必要である。

医療者個人がこの院内報告制度の意義と目的を理解して，それに協力することが，病院の医療安全対策を推進することにつながる。

2　インシデント事例や医療事故事例の分析と対策立案のための手法

インシデント事例や医療事故事例の分析をし，原因を究明して再発防止策を立案した成果をあげるには，品質管理の考え方や手法に基づいた総合的質経営（TQM；Total Quality Management）が有効である。医療におけるTQMの7つ道具には，①業務フロー図，②QFD（品質機能展開図），③FMEA（故障モード影響解析），④5W1Hメリット・デメリット表，⑤RCA（根本原因分析），⑥対策発送チェックリスト，⑦まぁいいか（不遵守）防止メゾット，がある。

3　安全文化の醸成

医療の安全管理の目的は，まず事故を起こさないようにすることである。その前提となるのが，組織の安全文化である。

安全文化の主な構成要素は，①個人を責めない，②失敗を隠さず共有する，③組織で学習する，④安全や質の向上を目指す[15]風土である。医療者一人ひとりが，安全文化を理解し，実行することで，組織としても培われ医療安全がより推進される。

4 医療事故発生後の組織の動き

▶ **救命・処置・治療** 医療事故が発生した場合には患者の生命の安全確保を最優先として迅速に対応することが何より重要である。適切な救命・処置・治療が最優先されるべきである。

▶ **報告・連絡** 救命・処置・治療と同時に，医療事故発生について発生現場のスタッフから管理者に報告・連絡を迅速に行うことが求められる。医療事故発生時の報告・連絡については，病院で作成しているマニュアルに従う。医療安全管理者が配置されている病院では，医療安全管理者に迅速に報告して，対応の相談をする。

▶ **委員会の設置** 命にかかわる重大な医療事故への対応は，病院全体で行う。院長は，医療事故（医療安全）調査委員会，医療事故対応委員会を開催し，情報の共有と当面の対応を検討する。具体的には，①患者・家族への対応，②事故当時者および当該部署への対応，③ほかの患者・家族への対応，④医療スタッフへの対応，⑤行政機関など各関係者への報告，⑥報道機関への対応などについて，方針を決定し，役割を分担する。

医療事故（医療安全）調査委員会の役割は，医療事故による死亡の原因究明のための調査を行い，報告書をまとめ，報告書を分析し，医療事故防止のための勧告を行う。医療安全の確保を目的とし，原因究明・再発防止を行い，医療関係者の責任追及を目的とはしていない。

医療事故対応委員会の役割は，医療事故についての状況を把握して，患者への診療や対応，家族への説明，院内や外部への説明などについて検討することである。医療事故発生現場管理者のサポートや医療事故当事者となった職員への精神的ケアについて配慮することも，医療事故対応委員会の役割である。

IV 看護職の法的責任と看護職賠償責任保険制度

A 医療事故に伴う看護職の法的責任

看護師は，看護専門職として日頃から看護業務に伴う法的責任や看護倫理について理解し，その知識をもって業務にあたり，行った看護に対して責任をもつ必要がある。

看護職が業務で負う可能性がある法的な責任には，①刑事上の責任，②民事上の責任，③行政上の責任，④服務規程等による処分，がある。

1. 刑事上の責任

刑事上の責任とは，社会の秩序を維持するための規範に違反した場合に刑罰を科される責任である。

看護職が業務上に必要な注意義務を怠った結果，他人を傷害または死に至らしめた場合には，刑法第211条「業務上過失致死傷罪」に問われる可能性がある。

注意義務は，事故発生当時，一般的に良識を備えた看護職の知識・技術による注意能力を基準として考えられ，それを怠った看護行為をしたときに過失となる。**過失**は注意義務違反の有無で判断され，その注意義務は危険な結果を事前に知らなければならない**結果予見義務**と，その危険な結果を回避しなければならない**結果回避義務**に区別されている。

刑事事件は通常，刑事訴訟法に基づき，届出，通報，告訴，告発などをきっかけとして警察により捜査が開始される。証拠となるものは現物が押収されることもある。さらに当事者の看護職に対しては任意の取り調べ，または逮捕したうえでの取り調べにより事情聴取が行われる。刑事事件は，起訴されない場合（不起訴処分）と起訴される場合に大きく分けられる。

起訴されない場合（**不起訴処分**）には，①嫌疑がない場合，②嫌疑が不十分な場合，③その状況を鑑（かんが）みて起訴が猶予（ゆうよ）される場合，がある。

起訴には，①証拠の書類の審査だけで行う「略式命令請求」，②実際に裁判を行う「公判（刑事裁判）請求」，がある。

2. 民事上の責任

民事上の責任は，診療契約に基づく安全な医療・看護を提供する責任が果たせなかったとして，民法第415条「債務不履行による損害賠償」または第709条「不法行為による損害賠償」に基づき問われるものである。これは，被害者の救済に重きをおき，個人の受けた損害を賠償することを目的としている。

民事上の責任は大別して，①当事者間で合意を得る「示談」（和解），②裁判所で第三者を交え合意を得る「調停」，③実際に裁判を行う「民事訴訟」の3つの方法で解決が図られる。

3. 行政上の責任

行政上の責任とは，法により免許を与えられた者が不適切な行為をした場合に，監督行政機関から処分を下される責任である。

看護職が医療事故によって罰金以上の処罰を受けた場合に，保健師助産師看護師法第14条に基づき，①免許の取消し，②業務停止，③戒告（かいこく）の処分が行われる。この処分は，保健師・助産師・看護師に対しては厚生労働大臣が，准看護師に対しては都道府県知事が行う。

▶ **行政処分の流れ**　行政処分は次のような手続きを踏み行われる。

❶ 各都道府県から厚生労働省に処分に該当する看護職が報告される。
❷ 厚生労働省は，厚生労働大臣の諮問を受けて，医道審議会保健師助産師看護師分科会看護倫理部会を開催し，処分内容が審議される。その結果，厚生労働大臣から都道府県知事に意見の聴取・弁明の聴取対象者が通知される。
❸ 都道府県知事は，対象者から意見の聴取・弁明の聴取を行い，調書（聴取書）および報告書，意見書を作成し，厚生労働省に報告する。公正な処分を行うために，関係職能団体の意見が求められることがあり，都道府県知事宛の意見書の提出は，当該の都道府県看護協会または日本助産師会支部に求められる。
❹ 厚生労働省は，調書（聴取書）および報告書・意見書の提出を受け，医道審議会保健師助産師看護師分科会看護倫理部会を開催し，答申内容を決定し，厚生労働大臣に答申し，行政処分を決定する。

2008（平成20）年4月から保健師助産師看護師法の改正により，行政処分を受けた保健師・助産師・看護師および准看護師は研修を受けることが義務づけられるようになった。

4. 服務規程等による処分

服務規程等による処分とは，従業員が組織の秩序（ちつじょ）に違反する行為をした場合に課される制裁罰（せいさいばつ）である。就業規則や労働契約に定められた手続きに則（のっと）り，懲戒（ちょうかい）処分などの罰を受ける可能性がある。

B 看護職能団体の情報提供と支援

日本看護協会はホームページにおいて，安全情報として厚生労働省医道審議会の行政処分の判断結果とともに，看護職能団体としての見解や看護職へのメッセージを発信している。

また，日本看護協会および都道府県看護協会は，会員からの医療安全に関する相談を受け付けている。さらに，医療事故が発生した場合には都道府県看護協会に相談するようよびかけており，都道府県看護協会と日本看護協会が連携して会員の支援を行う体制をとっている。

C 看護職賠償責任保険制度

看護職賠償責任保険制度の特徴は，日本国内で看護職が行う業務によって，他人の身体や財物に損害を与えたり，人格権を損害したため，法律上負担しなければならない損害賠償責任を補償するものである。

現在の高度化・複雑化する医療において，看護業務を遂行するうえで発生するリスクの増大，また看護職が独自の業務を行う場が拡大したことに伴う新たなリスクの発生などにより，医療事故の当事者となった看護職が法的責任を問われる事例が増加している。これは，看護がより自律した専門職として認識されるようになったことに伴い，看護職自身が判断・実施した行為と結果について，責任を負うことが求められるようになったことでもある。

国民の権利意識も高まっているなかで「医療事故が起きた場合に訴訟となって，看護職が訴えられるケースが今後ますます増加していくのではないか」と危惧する声が，日本看護協会の会員から寄せられ，2001（平成13）年11月，日本看護協会の「看護職賠償責任保険制度」が創設された。

日本看護協会の会員（開業助産師を除く）だけが加入できる会員専用の保険制度である。医療事故が起きた場合に看護職に不当な賠償請求がされないように，医療安全に詳しい看護職が医療事故発生直後から解決までの全プロセスの相談対応や支援，助言する体制がとられている。その内容は，民事だけでなく，刑事・行政上の責任に関する相談を受け付ける体制も整っている。2019（平成31・令和元）年に，ハラスメント相談窓口も設定され，日常の看護業務のなかで生じる様々な事象に対応する体制が強化された。

掛け金の基本は，年間掛け金2650円（期間により金額に差がある），補償内容は，対人賠償などのほかに，保健師・助産師・看護師・准看護師など職種別に特徴的な対応もしている。

文献

1）飯田修平編：医療安全管理テキスト；医療安全管理者必携，第4版，日本規格協会，2019，p.13.
2）厚生労働省：医療安全推進総合対策；医療事故を未然に防止するために，第7回社会保障審議会医療部会，2005，p.11.
3）日本病院管理機構：医療安全管理者養成研修認定講座，日本メディカルマネジメント学院，1996，p.2.
4）前掲書1），p.16.
5）前掲書1），p13.
6）リスクマネジメント規格活用検討会編著：ISO31000：2018；リスクマネジメント解説と適用ガイド，日本規格協会，2019.
7）前掲書1），p.49.
8）ジェームズ・リーズン著，十亀洋訳：ヒューマンエラー，完訳版，海文堂出版，2014.
9）前掲書1），p.69-76.
10）日本医療機能評価機構医療事故防止事業部：医療事故情報収集等事業；事業の内容と参加方法，日本医療機能評価機構，2020，p.3.
11）日本医療機能評価機構医療事故防止事業部：医療事故情報収集等事業2021年年報，日本医療機能評価機構，2022，p.23-24.
12）前掲書11），p.4.
13）前掲書11），p.4.
14）前掲書11），p.9.
15）前掲書1），p.36.

参考文献

・飯田修平編：医療安全管理テキスト；医療安全管理者必携，第4版，日本規格協会，2019.
・医療安全ハンドブック編集委員会編：医療安全の進め方〈医療安全ハンドブック①〉，メヂカルフレンド社，2002.
・日本医療機能評価機構：医療事故情報収集等事業．https://jcqhc.or.jp/（最終アクセス日：2020/3/10）
・日本医療機能評価機構医療事故防止事業部：医療事故情報収集等事業2020年年報，日本医療機能評価機構，2021.
・厚生労働省：主な医療安全関連の経緯．https://www.mhlw.go.jp/topics/bukyoku/isei/i-anzen/keii/（最終アクセス日：2020/3/10）
・ジェームズ・リーズン，アラン・ホッブス著，高野研一監訳：保守事故；ヒューマンエラーの未然防止のマネジメント，日科技連出版社，2005.
・ジェームズ・リーズン著，塩見弘監訳：組織事故；起こるべくして起こる事故からの脱出，日科技連出版社，1999.
・芳賀繁：失敗のメカニズム；忘れ物から巨大事故まで，日本出版サービス，2000.
・相馬孝博：ねころんで読めるWHO患者安全カリキュラムガイド，メディカ出版，2013.
・日本医療事故マネジメント学会監，坂本すが編：5日間で学ぶ医療安全超入門，学習研究社，2008.
・日本看護協会：医療安全推進のための標準テキスト，2013．https://www.nurse.or.jp/nursing/practice/anzen/pdf/text.pdf（最終アクセス日：2020/3/10）
・日本看護協会：看護職賠償責任保険制度．https://li.nurse.or.jp/（最終アクセス日：2020/3/10）

第 2 章

種類・状況別にみた医療安全対策

この章では

- 医療事故やヒヤリ・ハット事例から医療安全対策の重要性と具体的方法を説明できる。
- 医療安全に必要な医療チームのノンテクニカルスキルを説明できる。
- 患者誤認を防止する対策をまとめられる。
- 薬剤にかかわる「6つのR」と安全対策をまとめられる。
- 医療機器の管理における安全対策を述べられる。
- 輸血，輸液などの管理にかかわる安全な技術を説明できる。
- 転倒・転落の背景と防止の方法を説明できる。
- 食事，入浴など患者の日常生活にかかわる安全対策を説明できる。
- 災害医療・災害看護の基本を説明できる。

I 看護師が関与した医療事故／ヒヤリ・ハット

A 実際に起こっている医療事故やヒヤリ・ハット

日本医療機能評価機構の医療事故情報収集等事業報告[1]によると，2021年（令和3）年年報（2021年1～12月）の集計結果では，報告医療機関1130施設の医療事故事例5243件のうち，当事者が医師のもの（職種の複数回答あり）は3476件（うち歯科医師114件）で最も報告件数が多く，次いで看護師・准看護師2742件（うち准看護師12件），薬剤師59件であった。

B 医療事故やヒヤリ・ハットの原因と事故防止対策

医療は状態が不安定な患者に，「（人は）誰でも間違える」特性をもつ不完全な医療職者が，危険な行為を複数で行うものであり，当然事故が起こりやすい。安全は目に見えず，事故は結果になって初めてわかるため，常に事故の可能性を前提に医療を行う必要がある。そして医療職者はそれぞれの医療事故やヒヤリ・ハットの事例を知り，その原因・要因を探り予防に役立てることが重要である。

医療事故やヒヤリ・ハットを予防するためには，システムや管理の視点から行う予防対策も重要である。一方で，個人が行える予防対策も多い。個人に期待される知識や技術の習得は「テクニカルスキル」の向上であるが，それのみではなく，個人の知識や技術をチームに発信し共有する「ノンテクニカルスキル」を向上させることが大切である。事故はノンテクニカルスキル不足が原因で起こることが多い。管理的側面と個人の予防対策の実践により，患者の安全がさらに守られることになる。

II リスクの種類による医療安全対策

技術・手順を習得すること，医療提供のルールや取り決めを理解して実践することが，安全な看護・医療の提供には欠かせない。これらと同じく重要なのは，医療事故やヒヤリ・ハットの事例から，予防することである。しかし，リスクの種類や回避手段の知識がなければ，避けることができない。

医療事故は「ノンテクニカルスキル」不足が原因で起こることが多い。「ノンテクニカルスキル」を高めるためには，医療従事者が互いを尊重し，自分の気づきが患者を救うことを理解して，何でも言い合えるアサーティブな環境を意識しながら，自分に与えられたミッション（任務）達成に向けた積極的行動をとる必要がある。

一般的な看護業務を行ううえで，起こりやすい医療事故やヒヤリ・ハットを取り上げる。さらに，発生頻度は少ないが重大な医療事故を取り上げる。それぞれの特徴を紹介しながら，予防や安全における対策を説明する。看護の技術や手順における安全対策を行うだけではなく，事故防止の観点から医療事故防止策を行う。

医療事故やヒヤリ・ハットを予防するためには，システムや管理的な視点の予防対策を行うこと，医療従事者個人が予防対策を行うことの2つが実践されることが重要である。

次にここでのキーワードを押さえておこう。

▶ **医療事故の区分**　医療事故（アクシデント）とインシデント（ヒヤリ・ハット）に分けられる。

- **医療事故（アクシデント）**　誤った医療行為が実際に実施され，その結果，患者に何かしらの影響を及ぼした出来事を示す。
- **インシデント（ヒヤリ・ハット）**　医療事故につながる間違いが実施前に発見された出来事，または医療事故につながる医療行為が実施されたが，結果として被害がなく，その後の観察も不要であった出来事を示す。

▶ **ノンテクニカルスキル**　医療チームでは，個人の知識や技術などのテクニカルスキルが優れていても，それをチームで共有できなければ宝の持ち腐れになってしまう。個人のスキルをチームに発信し，チームが受信・共有し，円滑なチーム活動につなげる非技術的能力をいう。

▶ **ノンテクニカルスキルの構成要素**　チームワーク，リーダーシップ，意思決定，コミュニケーション，状況認識，疲労，ストレスへの対応などがある。

▶ **基本的安全確認行為**　①患者本人による名前の確認，②「指さし」「声出し」で確認，③ダブルチェック，④復唱，の確認動作のこと。

A 患者誤認

「**患者誤認**」とは，患者確認における間違いである。患者誤認は，重大な事故につながる可能性があり，患者誤認を防止することは，安全な看護ケアを提供するうえで欠かせないスキルである。

1. 患者確認の基本

1 患者による名前の確認

医療者が患者の名前を言わず，患者に「確認のためお名前を教えていただきますか」と聞く。医療スタッフが患者の名前を言うと，それが違った場合でも患者は自分の名前をよばれたと勘違いし「はい」と返事をしてしまう場合がある。

2 フルネームによる患者確認

フルネーム（氏名）による患者確認の方法は，まず患者自身に氏名（フルネーム）を言ってもらい，その後，医療スタッフが，診療録，処方箋（せん），各種書類など手元にある患者の氏名情報と一致しているかを確認する。患者自身が自分の名前を言えない場合は，ネームバンドなどによるフルネームでの患者確認が重要となる。

3 指さし呼称（指さし・声出し）

操作・確認対象を“指でさし”，確認する内容（ここでは患者の氏名）を“呼称して”確認する一連の確認作業である。鉄道総合技術研究所による指さし呼称の効果検定実験の結果から，指さし呼称を行うと，何もしない場合に比べ，エラーを6分の1に減らすことができるといわれている。指さし呼称は能動的に考え，手を動かし，声を出すことで注意力を高め，正確な確認につなげる行動である。

そのため多重課題となる業務に忙殺される医療現場で，目の前の業務への意識を取り戻し，安全に作業を行うためのツールとなる。

4 ネームバンドの活用

患者誤認防止のためには，患者自身にフルネームを言ってもらうことが原則であるが，自身の名前が言えない患者がいることも想定されるため，氏名が記載されているネームバンドを装着し，患者確認を行うことが有用である。

5 患者確認システム

バーコード認証などを活用する。

6 新生児標識

児の取り違えを防止するため，出生直後に分娩室内で新生児にネームバンド（母親の氏名を記入）を装着，無害な顔料を用いて児の足底などに直接氏名（母親の氏名）の記入などを行う。

標識方法に必要な条件は，①正確，②安全，③簡便なことである。また，標識は少なくとも2種類の併用が必要であるといわれている。

取り違えは，出産時だけではなく，授乳時や沐浴（もくよく）時などにも起こり得る。母親へ児を渡すとき，新生児用ベッドへ戻すときなどは必ず児の標識と母親の氏名やベッドのネームカードなどを確認する。

2. 外来場面における患者誤認

1 発生しやすい場面

外来場面で患者誤認が発生しやすい場面には次のようなものがある。

- 初めて来院する患者（新患）が多く，顔と名前が一致しない。
- 患者が診察室に入室する際，似た名前や違う名前の患者が応答する，同姓同名の患者が応答する。
- 医療者が「○○さんですね」と尋ねることが多く，患者は名前の間違いに気づかず，反応してしまう。

2 原因

外来場面での患者誤認の原因としては，①患者への確認不足，②業務実施の慣れ，③患者が名前を聞き間違える，④医療者の思い込み（たとえば，自分がよんだ患者であると思う），⑤患者の思い込み（たとえば，自分がよばれていると思う），⑥高齢者が多く，難聴患者が含まれる，などが考えられる。

3 患者誤認の場面（事例）

▶ 場面　外来診察では，医師が患者Aを診察室によび入れ，フルネームで確認したところ，患者Bが「はい」と答えた。診察終了後，看護師は，次の診察患者Bをよび入れたところ，患者Aとして診察した患者Bが再び入ってきたため，患者を取り違えたことに気づいた。

▶ 防止対策　①名前を確認し，患者に氏名を言ってもらい，フルネームで確認する（図2-1），②診察券などの提示や患者の家族により本人であることを確認する，③受付票・問診票・指示票の患者氏名を確認する，④看護師と医師とでダブルチェックする。

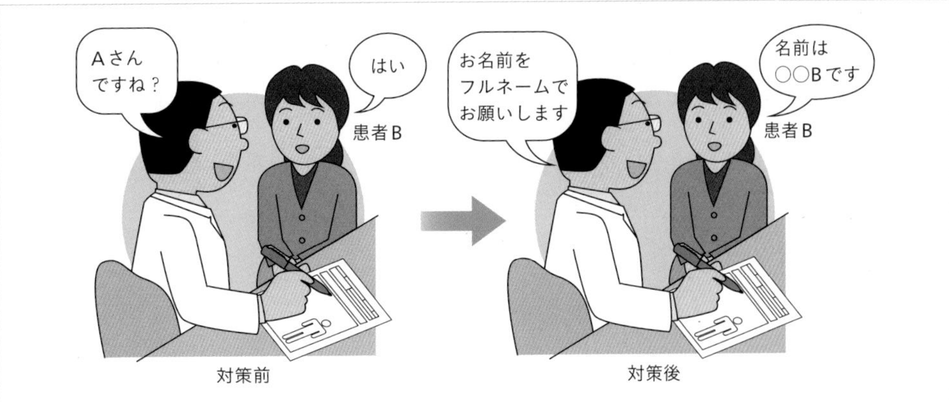

図2-1 外来場面での患者誤認と防止対策

3. 入院場面における患者誤認

1　発生しやすい場面

入院場面で患者誤認が発生しやすい場面には次のようなものがある。

- コミュニケーションがとれない患者（認知機能障害，構音障害，意識障害など）への対応時。
- 点滴・与薬時，検査時，配膳時など。

2　原因と防止対策

入院場面での患者誤認の原因としては，①患者への確認不足，②患者氏名の聞き間違い，③患者・医療者の思い込み，④自分の名前を言えない，⑤同姓同名・類似した氏名の患者，⑥患者確認手順を徹底できない状況，などが考えられる。

▶ 防止対策　①病棟に同姓同名や類似した氏名の患者がいる場合には，近い病室・同一看護チームでの担当を避ける，②同姓者が同じ病棟・同室に入院しないようコントロールする，③病棟の同姓者について情報を共有し，注意喚起をする，などがある。

4. 与薬における患者誤認

▶ 場面　看護師は，患者Bの氏名が記載してある薬を持って患者Aのところに行った。看護師は患者Aを患者Bと思い，患者Bの薬を見せながら「Bさんですね？」とフルネームで声をかけた。患者Aは「はい」と返答し，患者Bのフロセミド錠40mgの1錠を内服した。看護師は，その直後に患者Aのネームバンドの名前が目に入り間違いに気づいた。

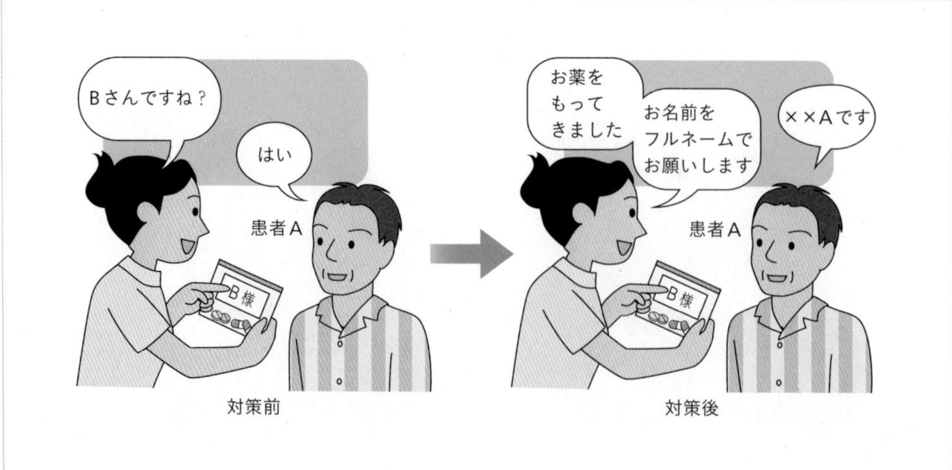
Bさんですね？
はい
患者A
B様
対策前
お薬をもってきました
お名前をフルネームでお願いします
××Aです
患者A
B様
対策後

図2-2 入院場面での患者誤認と防止対策

▶ 防止対策　①患者を確認する際は，患者に氏名を言ってもらい，薬包などの氏名と照合する（図2-2），②薬包などの氏名とネームバンドを照合する。

5. 検査における患者誤認

▶ 場面　患者Aの介助が終わったときに，患者Bの検査の連絡が入った。看護師は患者Aに付き添い，患者Bだと思い患者BのIDカードを持ち検査室へ行った。臨床検査技師は患者の名前を確認しようとしたが，看護師が「高度難聴と構音障害があるのでコミュニケーションが難しい」と伝えられた。そのため，IDカードを確認して検査室へ入った。医師には耳が聞こえないことを伝えたので，患者確認が行われず，検査が行われた。看護師，臨床検査技師，医師のだれも患者のネームバンドで患者確認をしていなかった。

▶ 防止対策　①ネームバンド，IDカードなど複数のツールで確認して確実性を高める，②患者確認システム（バーコード認証など）などを活用する。

6. 配膳における患者誤認

▶ 場面　アレルギー食を配膳すべき患者Aに，普通食の患者Bの食事を配膳した。この配膳の間違いがあった当日には，普通食にアレルギー食品が含まれておらず，大ごとにはならなかった。原因としては，配膳車から患者の病室に運ぶ際に間違えたが起きた。配膳車から出す際に，食札（しょくさつ）の患者氏名の確認したものと思い，別の患者へ配膳してしまったのである。

▶ 防止対策　①食札にある患者氏名を患者に確認する，②指さし呼称をする（食札を指でさす，名前を呼称する）。

7. 手術場面における患者誤認

ここでは，患者誤認の例として1999（平成11）年に大学病院で起きた手術患者の取り違え事故について述べる。

1　患者の取り違えの状況

患者取り違えの状況を表2-1に示す。

表2-1 手術患者の取り違えの状況

患者	予定されていた手術	実際に行われた手術
患者A **（74歳，男性）**	（心臓）僧帽弁形成術または僧帽弁置換術	（肺）右肺囊胞切除縫縮術
患者B **（84歳，男性）**	（肺）開胸生検，右肺上葉切除術，リンパ節郭清	（心臓）僧帽弁形成術

2　経過の概要

①病棟看護師が1人で患者Aと患者Bを手術室交換ホールまで移送した。
②手術室交換ホールにおいて，患者Aを患者Bの手術担当看護師に，患者Bを患者Aの手術担当看護師にそれぞれ引き渡した。そして，それぞれ異なる手術室に移送された。その際，手術室看護師が患者Aに患者Bの名前をよびかけたが，患者Aは返事をした。その後，病棟看護師から手術担当看護師への申し送りが行われ，カルテは患者とは離れて本来の手術室に運ばれた。
③麻酔科医は，患者Aの背中に貼られていたフランドルテープに気づいたが，患者を取り違えているとは思わず，その場ではがした。その後，手術が開始され，患者Aには患者Bの腫瘍がある部位と同じところに，嚢胞様病変が認められたため，嚢胞の切除を行い，患者Aの手術は終了した。
④手術担当看護師は，患者Bが十分に除毛されていないことを麻酔科医から指摘され，除毛とブラッシング（術野の洗浄）を行った。複数の麻酔科医および執刀医が，患者Bの身体的な特徴が患者Aと異なっていること，検査所見が術前所見と異なることに気づき，念のため麻酔科医の1人が手術担当看護師に指示して病棟に確認の電話を入れさせた。しかし，患者Aは確かに手術室に降りているという返事があったため，患者取り違えに気づくには至らなかった。手術は開始され，予想していたよりも軽度ではあったが心臓に病変を認め僧帽弁形成術を施行して，患者Bの手術が終了した。
⑤手術後，患者Aの主治医と麻酔科医は，術後に予測していた体重と異なるため，患者入れ違いの疑いをもった。ICUの医師が患者Bを診察し2人が入れ替わったのかもしれないと思い患者Aの心音を聴いたところ心雑音が聴かれた。
⑥患者Aに名前を尋ねたところ，患者が入れ替わっていたことが発覚した。

3　防止対策

この手術患者の誤認事故は，多くの医療機関で検討され，手術患者とその部位の誤認予防対策が確立されている。

▶ **手術患者の本人確認**　病棟看護師，手術室看護師，麻酔科医などが患者氏名をネームバンドで確認する。手術室での患者受け入れ，申し送り時には，患者に氏名を言ってもらい確認する。

▶ **タイムアウトの実施**　タイムアウトとは，執刀医，麻酔医，看護師が麻酔前や執刀前などに，いっせいに作業の手を止め，手術内容と患者情報の確認作業を行うことである。タイムアウトの実施によって，患者誤認手術の防止対策となる。

4　防止方法

①手術患者の氏名を執刀医，麻酔科医，外回り看護師などがネームバンド，カルテで確認を行う。
②カルテ内容や手術部位と部位の左右，手術術式を術部のマーキングなどから確認する。
③患者が意識清明であれば，医師・看護師は患者に「これから確認を行います。間違いがあればご指摘してください」と伝え，患者の参加を促す。

8. 検体採取場面における患者誤認

採取した検体と，患者情報である検体ラベルとの不一致が起きると，ほかの患者の検体で診断することになる。これは絶対に避けなければならない。

▶ 場面　看護師は患者Aと患者Bの採血管をワゴンに乗せ，患者Aのベッドサイドへ行き，患者確認を行った。採血の直前に，排泄介助が必要な患者Cのナースコールが鳴ったため，採血管をワゴンに置いて患者Cのところへ向かった。しかし，すでにほかの看護師が患者Cのトイレへの介助をしていたため，患者Aのところに戻り採血を再開した。その際，ワゴンに一緒に置いていた患者Bの採血管を手に取り，照合を行わないまま採血を行った。検査科で前回値との比較から，病棟に疑義の問い合わせがあり間違いが発覚した。

▶ 防止対策　①ベッドサイドで患者とともに採血管の氏名を確認する，②患者のネームバンドとすべての採血管のラベルを照合する，③患者確認システム（バーコード認証など）を活用する，④採血業務を中断後に再開する場合は，照合手順の最初に戻る。

B 薬剤関連

1. 患者に与薬する際の手順の遵守

与薬を安全に実施するためには，正しく手順に沿って行う必要がある。看護行為の1つとして与薬は実施する機会が多い。そのため，手順の省略や確認方法の逸脱という行為にも陥りやすく，その積み重ねにより誤った手順で実施されていた結果，あるときヒヤリ・ハット（インシデント）や医療事故（アクシデント）につながってしまう。また，近年においては，ジェネリック医薬品（後発医薬品）の導入により，過去に覚えた薬剤名が通用しないこともある。与薬は，正しい手順とは何かを知り，日々の与薬行為を繰り返すなかで身につけていく必要がある看護技術である。

また，麻薬や向精神薬は法律によって入院中の管理方法が，ほかの薬剤とは異なることも知っておく必要がある。

2. 正しい与薬とは（6つのR）

日本看護協会や日本医療機能評価機構などで推奨している与薬時の確認項目として「6つのR」（表2-2）があり，何をどのように確認すればよいのかが具体的に示されている。

また，実施前後には患者に通常とは異なる変化がないか観察する必要がある。特に与薬時にアレルギー症状が発生した場合，速やかに投与を中止し，バイタルサインの変化を確認し，医師に報告のうえ対応していく必要がある。

表2-2 正しい与薬（6つのR）

6つのR	内容
正しい患者 （Right patient）	同姓同名，似たような名前の患者と間違えないように確認する。 例）「かとう」と「さとう」，「たかやま」と「かたやま」，「きょうこ」と「きよこ」，など
正しい薬剤 （Right drug）	似たような名称や剤形に注意する。同じ薬剤でも濃度が異なる薬剤がある。 例）「アモキサン®」と「アモキシシリン」，「キシロカイン®」は0.5%，1%や局所麻酔用と静脈注射用などの種類がある，など
正しい目的 （Right purpose）	何を目的とした薬剤の指示が出されているかを理解する。
正しい用量 （Right dose）	指示された薬物の単位を確認する（g，mg，μg，mL，mEq，U，IU，アンプルなど）。同じ薬剤でも1錠，1アンプル，1バイアル当たりの薬物量が違うものもある。 例）フロセミド（利尿薬），ソセゴン®（鎮痛薬），など
正しい方法/経路 （Right route）	どのように投与するのか確認する。 例）内服，静脈注射，皮下注射，筋肉注射，動脈注射，貼用，坐薬，吸入，硬膜外，など
正しい時間 （Right time）	日時・曜日を指示通りに実施しようとしているかを確認する。 例）起床時，食前，食間，食後，就寝前，指定時間，屯用（症状出現時に使用する定時ではないもの），など

3. 与薬までのプロセスの複雑性

患者の薬剤与薬には次のように多職種がかかわり，複数のプロセスを経ることになる。

❶医師による薬剤使用の決定→処方
❷薬剤師による調剤
❸看護師（医師）による実施前の確認，調剤（ミキシング）→投与

工程や介入人数が多いほど，インシデント発生要因は比例して増加する。先に示したように類似した薬剤や容器もあるため（図2-3），見た目で判断せずに確認することが大切である。

4. 与薬におけるヒヤリ・ハットと医療事故

1 内服薬

医師の指示をもとに「6つのR」で確認する。

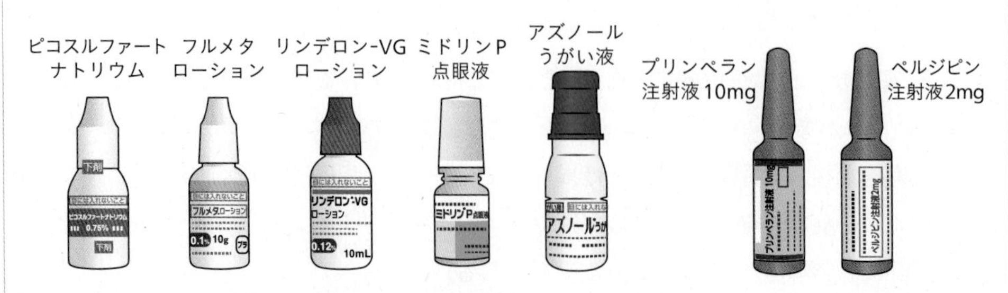

図2-3 見た目は似ていても使用用途はそれぞれ異なる

年齢や体重，肝機能や腎機能によって薬剤の量が異なる場合がある。可能な限り患者間違いを回避するために，患者の側で患者に確認をしながら内服薬剤の準備をすることが望ましい。作業が中断となった場合は，最初からやりなおすことも大切である。

▶ **長期入院の患者**　継続処方されている薬剤が変更されている場合は，その理由を確認し，変更理由について患者も含め説明を受けていない場合は，医師に確認する必要がある。また，治療や検査によっては一時的に中止となる薬剤（抗凝固薬など）や，採血による血液検査の結果によって投与量が変更になる薬剤（免疫抑制薬など）もあるため，内服薬における指示内容の確認は大切である。

▶ **高齢者，視力障害者，小児の患者**　PTPシート（内服薬の外包装）を誤って飲み込んでしまう場合もあるため（図2-4），内服はどこまで看護師が確認する必要があるのか，患者の特徴をとらえた内服管理方法をスタッフ間で検討する。

1. 内服の事例①

患者の内服薬準備中に，ほかの患者のケアで中断した。中断したと思ったところから準備を再開し与薬したところ，準備をしていなかった薬剤があった。

原因：「業務中断→再開」時の確認方法が不十分であった。

防止対策：業務中断した際は最初からやりなおすことが必要である。

2. 内服の事例②

プレドニン®を減量して処方したところ，規格の異なるプレドニゾロンでの処方となった。過少内服となり，入院期間が延長した。

原因：類似した処方薬の間違い，処方監査（薬剤師による医師の処方の確認）時の確認不十分，内服前の未確認，患者への説明未実施があった。

防止対策：処方・処方監査時の確認，患者への説明，内服前の確認が必要である。

3. 内服の事例③

視力障害のある患者に看護師がPTPシートを切りはなし，内服の準備をして退室した。患者よりナースコールで「シートごと飲んだかも」と報告があった。X線検査で確認したところ，PTPシートを確認できたため，緊急内視鏡でPTPシートを摘除した。

原因：患者の状況に合わせた内服管理方法ではなかった。

防止対策：配薬の際，PTPシートに入ったままの薬剤や一包化された薬剤など，違う形態のものを一緒に渡さない。一錠ずつ切り離したPTPシートは，誤飲の危険性があることを患者に事前に説明する。

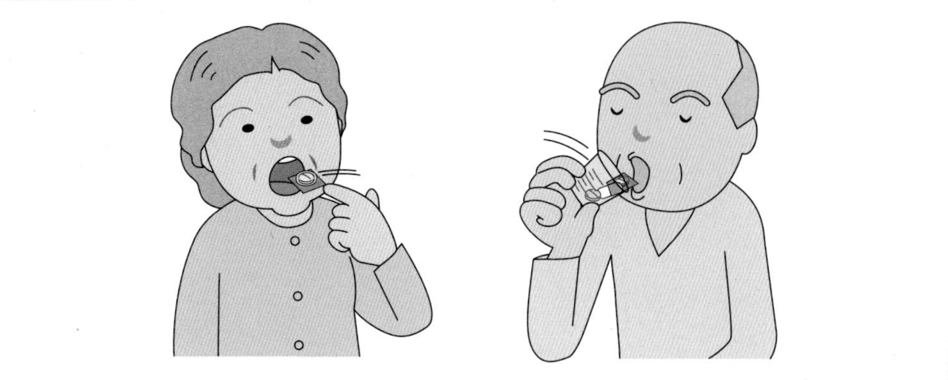

図2-4 PTPシートの誤飲

2　注射薬

患者の治療目的により投与経路（末梢静脈や中心静脈など）が異なることがある。患者の全身状態に合わせ投与経路を変更することができる半面，その指示は複雑性を増す。また，微量投与になると指示通りの投与量のために医療機器（輸液ポンプ，シリンジポンプ，CADD®携帯型精密輸液ポンプなど）を使用することもあるため，医療機器の使用方法も合わせて看護技術として身につける必要がある。

投与量により患者の命が左右される可能性もあるため，全身状態の変化の有無を観察していくことも大切である。薬剤によっては直前に調剤が必要な場合や，急変などの場合は口頭指示で対応する状況もあるため，指さし呼称（指さし・声出し）の確認や指示を受ける際の「繰り返し」の確認は必要である。また，先にも述べたように類似した形状の薬剤が多いため外観で判断せず，薬剤名の確認を怠らないことが大切である。

注射の場合も内服の場合も，投与前，投与中，投与後の患者の変化を観察するとともに，刺入部外への漏出がないかも確認する。

1. 注射薬の事例①

小児に利尿薬を使用するために，医師より「フロセミド１ミリ静脈注射して（ワンショットで側管より静脈注射を行う）」と口頭指示があったため，1mL準備し静脈注射をし報告した。尿量が急激に増加したため，医師が再度確認したところ「ミリグラム」（0.1mL）で指示を出していたつもりだった。

原因：指示内容の不完全さ（単位までの伝達が不十分），指示を受ける際の確認未実施があった。

防止対策：指示を出す際に単位は略さない，指示を受ける際は指示内容を確認する，口頭指示の際のルールを明確にする。

①**口頭指示のルール**：基本的には口頭での指示は「出さない」「受けない」ことが前提である。緊急時などで，やむを得ず指示を受ける場合は，メモに取り，声に出して指示を出した医師に復唱確認する（特に電話の指示は聞き間違いにつながりやすいので注意が必要である）。

②**メモをとるときのルール**：①誰から，②どの患者の指示で，③何を，④どのくらいの量を，⑤いつ，⑥どのような方法で，⑦どのくらいの速さで，⑧どの経路から，⑨投与後の観察視点，⑩指示を受けた看護師名，⑪メモの保管方法，などのメモをとる項目を決めておくとよい。

2. 注射薬の事例②

患者Ａの輸液剤の交換に行った際に，患者Ｂの輸液が終了していた。患者Ｂの輸液剤を交換後，患者Ａの輸液剤を交換した。勤務交代時に，他の看護師より患者Ａと患者Ｂの輸液が交差（輸液剤が入れ替わった）していることがわかった。

原因：予定していた作業の中断，輸液剤の接続時の患者確認方法が不十分であった。

防止対策：作業を中断した際は最初から確認をしなおす。輸液剤接続時の確認方法の徹底，患者に輸液剤の内容を確認してもらうなどの協力を得る。

①**業務中断した場合**：指示内容を再確認することで「どこまでやったかわからなくなる」「別の作業をしていたと錯覚する」ということが修正される。

3　がん化学療法

抗がん薬による治療は，がん細胞だけでなく他器官もダメージを受けやすいため，医療事故発生後の患者への影響も大きくなる。また，近年では抗がん薬だけではなく分子標的治療薬などのがん治療の多様化もあり，患者の状態や治療内容に合わせて，入院だけでなく通院でも治療を受けられる環境となってきた。

患者に安全な化学療法ができるための方法を考え，また有害事象発生時は早期にチーム医療による対応が大切である。

1. がん化学療法の事例①

入院した患者の体重を測定し54kgと把握したが，ほかの患者の体重測定値を誤って電子カルテに入力していた。医師の薬剤オーダー時に薬剤部より体重の変化について指摘を受け発覚した。

防止対策：測定者は測定後に必ずメモをとる，もしくはその場で電子カルテなどに入力する。また，治療を受ける患者にも医療チームの一員として，確認などの協力を得ることが望ましい。

化学療法時の体重測定：化学療法は，患者の体表面積（BSA）を元に薬剤の量などを決定するため，体重の測定値が必要となる。一般的に体表面積は**デュボア式**（身長$^{0.725}$×体重$^{0.425}$×0.007184）を用いて計算する。

2. がん化学療法の事例②

末梢血管より輸液ルートを確保して，抗がん薬のドキソルビシン塩酸塩の投与を開始した。投与10分後に患者より「点滴の管が入っているところが痛い」とナースコールがあり，血管外漏出と判断し輸液を中止し処置を行った。

防止対策：表2-3，図2-5の対応を行う。薬液漏出での対応が必要なのは抗がん薬だけではないことも知っておく必要がある。抗がん薬が漏出または漏出の疑いがある場合は，投与を一時中止し，医師の診察を依頼する。また，漏出した抗がん薬により影響を受ける可能性がある，①起壊死性，②炎症性，③非炎症性の抗がん薬であるか把握して観察する。

表2-3 抗がん薬の漏出への対応

漏出予防の観察	• 血管内にルートがあることを逆血（ルート内への血液の逆流）などで確認しているか。 • 点滴前に刺入部の腫脹・痛みはないか。 • 点滴の速度に変化はないか。 • 患者への説明をする（疼痛，腫脹，発赤，紅斑などの発生時は報告してもらう）。
漏出時の対応	• 薬剤投与を中止する。 • 医師へ報告する（患者名，漏出した薬剤名，投与状況，皮膚の状態，患者の自覚症状）。 • 留置針の抜去前にシリンジでルートより3～5mLの血液または漏出した薬液をできるだけ吸引・除去を試みる。
治療	• 薬剤漏出による影響を最小限にするための治療を実施する。

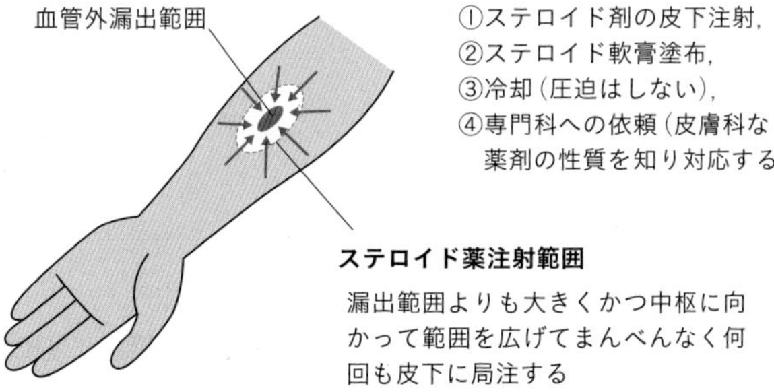
血管外漏出範囲
①ステロイド剤の皮下注射，
②ステロイド軟膏塗布，
③冷却（圧迫はしない），
④専門科への依頼（皮膚科など）。
薬剤の性質を知り対応する。
ステロイド薬注射範囲
漏出範囲よりも大きくかつ中枢に向かって範囲を広げてまんべんなく何回も皮下に局注する

出典／幸保文治：注射薬投与法の基本と工夫；安全かつ有効な投与法を考える，メディカルトリビューン，2001．より改変．

図2-5 血管外漏出時の対応

インスリンの投与法を間違えると低血糖や高血糖となり，①患者の恒常性のバランスが崩れる，②意識消失に陥る可能性がある。また，インスリン製剤は種類が多く，患者個々の生活に合った投与方法もできるため，使用目的・種類・投与方法が多岐にわたる。病状によっては，入院し食事や生活習慣の改善を学びながら，インスリンを変更することもある。患者にとっては有益な治療選択ではあるが，その多様な対応が医療者側にとっては複雑化・煩雑化となり，インシデントにつながる可能性が高い。

インスリン投与の目的，その作用・副作用を知り，発生しやすいインシデントとその予防対策を把握したうえで処置・対応をしていく必要がある。

1. 多様なインスリン製剤の形態・種類

バイアル製剤のほか，外見上類似しているが同じペンタイプでもプレフィルド製剤（ディスポーザブル）とカートリッジ製剤（ペン内のインスリン製剤を交換できる）がある。また，糖尿病の患者に特徴的な視覚障害や末梢神経障害のある患者が自宅で自己注射できるように改良されたイノレット®，患者の生活に合わせて投与できるインスリンポンプなどがある（図2-6）。

2. インスリン製剤の事例①

医師より「ヒューマリン®Rを8単位臨時で皮下注射して」と指示がでた。薬剤用保冷庫に「ヒューマリン®N」があり，間違えて「ヒューマリン®N」を8単位投与した。

防止対策：インスリン製剤は効果的に作用できるように吸収速度，持続期間の違う製剤がある。また，薬剤名が類似しているものが多い。そのため，指示内容は明確に把握し，指示通りのインスリン製剤の投与とその後の効果の確認をすることが大切である。

3. インスリン製剤の事例②

高血糖状態でケトアシドーシスと診断された患者に，持続インスリン投与として「ヒューマリン®R 100単位＋生理食塩水をトータル50mLにして，時間1mLで投与」と指示が出た。看護師2人で確認し，ヒューマリン®R 10mLバイアル1本と生理食塩水40mLで調剤し，1mL/時で投与開始。30分後，患者の血糖値が70mg/dLなっていた。確認したところ，100単位＝1mLではなく，100単位＝10mLと誤って確認していたことが判明，10倍量の

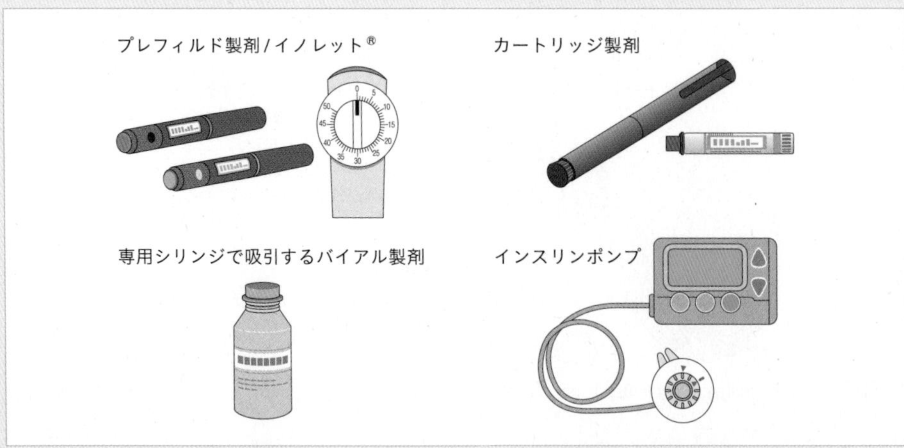
プレフィルド製剤/イノレット®
カートリッジ製剤
専用シリンジで吸引するバイアル製剤
インスリンポンプ

図2-6 様々なインスリン製剤

インスリンを投与していた。

防止対策：インスリン製剤は全種類100単位/mLで統一されていることを知っておく必要がある。このような間違いを起こさないように，バイアル製剤には「100単位/mL」と表示されているため，薬剤名だけでなく容量の確認も行う（図2-7）。

また，類似した数字が並び，かつ早急な治療が必要な場合は見間違いや勘違いが発生しやすい。インスリン使用時はインスリン専用の注射器を使用して誤認予防につなげることが大切である（図2-8）。

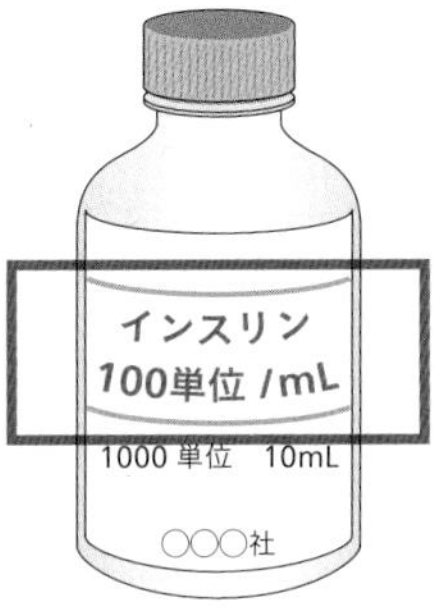

ラベルに100単位/mLと表示されている。

図2-7 バイアル製剤の表示

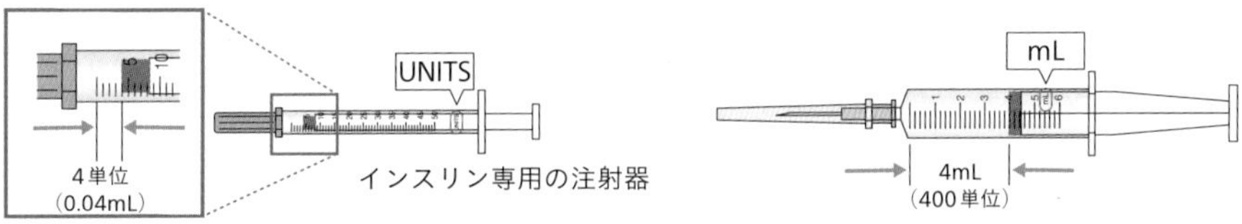

インスリン専用注射器では4単位(0.04mL)がわかりやすい

5mL注射器で4mLだと400単位に相当する

図2-8 インスリン1単位＝0.01mL

C 医療機器関連

1. 人工呼吸器

人工呼吸器に関連した重大な医療事故のインシデントは，人工呼吸器による「換気」がされず，患者が低酸素状態もしくは無呼吸状態となることである。

このような事故は，①人工呼吸器の開始を忘れた場合，②気管チューブが人工呼吸器の回路（蛇管）からはずれた場合，③人工呼吸器の回路の一部に破損があった場合，④人工呼吸器回路の接続間違いなどに起きる。これらの事故は，すべての人工呼吸器装着患者に発生リスクがある。事故への対処として，予防と早期発見が必要である。次に個々の事例を詳しくみていく。

1. 人工呼吸器の開始を忘れた事例

CT 検査のため人工呼吸器からジャクソンリースに変更した際に，担当医は人工呼吸器をスタンバイ（換気を行わないモード）の状態にした。帰室後，他の医師，看護師は患者に人工呼吸器を装着したが，スタンバイの状態になっていることに気づかなかった。約 4 分後，患者は心肺停止になった[2]。

防止対策：人工呼吸器装着後，次の確認を行う（図 2-9）。①人工呼吸器のセッティング，作動確認をする。②胸郭の動きや肺全野の呼吸音を聴取し，胸郭の動きに左右差がないか確認する。③人工呼吸器の画面を見て換気されていることを確認する。④生体情報モニターの値を確認する。

2. 人工呼吸器の呼吸回路の接続部がはずれた事例

人工呼吸器の呼吸回路の接続部がはずれる医療事故につながる場面には次のようなものがある。

①人工呼吸器の呼吸回路と気管切開チューブの接続部がはずれアラーム（警報装置）が鳴っていたが，そのアラームに看護師が気づかず訪室が遅れ，患者が呼吸停止状態となった。

②看護師が人工呼吸器管理中の患者に気管吸引した後，しばらくして訪室すると患者が顔面蒼白でチアノーゼを呈しており，パルスオキシメーターの数値（経皮的動脈血酸素飽和度）低下，心拍数低下がみられた。確認したところ人工呼吸器の呼吸回路と気管チューブとの接続部がはずれていた。すぐにバック・バルブ・マスクで換気を開始し，パルスオキシメーターの数値上昇，心拍数上昇を認めた。

③人工呼吸器管理中の患者にファイティング（自発呼吸と人工呼吸が合っていない状態）がみられ，人工呼吸器の設定，鎮静レベルの確認を行っていたところ，人工呼吸器の呼吸回路と気管切開チューブとの接続のはずれに気がついた。

④人工呼吸器の呼吸回路に接続したウォータートラップ（回路内の結露した水を回収する容器）に水が貯留していた。看護師は呼吸回路からウォータートラップをはずし，中の水を廃棄し，再接続を行った。その後，人工呼吸器のアラームが鳴ったため訪室すると，呼気分時換気量が 0mL などの異常がみられたため，新しい人工呼吸器に交換した。交換後，異常はみられず，患者にも影響はなかった。使用していた人工呼吸器の呼吸回路を確認したところ，ウォータートラップとの接続が不十分であったことがわかった。

防止対策：①スタッフステーションにおいて，アラーム音が聞こえやすいセントラルモニタの位置，音量などを検討し，また看護師がセントラルモニタの前から不在にならないようにするなど，迅速な対応ができる環境を整える。②人工呼吸器の呼吸回路の接続部がはずれやすいことを前提に，接続部の確認は目視だけではなく，手で触れて確認するなど確実に行う。特に何らかの処置（気管吸引，体位変換など）をした場合には注意する。また，接続部の固定方法なども工夫し安全性を高める。③人工呼吸器の呼吸回路の接続部のはずれは，多くはアラームで知ることができる。呼吸回路の接続部のはずれが評価できるアラーム（呼気分時換気量下限アラーム，気道内圧下限アラームなど）の設定を適切に行う。④

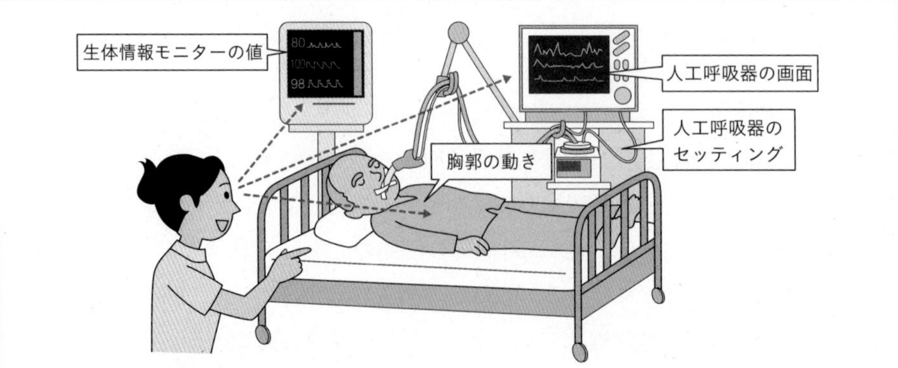

図 2-9 人工呼吸器装着後の確認

ウォータートラップの水は呼吸回路からはずして廃棄する必要があるが，その頻度は高い。ウォータートラップを取り扱った後には，接続部からのリーク（漏れ）がないか，よく観察する。ウォータートラップは製品によって接続方法が異なるものがあり，また呼吸回路内で接続部が見づらい位置になることも多い，設定によっては人工呼吸器のアラームが鳴らないこともあるなど，注意が必要である。

3. 人工呼吸器の呼吸回路の接続間違いの事例

人工呼吸器の呼吸回路の接続が間違う医療事故につながる場面には次のようなものがある。

①人工呼吸器の呼吸回路の交換時に，臨床経験の少ない看護師が呼気側（排出口）と吸気側（送気口）の呼吸回路の接続を逆に行った。

②患者の足が呼吸回路にかかり，接続をはずしてしまったため，臨床経験のある看護師が再接続したが，人工呼吸器の吸気側と呼気側を間違えて接続した。

③緊急入院した患者が状態悪化し，一時心肺停止状態となったが，用手換気で回復した。人工呼吸器管理となったが，呼吸回路を吸気側と呼気側とを間違えて接続した。

防止対策：①人工呼吸器の取り扱いに慣れていない看護師でも呼吸回路が理解できるように，マニュアルを整備し，見やすい回路図の作成をするなどの工夫が必要である。患者の胸郭の動きの確認も，人工呼吸器の不具合を発見するのに重要である。②習熟した看護師であっても，呼吸回路の取り扱いを繰り返すうちに，手順どおりの確認が行われなかったり，確認がおろそかになったりする。臨床経験があっても繰り返しの教育が必要である。③蘇生が優先される緊迫した状況下だからこそ，基本的な確認をおろそかにしないことが大切である。間違いやすい物品には目立つ印を付ける，テープで色分けするなどの工夫も必要である。

4. 人工呼吸器のアラーム音の設定に関する事例

人工呼吸器のアラームに関する医療事故につながる場面には次のようなものがある。

①訪室すると患者の人工呼吸器の呼吸回路と気管切開チューブの接続がはずれ，心肺停止状態であったが，アラームは鳴っていなかった。すぐに心肺蘇生を行った。後で確認すると，人工呼吸器のアラーム音の設定が低くなっており，看護師が気づけなかった。

②人工呼吸器の機器の変更をした後，臨床工学技士が呼吸回路の接続がはずれてもアラームの鳴らない低い設定値になっていることに気づいた。

③気管チューブの入れ替え時，アラームが鳴るのをうるさく感じた医師が電源を切ったが，処置終了後に電源を戻すのを忘れた。後で看護師がそのことに気づいた。患者に異常はなかったが，窒息状態にもなる危険な状態だった。

防止対策：①人工呼吸器のアラームはナースコールと同じく患者が医療者に緊急を伝える重要なものである。アラーム音の設定を低くする，切ることは危険を伴う。②人工呼吸器のアラームが作動しない事態においても，患者の状態をモニタリングできるため，人工呼吸器を装着している患者には，心電図モニターや酸素飽和度モニターなど複数のモニターを装着することが推奨されている。③気管チューブ交換などの処置に気をとられていると思わぬことが起きる。注意を喚起するとともに，医師と看護師が連携してミスを防ぐことが重要である。何らかの変更をした場合は，接続部や設定値などのダブルチェックが必要である。

2. シリンジポンプ

シリンジポンプを使用して投与する薬剤は，微量で効果がある薬剤がほとんどである。微量で効果がある薬剤の過量投与・過少投与は，患者の全身状態に影響を与える。正確に投与するためにシリンジポンプを正しく操作し管理する。

シリンジポンプの管理で問題となる**サイフォニング現象**とは，高低落差による自然落下で薬液が大量に注入されることをいう。

1. シリンジポンプからシリンジをはずす事例

患者の更衣を援助するため，シリンジポンプからシリンジをはずした。更衣をすませた後，シリンジを再度シリンジポンプにセットしなおしたところ，シリンジ内の薬液量が大きく減少しているのに気がついた。

原因：何らかの操作のために，シリンジポンプからシリンジをはずすと，患者へのルートの挿入部と，シリンジとの間に高低差ができることがある。薬液の入ったシリンジが高くなると，その落差によってサイフォニング現象が起き，患者へ薬液が大量に注入される（図 2-10）。シリンジポンプは微量の薬液を注入するために用いられる。そのため大量の注入は重大な事故につながる。

防止対策：①輸液ライン（延長チューブなど）にある三方活栓を閉じて（「オフ」にする）からシリンジをはずす。これによって薬液が患者に直接注入されることがなくなる。②三方活栓を閉じることができない場合は，シリンジに接続されている輸液ラインそのものをクランプする。

2. シリンジの押し子がシリンジポンプに固定されていない事例

意図的にシリンジをはずさなくても，シリンジポンプでシリンジの固定が十分でない場合に薬液の大量注入につながることがある。シリンジをシリンジポンプにセットする際に，シリンジの押し子がシリンジポンプのスライダーに固定されず，シリンジがはずれ，患者のベッドより高くなると落差ができる（図 2-10）。

防止対策：①シリンジをシリンジポンプにセットする際には，押し子をシリンジポンプのスライダーに密着するように固定する。②シリンジポンプを設置する場所は患者のベッドの高さに合わせて，落差をつくらないようにする。

3. シリンジポンプの閉塞アラーム対応時の薬液過量投与の事例

輸液ラインが閉塞すると内圧が高くなり，シリンジポンプの閉塞アラームが鳴る。アラーム対応として，輸液ラインの内圧が高いまま，閉塞した状態を取り除くと，患者へ薬液が一時的に過剰に投与されてしまう。

原因：閉塞アラームは，三方活栓が閉じていたり（「オフ」になっている），輸液ラインが折れていたり，患者の体重で輸液ラインが圧迫されていたりすると起きる。

防止対策：①三方活栓による閉塞のときは，輸液ラインをはずし，その中の薬液を除去してから，三方活栓を開放する。②ほかの場面でも輸液ライン内の薬液の状況を考慮した対応をする。

4. 流量設定間違いによる過量投与・過少投与の事例

シリンジポンプの流量設定で桁数を見間違え，4.0mL/時としなければならないところ，40mL/時と，1 桁の数値を 2 桁の数値で設定した。そのため予定量の 10 倍の量の薬液を患者に投与した。

原因：設定時には 2 人の看護師でダブルチェックを行ったが，他患者のアラーム対応で多忙を極め，2 桁の数値はあり得ないという先入観もあり，小数点の確認ができていなかった。

防止対策：①シリンジポンプの設定は小数点の位置を「指さし」「声出し」で確認する。②多忙であっても業務に集中できる環境を整える。③形だけのダブルチェックではなく，間違っているかも知れないという前提で確認する。④流量設定間違いを防止するため，小数点以下が小さく表示されるシリンジポンプも開発されている。

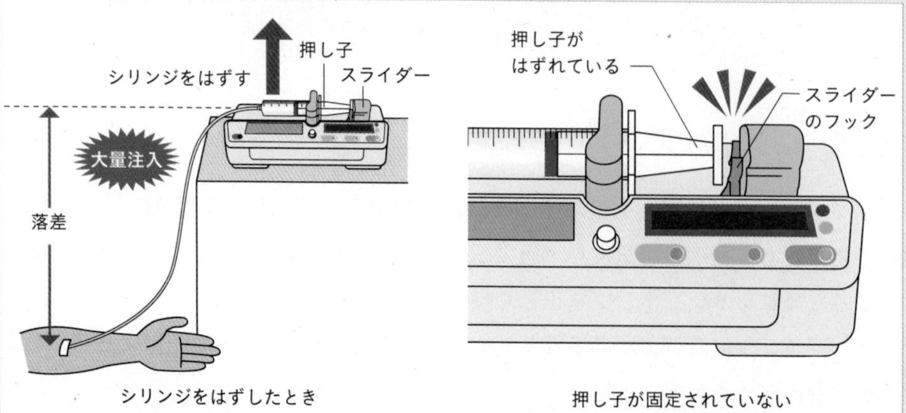

図 2-10　サイフォニング現象と押し子が固定されていない場合

3. 輸液ポンプ

輸液ポンプは，輸液量（輸液速度）を管理する医療機器である。輸液量（輸液速度）を一定に管理する場合などに使用する。取り扱い方法を熟知し，事故防止の知識をもって取り扱う。

1. 安全な操作のための留意点

①輸液ポンプの空回りやラインの閉塞で投与されていない場合がありうる。実際の投与量を輸液ボトル・定量筒の残量で確認し，滴下筒（点滴筒）での滴下状況を確認する。

②アラームへ対処時の注意事項として，アラームの種類，輸液の残量，ラインの閉塞（過負荷），電池（バッテリー）の残量を確認し，あわてずにアラーム音を止め，原因を確認し対応する。

2. フリーフロー現象の事例

輸液ルートの交換時，輸液ラインをクレンメで閉めずに輸液ポンプのドアを開け，輸液ルートをはずした。すると患者へ大量の薬液が注入された。

原因：輸液ポンプから輸液ラインをはずすとき，輸液ラインのクレンメを閉め忘れると，その落差により薬液が患者へ大量に注入される。輸液ポンプに制御されず薬液の流れがフリーになることから，これをフリーフロー現象という。フリーフロー現象による薬液の過剰投与は，患者の生命にかかわる重大事故となる。

防止対策：輸液ポンプのドアを開けるときは，必ず輸液ラインのクレンメを閉める。

3. 流量設定の間違いの事例

化学療法中の患者に，看護師は輸液ポンプを使用して抗がん剤を流量 125mL/時，予定量 250mL（2 時間）で投与する指示を受けていたが，30 分後に点滴が終了していた[3)]。

原因：輸液ポンプに入力した「流量」と「予定量」を見間違えていた。

防止対策：①輸液ポンプは「流量」と「予定量」が設定でき，間違えて入力することが起こりやすい。設定する際は「流量」と「予定量」の表示と，入力した数値を「指さし」「声出し」で確認する。②入力した数値は小数点の位置・桁数を確認する。③「流量」が「予定量」よりも多いとアラームの鳴る製品もある。

4. 複数の輸液ポンプ使用時に輸液ラインを取り違える事例

輸液ポンプ 2 台を使用して，メイン（本管）の薬液の輸液ラインは 40mL/時，側管の麻薬の輸液ラインは 3mL/時で投与していた。患者の清拭と寝衣交換の際に輸液ポンプの接続を取り違え，麻薬を 40mL/時で患者に投与してしまった。

原因：輸液ルートを寝衣の袖からはずすのに手間取り，あせってしまった。

防止対策：①輸液ポンプを取り違えると流量などの設定が変わり，過量・過少投与という重大な事故につながることを意識する。②薬剤と輸液ポンプに共通の印を付けるなど間違えない工夫をする。③輸液ポンプにラインを接続する際には輸液剤の薬剤名と輸液ポンプの設定を「指さし」「声出し」で確認し，その薬剤に合った適正な輸液ポンプの設定値であるか確認する。④清拭の業務に関しても，多忙な時間の施行でなかったか，1 人で実施する必要があったかなども検討する。

4. 心電図モニター

心電図モニターは，不整脈などの心疾患の患者や病態が変化する可能性のある重症患者の経過観察のために用いられる。患者の急変を知らせる情報源となるため，管理が適切になされることが重要である。アラームの音量を低くして，患者の異変に気づくことが遅くなるようなことがあってはならない。

1. セントラルモニター送信機の電池（バッテリー）切れの事例

朝，看護師は患者の血糖測定を実施し，会話を交わした。その際，心電図の送信機の電池表示を確認しなかった。1時間後に訪室した際，顔色不良，口角から唾液様の流出液を認め，血圧測定不能であった。セントラルモニターの履歴を確認したところ，訪室する50分前より電池切れであったことがわかった。

送信機の電池残量が少なくなると，セントラルモニター画面に「電池交換」と表示され，アラーム音が「ポーン」と鳴る。さらに電池切れになると，セントラルモニター画面に「電波切れ」と表示され，送信機から生体情報が届かなくなる。

原因：モニタリングされていなかった間，夜勤看護師全員がほかの患者のケアを行っており電波切れに気づかなかった（図2-11）[4]。

防止対策：①送信機の電池残量やセントラルモニター画面の表示を意識して確認し，電池残量が少ないことに気づいた場合は直ちに電池を交換する。②継続して使用している送信機の電池は曜日を決めて定期的に交換する[5]。

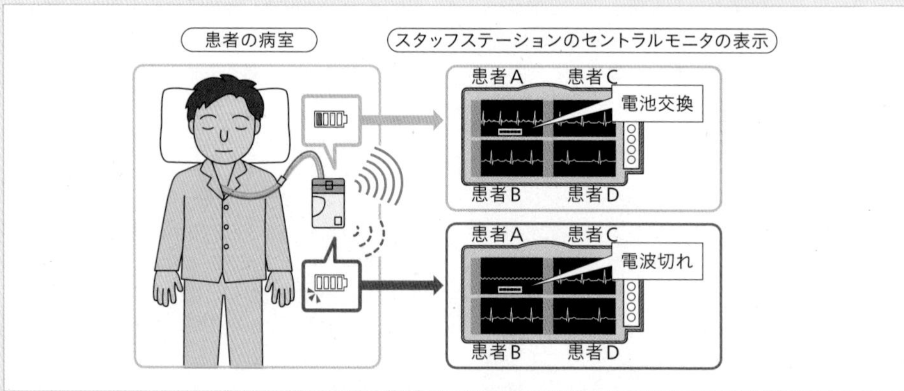

図2-11 セントラルモニター送信機の電池切れ

D 輸血

輸血に関連したその前・中・後に発生する好ましくない，または意図しない事象が発生している報告がある。輸血実施時の間違いや必要な手順の逸脱（いつだつ）によって発生しており，その理由として次の6点があげられている。多くを占めるのは①および②である。

❶間違った製剤の輸血	❷患者・製剤の照合間違い	❸不適切・不要な輸血
❹過剰輸血	❺過小輸血・失血死	❻保管管理の間違い

過去に多く報告があった「間違った製剤の輸血（ABO不適合輸血など）」と「患者・製剤の照合間違い」の原因および「輸血過誤の防止対策」について解説する。

1 病院の輸血手順の遵守

輸血療法は適正に行われると極めて有効な治療法であるが，その実施は事故につながる様々な危険性も伴う。危険性を最小にし，安全で効果的な輸血を行うためには，決められた輸血手順を遵守する必要がある。病院では安全のために施設に合わせた輸血手順書が作

表2-4 輸血実施手順書

❶ **輸血同意書の取得**	主治医は輸血の必要性，リスク等について患者（または家族）に説明し，一連の輸血を行うごとに，必ず輸血同意書を得る。
❷ **血液型の検査と記録**	輸血を実施するまでに患者の血液型（ABO型, Rho［D］型）を検査する。検体には患者姓名，採血日，所属科等を記入する。検査結果を患者に知らせるとともに，カルテに血液型検査報告書を貼付する。
❸ **輸血指示の確認**	• 主治医は複写式の輸血申し込み伝票（血液型検査報告書を確認し，血液型，患者姓名，ID番号，血液製剤の種類・量，使用日時等を記入）と交差適合試験用の患者血液（血液型検査用とは別に採血したもの）を輸血部門へ提出し，また当該患者の処置指示書に上記輸血の内容を記載する。 • 輸血実施者は輸血前に輸血申し込み伝票と処置指示書を確認する。
❹ **血液バッグの確認（患者ごとに実施）**	次の3つの事項を医療従事者2人で，声を出して照合し，所定欄にサインする。 ①血液型について，血液バッグと交差適合試験適合票（以下適合票）並びにカルテの三者で照合する。さらに血液バッグと適合表の患者姓名・製造番号が一致し，有効期限内であることを確認する。 ②放射線照射が主治医の指示どおり行われているか確認する。 ③血液バッグの外観に破損，変色，凝集塊等の異常がないか確認する。
❺ **患者の確認**	• 患者に姓名と血液型を聞く。 • 患者リストバンドの姓名と血液型が血液バッグの血液型および適合表の姓名，血液型と一致していることを確認する。 注1：患者自身から姓名，血液型を言ってもらう。 注2：リストバンド未装着者はベッドサイドでカルテを用いて，医療従事者2人で患者確認を行う。 注3：意識のない患者は，ベッドサイドでカルテを用いて，医療従事者2人で患者確認を行う。
❻ **適合表にサイン**	患者と血液バッグの照合後，ベッドサイドで適合票のサイン欄にサインして輸血を開始する。
❼ **輸血患者の観察**	輸血開始後5分間，患者の状態を観察する。15分後と終了時にも観察し，輸血副作用の有無・内容を記録する。
❽ **使用血液の記録**	カルテに血液バッグの製造番号（貼付ラベル）を記録する。

出典／日本輸血学会：輸血実施手順書，2001.

成されており，それに従うことで安全で効果的な輸血を実施できる。ここでは参考として日本輸血学会（現日本輸血・細胞治療学会）が作成した「輸血実施手順書」を表2-4にあげた。

2 血液製剤取り扱いについての知識をもつ

血液製剤は大きく輸血用血液製剤と血漿分画製剤に分けられる。

輸血用血液製剤は，特に保存方法や取り扱い上の注意がある（表2-5）。**血漿分画製剤**とは，血漿中に含まれる血液凝固因子，アルブミン，免疫グロブリンなどのたんぱく質を抽出・精製したものである（表2-6）。これらは患者に投与した製剤のロットナンバー（製剤番号）を把握し，患者に有事が発生した際の情報として管理しておくことが望ましい。

表2-5 主な輸血用血液製剤の種類と保存条件・有効期限・使用条件

製剤	保存条件	有効期限	使用条件
赤血球	2～6℃	採血後21日間	出血および赤血球が不足する状態，またはその機能低下による酸素欠乏のある場合
血漿	−20℃以下	採血後1年間	複数の血液凝固因子の欠乏による出血ないし出血傾向のある場合
血小板	20～24℃（要振とう）	採血後4日間	血小板数の減少またはその機能低下による出血ないし出血傾向にある場合
全血	2～6℃	採血後21日間	大量出血などすべての成分が不足する状態で，赤血球と血漿の同時補給を要する場合

出典／日本赤十字社：輸血用血液製剤資料表．http://www.jrc.or.jp/mr/product/list/（最終アクセス日：2020/10/8）

表2-6 主な血漿分画製剤の種類と保存条件・有効期限・使用条件

製剤	保存条件	有効期限	使用条件
血液凝固第Ⅷ因子製剤	30℃以下（禁・凍結）	2年間	血友病Aの患者には血液中の血液凝固第Ⅷ因子が不足しているため，関節出血など多くの出血症状が繰り返し現れる。この場合，血液凝固因子を補充する必要がある。血液凝固第Ⅷ因子製剤は，血友病Aの患者にとって大変重要な製剤である。
アルブミン製剤	室温（禁・凍結）	2年間	事故などで大けがをして，大量の出血がありショック状態に陥ったときや，熱傷，肝臓病，腎臓病などの治療に使われる。
免疫グロブリン製剤	10℃以下（禁・凍結）	2年間	人の血漿中の抗体（免疫グロブリン）を分離精製した製剤。いろいろな病原体に対する抗体が含まれているため，抗生物質（抗菌薬）などがなかなか効かない感染症の患者に使用される。また，免疫グロブリンが不足している場合，特発性血小板減少性紫斑病（ITP），川崎病にも使用される。
特殊免疫グロブリン製剤	10℃以下（禁・凍結）	2年間	B型肝炎ウイルスと特異的に反応する免疫グロブリン（抗体）を分離精製した製剤。B型肝炎ウイルスを含む血液による針刺し事故後の発症防止や，B型肝炎撲滅のための母子間感染の予防のために使用される。

資料／厚生労働省：「血漿分画製剤」とは？，血漿分画製剤の供給のあり方に関する検討会資料3-1，2010.

1. 輸血の事例①

医師は，患者Bのもとで看護師に患者Aの血液製剤実施の指示を出した。看護師は，輸血部から患者Aの血液製剤を持ってきた他の看護師とともに，スタッフステーションで血液製剤と伝票の患者氏名，血液型の照合を行った。その後，看護師は，患者Bのベッドサイドに行き，その患者が患者Aであるかを照合せずに実施した。2時間後，医師が患者Bのベッドサイドに行き，指示していない血液製剤が接続されていることに気づいた[6]。

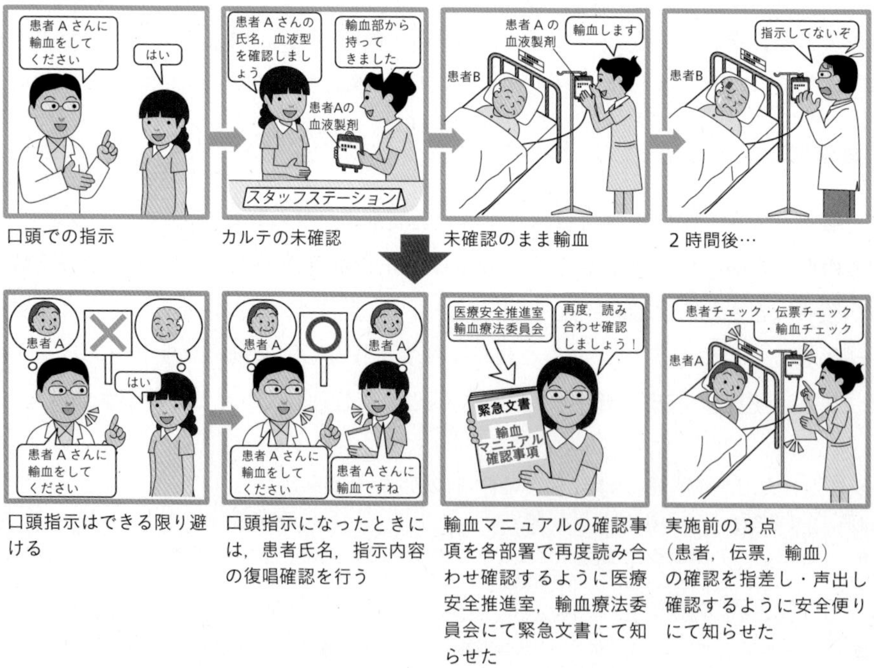

出典／日本赤十字社：患者取り違えに関連した医療事故の概要：輸血関連，輸血情報0910-122，2009. をもとに作成.

図2-12 患者取り違えの輸血の事例

原因：口頭指示の内容確認が不十分。病院の「輸血マニュアル」(手順書)では，2人以上で血液製剤，伝票，患者カルテの血液型結果を見て「声出し確認」することになっているが，今回，看護師は患者カルテの確認を行わなかった。看護師は思い込みで当該患者への輸血を実施しており，結果としてベッドサイドでベッドネーム，血液製剤，伝票との照合を行わないまま輸血を実施した。実施前の確認の基本に沿って，ベッドネーム，血液製剤，伝票の確認が行われれば，そのときに間違いに気づくことができた。

防止対策：①口頭指示を受ける場合は，患者氏名や指示内容の復唱確認を行う，②「輸血マニュアル」を参考に，医師の指示，血液型，製剤内容を確認する，③患者のベッドサイドでも同様の確認を行い実施する(図 2-12)。

2. 輸血の事例②

手術前に患者Aと患者Bの採血が必要となり，それぞれの血液型・不規則抗体確認用の採血を実施した。採血結果をもとに医師が血液型確認を患者Aに実施したところ，「血液型が違う」と言われた。患者Aと患者Bの検体が交差していた。

原因：①採血実施時に検体の患者氏名を確認していない。②患者認証システムを活用していない。

防止対策：①採血実施前には検体の患者氏名を確認のうえ患者自身に名前を言ってもらい照合し採血を実施する。②患者のネームバンドと検体のコードナンバーを認証システムで確認して実施する。

E 点滴ライン，チューブ，ドレーン，カテーテル関連

患者にはその状態により様々なチューブ，カテーテル，ドレーン類が挿入されている。その主なものは，①動脈・静脈ライン，②経鼻栄養チューブ，③創部ドレーン，④膀胱留置カテーテル，⑤気管チューブ・気管カニューレなどである。からだにとっては必要なものであるが，患者にとっては不快であり自ら抜去してしまったり，不注意から物に引っかけ抜去してしまうこともある。

日本医療機能評価機構の医療事故情報収集等事業報告の2021年年報によると，ドレーン，チューブのヒヤリ・ハット発生件数情報の報告件数は14万8748件である。薬剤，療養上の世話の項目に次いで多い発生件数である[7]。ここでは経鼻胃管などの経管栄養，チューブ，カテーテル類の事故(自己)抜去，静脈ラインなどの事故事例を具体的にみてみよう。

1. 経管栄養(経鼻栄養チューブ・胃瘻カテーテル)

経管栄養は経鼻栄養チューブ・胃瘻(いろう)カテーテルなどを用いて栄養剤や薬剤の投与を行うもので，それらは看護師にとって日常的な業務となっている。しかし一方で，経鼻栄養チューブ・胃瘻カテーテルの誤挿入や迷入に気づかずに栄養剤を注入したことに関連した死亡事故も起こっている。経鼻栄養チューブ・胃瘻カテーテル誤挿入の事故で看護師が書類送検や刑事処分を受けた事例もある。

1. 経鼻栄養チューブの誤挿入の事例

経鼻栄養チューブで誤挿入の医療事故につながる場面には次のようなものがある。

①経鼻栄養チューブを挿入した後，経鼻栄養チューブに空気を注入し，聴診器により胃内の気泡音を確認した。看護師２人で確認できたため，栄養剤の注入を開始した。その直後に患者が呼吸苦を訴えた。医師が気管支鏡で確認したところ，経鼻栄養チューブが気管に挿入されていた。

②経鼻栄養チューブの交換を行った。挿入中の経鼻栄養チューブを抜去後，新しい経鼻栄養チューブを鼻孔から挿入した。経鼻栄養チューブから注射器を用いて胃内容物は引けなかったが，空気を注入し心窩部の気泡音が確認できたため，栄養剤の注入を開始した。その後，患者の状態が急変した。医師が胸部Ｘ線撮影で確認したところ，経鼻栄養チューブが気管に挿入されていた。

防止対策：①経鼻栄養チューブを用いて栄養剤や内服薬が注入されるが，注入後，患者が呼吸困難を起こす事例が多く報告されている。その原因は胃に入るべき経鼻栄養チューブの気管への誤挿入である。経鼻栄養チューブの先端の位置確認は事例のように気泡音でされることが多いが，それだけでは不十分だと警告されている[8]。②経鼻栄養チューブの位置確認（胃の中にチューブの先端があることの確認）には，注射器で胃内容物が吸引できるか確かめ，それによって確認できない場合は胸部Ｘ線撮影により確認する。

経鼻栄養チューブ挿入後の先端位置の確認方法：①胃内容物の吸引（２人で確認する），②胸部Ｘ線撮影。病院の手順を確認し，複数の方法で実施することが望ましい。

2. 経鼻栄養チューブ留置中の迷入の事例

留置している経鼻栄養チューブから栄養剤の注入を行ったところ，患者が肺炎を起こした。調べてみると経鼻栄養チューブが抜けかけており，とぐろを巻くようにたわみ，先端が留置部位からずれて咽喉のあたりにあった。そのため栄養剤が気管へ流れ込んでいた。

防止対策：栄養剤注入前に，①鼻腔からの経鼻栄養チューブの長さが変わっていないか（経鼻栄養チューブの固定時に行ったマーキングの位置がずれていないか），②口腔内を観察し咽頭部分での経鼻栄養チューブのたわみがないかなど，栄養チューブ先端が胃内にあることを確認する。

3. 胃瘻カテーテル誤挿入の事例

経皮内視鏡的胃瘻造設術（PEG）が施行された患者の胃瘻カテーテルの交換を行った。新しい胃瘻カテーテルを挿入するとき，少し入りにくい感じはあったが，そのまま挿入した。胃瘻カテーテルの吸引したところ，胃液様のものと空気が吸引されたため，胃内に留置されたものと判断した。栄養剤を注入したところ，患者に全身の発汗・四肢冷感がみられた。腹部症状はなかったが，その後，患者は心肺停止に至った。

原因：古い胃瘻カテーテル抜去時にPEGの瘻孔が破綻しており，新しい胃瘻カテーテルはその破綻した瘻孔より腹腔内に誤挿入された。そのため栄養剤は腹腔内に誤注入された。

防止対策：①間接確認法としては，スカイブルー法（古い胃瘻カテーテルから胃内に色素を注入し，新しい胃瘻カテーテルからそれを吸引して胃内であることを確認する）を検討する。胃内容物の吸引，空気の注入による聴診音での確認は確実性が低いとされている[9]。②直接確認法としては，内視鏡を胃瘻カテーテルから挿入し目視する，Ｘ線撮影により確認するなどがある。③いずれの確認方法も確認の結果が明確でない場合は，確実に確認できるまで栄養剤を注入してはならない。

2. 事故（自己）抜去

患者を，①ベッドからベッドへ，②ベッドからストレッチャーへ，③手術台からストレッチャーへ，④ストレッチャーから検査台などへ移動するとき，また，ベッド上で清拭や体位変換のために患者の位置を移動するときなどに，患者に使用されているチューブ，カテーテル，ドレーンなどが引っ張られ抜けるという事例が発生している。これらの予防には，チューブ，カテーテル，ドレーンなどの固定方法，その確認方法などのほか，複数の医療者がかかわる際の声かけ，リーダーシップも必要性である。

1. 事故(自己)抜去の事例

患者の頭側に麻酔科医師，右側に看護師，左側に外科医師が立ち，術後の患者を手術台からストレッチャーに移動しようとした（図2-13）。患者には腹部正中に1本，左右側腹部に各1本，計3本の排液ドレーンが挿入されていた。看護師は，腹部正中と右側腹部の排液ドレーンは安全に移動できる位置であることを目視で確認したが，左側腹部の排液ドレーンは患者の左側に立っている医師が確認したと思った。全員でドレーン・チューブ・カテーテル類が安全に移動できる位置であるか確認や声かけをしないまま移動したところ，左側腹部の排液ドレーンが抜けた[10)]。

防止対策：①リーダー役が主導し，ドレーン・チューブ・カテーテル類が安全であることを「指さし」「声出し」で確認する。②ドレーン・チューブ・カテーテル類が抜けない位置にあること，十分な長さがあることを全員で確認する。

2. ドレーン・チューブ・カテーテル留置中の管理(固定・観察)の基本

固定：ドレーン・チューブ・カテーテルの種類によって固定方法が異なるため，ドレーン・チューブ・カテーテルの種類に応じた確実な固定を行う。

固定用テープの貼り替え：適切な頻度で固定用テープを貼り替える。時間の経過に従い，固定用テープなどは粘着力が弱くなって，はがれやすくなることを認識する。適切な頻度で，固定用テープなどで再固定することが必要である。特に長期間にわたりドレーン・チューブ・カテーテルを留置する場合は，再固定の日程を決めて，スタッフ間で情報共有し確実に実施する。

医師との情報共有：医師が挿入部のガーゼ交換とドレーン・チューブ・カテーテルの固定を行う場合は，固定の状態や再固定の頻度などの情報を共有する。

観察ポイント：ドレーン・チューブ・カテーテル類全般に共通していることは，①挿入の長さとマーキングの位置，②固定の状況，③ドレーン・チューブ・カテーテルの状態（ねじれ，屈曲，接続部の状態など），④患者の状態（ドレーン・チューブ・カテーテルに関する理解や認識の状況，体動の状況など）の4点である。

3. 抜去防止と発生時の対応

患者による事故（自己）抜去・切断：患者にとって挿入されているドレーン・チューブ・カテーテルは異物であり，違和感や不快感・拘束感や苦痛をもたらすことが多い。患者の意識状態に問題がない場合と，意識障害や認知障害がある場合とでは対応が異なる。患者の意識状態・認知障害についてアセスメントする。

意識状態に問題がない場合：抜去防止に患者の理解が得られるよう，ドレーン・チューブ・カテーテルの必要性を説明する。

意識障害や認知障害がある場合：ドレーン・チューブ・カテーテルの必要性を患者が認識できないため，事故（自己）抜去発生の可能性が高い。また，患者からの協力を得ることは期待できな

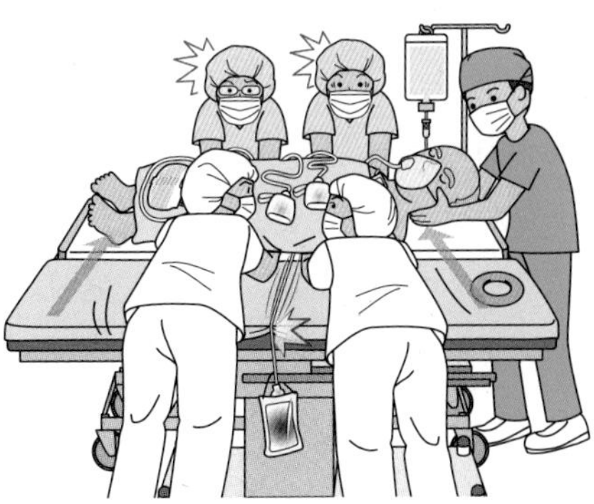

図2-13 患者の手術台からストレッチャーへの移動場面

い。このような場合には次の方法で事故（自己）抜去を防止する。

- 患者の状態からドレーン・チューブ・カテーテルの必要性を医師と相談し，抜去可能であれば抜去する。
- ドレーン・チューブ・カテーテルの固定を強化する。
- 患者の状態とチューブ・カテーテルの観察の頻度を増やす。
- 患者の手がドレーン・チューブ・カテーテルに届かないように上肢の抑制を行う（抑制の実施については医療機関のガイドラインやマニュアルに従って実施する）。
- はさみ，ナイフなど切断に使用しやすいものを患者の周囲から取り除く。
- せん妄・認知症の原因・要因をアセスメントし改善に向けた介入を行う。

事故（自己）抜去発生時の対応：事故（自己）抜去による患者への影響度（危険性）は，ドレーン・チューブ・カテーテルの種類によって異なる。患者への影響が大きいドレーン・チューブ・カテーテルもあり，事故（自己）抜去発生時にはその種類に応じた迅速で適切な対応を行う。

- 気管チューブや気管カニューレの事故（自己）抜去は，患者の生命維持に直結するため直ちに再挿管，再挿入が必要である。
- 胃瘻（いろう）カテーテルなどで瘻孔（ろうこう）管理されている場合は，抜去後の時間経過によって瘻孔が閉鎖するため，迅速な再挿入または瘻孔確保の処置が必要である。

3. 静脈ライン

静脈ライン（末梢静脈栄養，中心静脈栄養）にかかわる医療事故には，①投与する患者の間違い，②輸液剤の間違い，③輸液スピードの間違い，④挿入経路の間違いなどがあるが，ここでは輸液管理中に起こりやすい医療事故に焦点を当て，輸液ラインの，①接続部のはずれ，②接続の間違い，③閉塞，をあげる。

1　接続部のはずれ

静脈ラインの接続部がはずれると，大量出血する危険性があるほか，血管内に空気が流入する医療事故も報告されている[11)]。また，抗凝固薬が投与されている患者は接続部がはずれると，より出血しやすい。

▶ 防止対策　静脈ラインは閉鎖式の接続部（コネクタ）がロック式になっているものを使用するなど，接続を確実に行う。

2　接続の間違い

接続を間違う医療事故につながる場面には次のようなものがある。

①静脈ラインを経腸栄養チューブに接続した。

②硬膜外カテーテルに注入すべき薬剤を静脈ラインに接続していた。

③静脈ラインから薬剤をシリンジで注入しようとして，動脈ラインに注入した。

▶ 防止対策　①誤接続を防止するため経腸栄養チューブなどは専用のセットを用いる（誤って静脈ラインに接続できないコネクタになっている）。経腸栄養チューブには三方活栓を使用しないなど，静脈ラインと間違わないルールをつくる。②三方活栓などから薬剤を注入するときは，そのラインをたどって患者への挿入部を確認し，選択したラインが正しいか確認する。③複数のルート（中心静脈，末梢静脈，経管栄養など）が挿入されている場合には，テープなどで印を付け，その名称（「末梢静脈用」「硬膜外腔用」など）を記載するなど明確に区別できるようにする。

3 静脈ラインの閉塞

逆血（カテーテルへの血液の逆流），輸液が落ちずに止まっている，閉塞しやすい薬剤の使用などで静脈ラインが閉塞することがある。閉塞するとカテーテル抜去後に再挿入になるが，中心静脈栄養カテーテルは末梢静脈栄養カテーテルに比べ挿入に伴う侵襲が大きい。

▶ 防止対策　逆血が起きないようにヘパリンロックや生理食塩水ロックを適切に行う。閉塞を早期に発見することで，抜去せずに閉塞を解除できることもある。

1. 三方活栓の開放忘れの事例

ヒューマリン®R 調製液をシリンジポンプによる静脈投与で開始することになった。看護師はシリンジポンプに注射器をセットした後にラインを三方活栓に接続したが，三方活栓を開放しないままポンプの開始ボタンを押した。その後，ヒューマリン R 調製液が投与されていないことに気づいた[12]（図 2-14）。

防止対策：①三方活栓のコックの向きと流路を「指さし」「声出し」で確認する。②滴下筒（点滴筒）の滴下を必ず確認する。③三方活栓の構造を理解する。

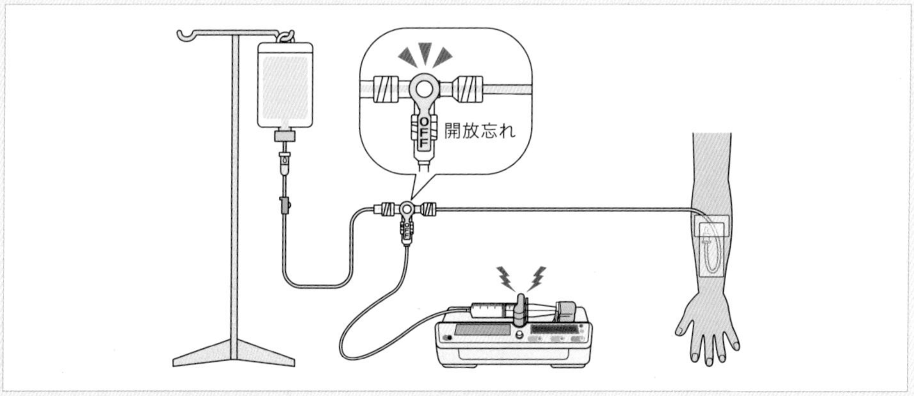

図2-14　三方活栓の開放忘れ

4. 胸腔ドレナージ

肺の拡張を妨げる気胸，胸水などがみられるとき，胸腔内の陰圧を維持する目的で胸腔ドレーンが挿入される。胸腔ドレーンは胸腔ドレーンバッグの水封（ウォーターシール）により，陰圧が保たれるようになっている。何らかの原因で胸腔ドレーンが外気と交通すると，肺が虚脱し重大な事態に至る。

1. 水封に関連した事例

水封に関連した医療事故につながる場面には次のようなものがある。

①胸腔ドレーンバッグ（図2-15）の水封室に滅菌蒸留水を入れないまま胸腔ドレーンを接続した。そのため陰圧の胸腔に外気が流入してしまった。

②胸腔ドレーンバッグの水封室の滅菌蒸留水が減少しているのに気づかず，患者の気胸を増悪させた。

③胸腔ドレーンバッグの水封室に入れる滅菌蒸留水を間違って吸引制御ボトルに入れ，胸腔ドレーンを接続した。

防止対策：①胸腔ドレーンを胸腔ドレーンバッグに接続するときは，必ず水封室に滅菌蒸留水が規定量入っていることを確認する。②胸腔ドレーンバッグへ胸腔ドレーンを接続するときの水封確認はダブルチェックすることが望ましい。③胸腔ドレーンバッグの水封室の滅菌蒸留水の状態は常に観察する。

2. 胸腔ドレーンの接続部がはずれた事例

胸腔ドレーンと胸腔ドレーンバッグの接続部がはずれる医療事故につながる場面には次のようなものがある。

①患者の体位変換を行ったとき，留置されている胸腔ドレーンが引っ張られ，ベッドサイドに固定されていた胸腔ドレーンバッグとの接続部がはずれた。

②ベッド柵を下げたところ胸腔ドレーンが引っ張られ，ベッド柵に固定されていた胸腔ドレーンバッグとの接続部がはずれた。

防止対策：①接続部がはずれないよう固定用テープで固定したり，タイガン（結束バンド締め付け用工具）を用いて固定する。②体位変換，ベッド柵の操作などは，胸腔ドレーンと胸腔ドレーンバッグの位置関係を常に確認しながら行う。③接続部がはずれたときには，直ちに胸腔ドレーンを閉塞する必要があるため，鉗子などクランプに必要なものをベッドサイドに置いておく。

3. 水封解除の事例

ベッドサイドにある胸腔ドレーンバッグを倒し，水封が解除されてしまった。

防止対策：胸腔ドレーンバッグを水封された状態に保つために，安定して固定できる方法を検討する。胸腔ドレーンバッグの種類によっては，逆流防止弁などの安全装置が付いたものもある。

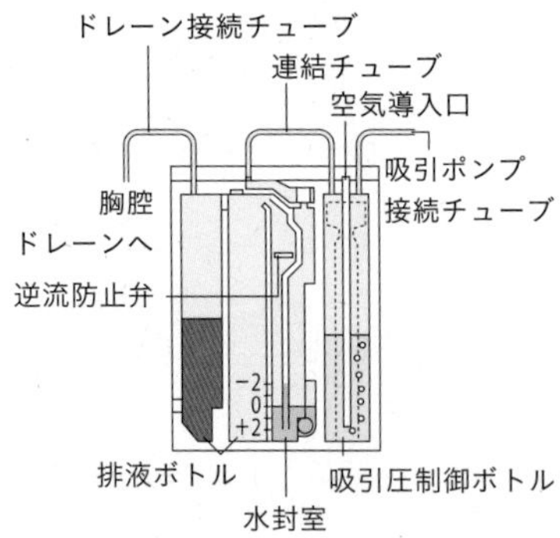

図2-15 胸腔ドレーンバッグ

F 浣腸

立位でのグリセリン浣腸を実施したことにより直腸穿孔（せんこう）が発生した事例が複数報告されたことから，2007（平成19）年に日本医療機能評価機構より立位でのグリセリン浣腸は直腸損傷の可能性があると注意喚起（かんき）された[13]。その後も同様の事例が続いていることから，

2019（平成31・令和元）年に再度，立位でのグリセリン浣腸による直腸損傷について注意喚起がなされている[14]。直腸損傷の場合は手術や人工肛門造設が必要となることもあり，患者への影響は極めて大きい。

1. 立位でのグリセリン浣腸を実施した事例①

患者は4日間排便がなかった。看護師は左側臥位で浣腸をしようと思ったが，患者の希望によりトイレに移動し，立位でグリセリン浣腸液を注入した。10分後，トイレよりナースコールがあり，患者は排便困難を訴えた。肛門周囲を見ると，3cm幅の腫脹と少量の出血を認めた。医師が診察し，CT検査を実施したところ，直腸穿孔と診断された[15]。

2. 立位でのグリセリン浣腸を実施した事例②

患者は8日間排便がなく，医師はグリセリン浣腸の指示を出した。患者はトイレでの実施を希望したため，看護師はトイレにて立位でグリセリン浣腸液を注入した。排便時に出血を認め，その後，腹部CT検査を実施したところ，肛門部から約3cmの辺りに粘膜損傷を認めた[16]。

3. 事例①②の問題点と防止対策

立位での浣腸の問題点：①立位では腹圧がかかり，直腸前壁の角度が鋭角となり，浣腸チューブの先端が当たりやすくなることから傷つきやすい。②肛門の目視での確認がしづらく，必要な長さでの挿入ができない（挿入が浅いまたは深くなる危険性がある）。③臥位と比較し，肛門の緊張が高くなることで挿入しづらい，無理に挿入することで損傷につながりやすい。

立位でのグリセリン浣腸の実施に関する背景：「便意ががまんできない」「トイレまで間に合わないと困る」「トイレが空いていないかもしれない」という理由で，患者がトイレでのグリセリン浣腸の施行を希望したために，トイレの中において立位で実施したことが背景要因として指摘されている。

防止対策：次のような防止対策が考えられる。

①浣腸実施時の体位は左側臥位とし，立位では実施しない。

②患者が便意をがまんできず，トイレまで間に合わないことを心配している場合には，下着が汚れないように，パッドやポータブルトイレを使用するなどのケアを行う。

③患者に立位での実施の希望がある場合は，立位でのグリセリン浣腸を行うリスクを説明し，安全な臥位での実施の了承を得る。

④患者がトイレでの実施を希望する場合は，広いトイレを使用し，ストレッチャーなど臥位で実施できる環境を整える。

⑤挿入時の浣腸チューブの長さは，成人の場合5～6cmが適切とされている。それ以上挿入すると粘膜の損傷や穿孔の危険性がある。また，患者に適した長さを挿入しても，抵抗を感じた場合は，直腸壁に当たっている可能性もあるため無理に進めず，少し引き戻すなど，患者の痛みや違和感を観察しながら慎重に行う。

⑥浣腸チューブ挿入時に抵抗を感じた場合は，無理にそれ以上進めない。

⑦浣腸の実施中はもちろん実施後も患者の状態を観察する。

⑧浣腸の実施後は，必ずナースコールを患者の手もとに置く。患者には痛みや出血，違和感や腹痛があった際は，速やかにナースコールなどで報告するように説明をする。

4. グリセリン浣腸の実施による事例③

術前処置のグリセリン浣腸液をタオルの保温庫に入れて保温した。40分後浣腸液を取り出し患者の部屋で水道水にてしばらく冷まし，自分の前腕内側の皮膚で容器の温度を確認したところ，熱くなかったので患者へ使用した。液を50mL注入したところで患者から「熱い」といわれ，注入管を抜いた。翌日より赤色の水様便が見られ，内視鏡で高温の浣腸液による直腸粘膜傷の可能性が高いと診断された[17]。

防止対策：グリセリン浣腸液は約40℃に温めることが望ましい。温める際は，50℃程度の温湯に漬けて行う。浣腸液の量によって温める時間が変わるため注意する。また，温めすぎた場合，グリセリン浣腸の容器表面の温度は下がっていても，容器の中の浣腸液の温度が下がっていないこともある。温め過ぎたと判断した際は，別の浣腸液を準備することも検討する。

G 転倒・転落

転倒・転落に関する事故は，薬剤，輸液ラインの事故と同様に多くみられ，医療機関における課題となっている。転倒・転落によって大腿骨などの骨折，切創（せっそう），脳出血などが発生することがあり，その場合には入院目的とは別の治療・処置が必要となる。その結果，入院期間の延長など，患者の入院生活に大きな影響を及ぼす。

転倒・転落しやすい患者を生活面も含めて評価し，転倒・転落リスクに合ったケアを提供するなど医療者側の対応とともに，患者や患者を支える家族などのキーパーソンの協力を得ていくことも重要になる。

1. 転倒・転落が起きる理由

発生場面としては，①排泄（はいせつ）行動，②歩行，③車椅子（いす）やトイレへの移動があげられる。**発生要因**としては，①日常生活行動に関する患者の希望，②環境面，③移動・移乗を支援する医療者側の要因などがあり，転倒・転落は複数の要因が複雑に関与して発生していると考えられている。

また，入院生活となることによる患者の筋力低下や，異なる生活，治療・手術・処置による全身状態の変化により，通常より体幹バランスが崩れ，転倒・転落が発生しやすいことも把握しておく必要がある。

2. 転倒・転落防止に関する考え方

患者の入院前の生活状況と現在の患者の生活状況の違いを把握し，転倒・転落につながると予測できる要因を総合的にアセスメントし，転倒・転落発生の可能性とその程度を予測し，患者個々の転倒・転落の要因に合わせた予防策を立案する。ここで大事なことは医療者側のみの情報共有だけでなく，患者・家族にも転倒・転落のリスクを説明し，協力を得ることである。早期のリハビリテーション介入により，患者のもっている力を最大限に生かせるような転倒・転落防止の対策を立てている施設もある。

可能な限り，入院中の転倒・転落はゼロにしていくことが大切であるが，起きた場合でも大きな事象に至らない対策も必要である。リスクが高い患者と判断した場合は，部署内で情報を共有し，部署全体で同じ視点により患者支援をしていくことが必要である。

3. 転倒・転落のリスクアセスメント

転倒・転落を予防するためには，患者一人一人の転倒・転落につながる要因を抽出し，転倒・転落の可能性，転倒・転落が発生したときのリスクなどのアセスメントを行い，その予防策を検討し，看護計画や他職種との支援計画に反映することが必要である。

多くの医療機関においては「転倒・転落アセスメントスコアシート」を作成し，転倒・

表2-7 転倒・転落の要因

患者側の要因・内的要因	環境の要因・外的要因
● 年齢（高齢） ● バランス障害（平衡感覚障害） ● 視覚・聴覚の障害 ● 脳神経系，運動機能系，循環器系の疾患に伴う障害 ● 認知障害（認知症，見当識障害など） ● 薬剤の影響（鎮痛薬，麻薬，降圧薬など） ● 排泄の状況（頻尿，失禁など） ● 栄養状態（貧血症状など）	● 入院に伴う環境の変化（寝具が布団からベッドへ変更されるなど） ● 階段，段差，すべりやすい床 ● 照明（暗い・明るすぎる），急な明るさの変化 ● 不適切な履物 ● 患者の動線にある障害物 ● 持続的な治療がある（輸液管理，チューブ・ドレーン管理，それらに付随する医療機器の存在） ● トイレの場所が遠い

転落のアセスメントを容易にしている。「転倒・転落アセスメントスコアシート」の定期的な評価は看護支援の見直しにも役立てられる。アセスメントの項目，評価の点数（スコア），評価の方法，評価日などは，医療機関によって異なる場合があるが，各々の施設の事情に応じた内容となっている。

アセスメントのタイミングとしては，入院前・入院時，患者の状態が変化したときに「転倒・転落リスクアセスメントスコア」でチェックする。

チェックにあたっては，患者の転倒・転落リスクの要因は，患者の要因（内的要因）か，環境の要因（外的要因）か，その何が問題となるかを評価し対策を立てていく（表2-7）。また，医療者側にはわからない患者側の変化がある可能性もあるため，患者・家族に確認して定期的な評価を行っている施設もある。

4. 転倒・転落の事例と防止対策

先にも述べたように，転倒・転落が発生する要因は多数あり，常に転倒・転落のリスクがあることを踏まえた行動が必要となる。特に気をつける必要があるとアセスメントされた患者には予防策を立案し，看護師間はもちろん他職種とも情報共有し，転倒・転落のない日常生活を送れる環境を整えることが大切である。転倒・転落につながる場面には次のようなものがある。

1. 夜間のトイレで転倒した事例

高齢女性の大腿骨頸部骨折に対し人工股関節置換術が施行された。退院前日になり，歩行は杖で可能であったが，看護師は「夜間，照明が暗くなり足元が見えづらいため，夜間のトイレ歩行時はナースコールで知らせてほしい」と患者に伝えた。患者からは「いつも言われているから，わかりました」との発言があった。夜間，ドスンと音がし，看護師が駆けつけると，患者が床に横たわっていた。患者は「洗面所に一人で行けると思ったが，バランスをくずして転んだ」と言う。医師の診察の結果，人工股関節にずれが見つかり再手術となった。

原因：退院間近の患者は，自宅での生活を想像し，自立しないといけないと考えがちになる。高齢者であり，入院中の筋力低下もあり，生活を再構築してくことには時間を要する。排泄行為を自立したいと望んでいる患者の背景を考え，対応することが必要である。また，トイレはナースコールでよぶが，洗面所はよばなくてもよいと判断した可能性もある。

防止対策：①患者に伝える方法を再考する。トイレのみではなく，夜間動く必要があった際には協力を得たいことを説明する。②患者に，入院期間が長期化することで筋力の低下があること，回復には時間を要すること，日中リハビリテーションをしている場合は特に疲労が蓄積される可能性があることを伝える。③活動と休息のバランスを考えた支援をするためにも，患者を取りまく複数のスタッフでの予防策の検討と情報共有が必要である。

2. 看護師が感染防護用具をつけようとしたときに患者が転倒した事例

高齢男性で軽度の認知症があり，すぐに動き出してしまう状況があった。また感染症があり，医療者は接触感染対策を講じる必要があった。リハビリテーションのため車椅子でリハビリテーション室に移動したが，看護師はガウンと手袋をしないで患者に対応していたことに気づき，患者に「そこで待っていてください」と声をかけ，2〜3m 離れた場所で感染防護用具を身に着けていた。患者が急に動き出し，車椅子のフットペダルに足を引っかけ，そのまま転倒した。

原因：認知機能に障害のある患者の側を離れたこと，感染対策を講じることを優先したことで，患者の安全を守れていなかった。

防止対策：感染防護用具を忘れた際は，ほかのスタッフにサポートを依頼するなどの対応が必要である。患者の側を離れるのではなく，患者と一緒に感染防護用具の側まで移動するなど，患者の特徴や必要な感染対策に合わせて，自身の行動にも注意することが大切である。

3. ベッドへの移乗時に転落した事例

入浴用ストレッチャーからベッドへの移乗の際，看護師と看護助手は，それぞれベッド側とストレッチャー側に立った。ベッドを固定していない状態で患者を載せたスライダー（移乗補助器具）を押したところ，ベッドが動いて患者が転落した。頭部 CT 検査を実施し，後頭部皮下出血と診断した[18]。

原因：ストッパーをかけたつもりであったが，きちんとロックしていることを確認していなかったことが考えられる。

防止対策：移乗前にベッド，ストレッチャーなどは必ずストッパーをかけ，確実に固定されていることを確認する。また，ストッパーをかけていても，浴室の床がすべりやすくなっていることから動く可能性があるため，床面の水分などにも注意する。移乗時，介助者は適切な位置につく，また移乗に必要な人数の確保をする。スライダーなどの移乗補助器具の使用方法についても周知する。

5. 転倒・転落発生後の対応

転倒・転落が発生した場合は，まず患者の安全の確認を行うためにバイタルサインの測定をする。転倒・転落の形跡が床などにある場合，転倒・転落による骨折や頭蓋内損傷，頸椎損傷が否定できないため，その患者の移動は複数のスタッフで安全に行うことが望ましい。

発生後は必要な観察・検査などを行い，医師とともに家族に報告・説明することが必要である。

H 入浴介助中のインシデント・医療事故

入浴中のインシデント・医療事故の主な内容は熱傷や浴室での転倒・転落，おぼれ，血流の変化による意識障害などがある。

1. 入浴中の熱傷

入浴介助時に，浴槽の湯の温度を確認していなかった，あるいはシャワーの湯の温度を確認していなかったために，高温の湯で患者に熱傷を生じる事故が起きている。

1. 熱傷の事例

看護師は熱めに設定した湯をエレベートバス（臥位で入浴できるリフトバス）に準備し，湯の温度を確認する前に患者を入浴させた。その後，看護師はエレベートバスに手を入れると湯が熱かったため，すぐに患者を湯からあげた。このとき，患者の皮膚に表皮剝離を認めた。皮膚科医師の診察により体表面積25％程度の熱傷と診断された[19]。

防止対策：入浴を実施する直前に，湯の温度を素手や上腕内側などで確認する（図2-16）。

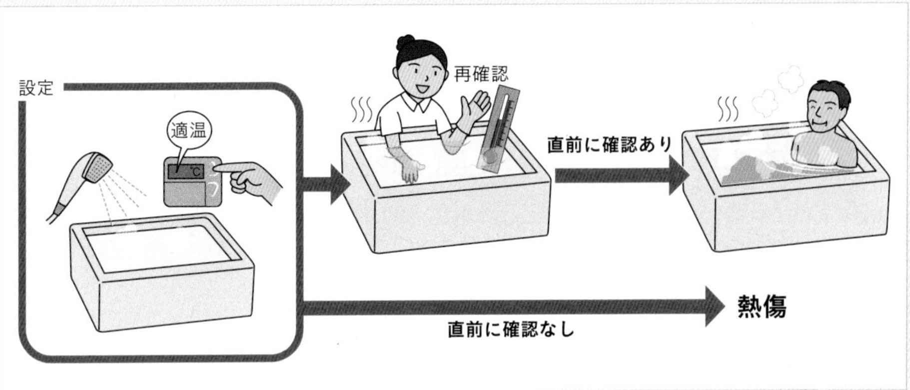

図2-16 熱傷の事例

2. 入浴中の転倒・転落

浴室の床は濡れており，滑(すべ)りやすく転倒しやすい環境であることを十分認識する。また，入浴時に使用する石けん，シャンプーなどによってもより滑りやすくなるため注意が必要である。

1. 転倒・転落の事例

①介助者が患者から目を離した少しの間に，椅子(いす)に座っていたはずの患者が転倒していた。
②患者を立位にし，シャワー椅子から車椅子へと移動する際，車椅子のセッティング位置が浅く，患者が座面に座れず転倒した。
③ストレッチャー上で患者の濡れたからだを拭くために側臥位にした際，重心が傾きストレッチャーごと転倒した。

防止対策：①患者から常に目を離さないことが大切である。そのため患者から離れなくてすむよう，必要物品などは事前に準備しておく。②患者がバランスをくずした際に，からだを支えられる位置を考えて介助を行う。③安全に介助できる人数を考えて，無理に一人で行おうとしない。

3. 入浴中のおぼれ，意識障害

入浴中の意識障害は温熱作用と静水圧作用が関係している。浴槽につかったとき，「温熱作用」が働き血流がよくなり，からだが一気に温まる。温熱作用が働く一方で，からだには水圧がかかり，からだにかかる水圧により「静水圧作用」が働く。静水圧作用により血圧が上昇し，心拍数が増加する。特に高齢者は，より負担のかかる状態になり（寒暖差に伴う血圧変化がもたらすヒートショック），失神やめまいが起こり入浴事故につながる。

1. 意識障害の事例

手術後，約 1 か月経過しシャワー浴も自立していた。通常通り患者 1 人でのシャワー浴を実施したが，終了時間を過ぎても患者は病室に戻っていなかった。心配に思った看護師がシャワー室へ行き，ドアを開けたところ，意識障害を起こし倒れている患者を発見した。

防止対策：①入浴，シャワー浴の前はバイタルサインを測定し，一般状態を把握し，安全に実施できるかを判断する。②入浴，シャワー浴が自立している患者でも，ヒートショックを起こす可能性がある。循環動態が不安定になりやすい患者（高齢者，既往に循環器疾患や脳血管疾患などがある患者）は，入浴やシャワー浴の途中で安全確認（対面確認）をする。③終了時間に患者が安全に終了できたことを対面確認する。

I 温罨法

1. 温罨法による熱傷

温めたタオルや湯たんぽなどの温罨法に伴う熱傷の事例が報告されている[20]。意識状態に問題がなく，熱いことを訴えられる患者であっても，熱傷になっている事例もあり注意を要する。温罨法の実施中は，患者の自覚症状の有無にかかわらず，患者の周囲の環境を含めて観察することが大切である。

1. 温罨法による熱傷事例

温罨法による熱傷の事例には次のようなものがある。

①看護師は，患者の右大腿部付近にビニール袋に入れた清拭用タオルを置き，背部清拭のため患者を右側臥位にした。清拭中「熱い，熱い」と患者が声を出したため，確認すると右大腿部に発赤を形成していた（図 2-17）[21]。

②意識障害のある患者に輸液用の静脈ルートを確保しようとしたが，末梢の冷感が強いこともあり，電子レンジで温めたタオルを専用カバーに入れて前腕にあてた。15 分後に確認したところ発赤と熱感が強く，時間経過とともに水疱形成となり，熱傷の診断となった。

③患者が足の冷えを訴えたため，温タオルを専用カバーとタオルで覆い患者に使用した。患者には熱くなったら自分ではずすように説明していたが，そのままの使用が続き，結果として患者の足に低温熱傷をつくった。

④看護師Aは，患者の下肢に冷感があったため，60℃の湯を入れた温たんぽを準備し，その上に患者の両下腿をのせた。1 時間後，看護師Bは，患者の下肢の冷感が消失したため，温たんぽをはずした。10 時間後，下腿にびらんおよび浸出液に気づき，熱傷を生じたものと判断した[22]。

2. 防止対策

温罨法による熱傷の防止対策には次のようなものがある。

①温罨法はその効果とは裏腹に熱傷や低温熱傷の危険があることを認識しておく。

②意識状態に問題がなく熱いことを訴えられる患者にも温罨法による熱傷が発生していることを認識しておく。

③治療の影響や疾患により神経障害のある患者はもちろん，高齢者も熱傷のリスクは高い。観察を行うことと，患者への説明による患者本人の協力も必要である。

④罨法や清拭時は温湯などを用いるため患者の周囲にも配慮する。

⑤電子レンジで温めた温タオルを用いる罨法は，電子レンジの保温効果により温度が継続されるため，注意が必要である。

⑥温タオルなどは必ず中心部の温度を測定して使用する。

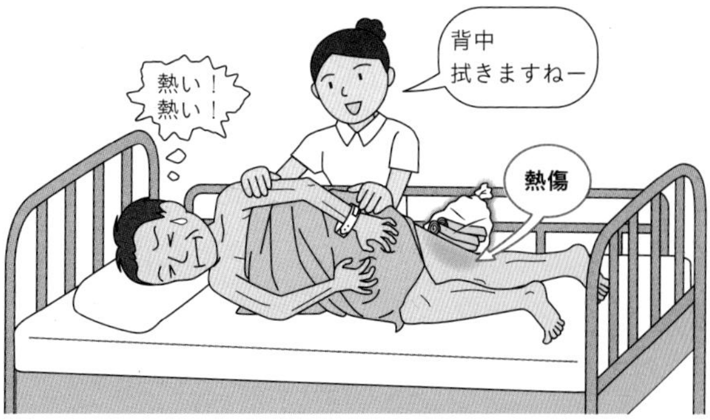

図2-17 背部清拭時の熱傷の事例

J 食事

入院中は治療・処置などで食事が一時中止になったり，病名診断の後に治療食が開始となったりする。また，アレルギーや宗教上の理由で食事制限が必要となることもある。

配膳は名前を確認するだけでなく，患者の治療・制限などを確認しておく必要がある。また，嚥下(えんげ)機能に伴う窒息や誤嚥(ごえん)の可能性があることも知っておく。

1. 配膳時における事故

1. 配膳時の事例

配膳時における事例には次のようなものがある。

①貧血の精密検査のため上部消化管内視鏡検査を行うことが前日に決定していたが，配膳を担当している看護助手に伝わっていなかった。看護師が気づいたときには食事中止の連絡時間を過ぎていたため，食事が病棟に届いていた。看護助手は食事を患者に配膳し，患者は変だと思ったが食べてもいいととらえ摂取した。結果，内視鏡検査を遅らせることとなった。

②乳製品アレルギーの患者に捕食として牛乳プリンが病棟に届いた。看護師は疑問に思ったが，栄養部は間違えないだろうと患者に配膳した。患者も疑問に思ったが，配膳トレーに置いてあった食札が「乳製品×」と記載されていたため，問題ないと思って食べた結果，アレルギー症状が出たため，退院延期となった。

2. 防止対策

配膳によるインシデント・医療事故の防止対策には次のようなものがある。

①検査によっては食事が中止または食事の時間をずらす必要があるため，事前に食事の制限のある検査は何か知っておく。

②事前に患者へ検査による食事制限があることを説明し，理解を得る。

③配膳にかかわるスタッフとの情報共有をする。

④配膳時に疑問をもった場合は必ず相談や確認をする。

2. 異食・誤飲

「異食」とは食物以外のものを摂取することであり，「誤飲」とは食物以外の物を飲み込むことである。異食や誤飲は，患者の疾患や状態と関係しており，認知症やせん妄状態，不穏状態の患者，精神疾患，意識障害のある患者において発生する。また，小児においても発生することを忘れてはならない。

1. 異食・誤飲の事例

異食・誤飲の事例には次のようなものがある。

①吸引が必要な絶飲食中の患者が，ベッドサイドに置いてあった吸引チューブ用の水を飲んでいた。

②患者は，夜間休めないためベッドサイドに用意してもらった睡眠導入薬を手探りで口に入れたと言う。患者の違和感と，実際にはベッドサイドに薬剤はおいていないため，X線撮影で確認したところ，硬貨を飲んでいた。緊急内視鏡で摘除した。

③モニター装着中の患児のアラームが鳴ったため，訪室したところ，電極のモニターシール（保護シール）が1つ剝がれており，患児は口をもぐもぐさせていた。モニターシールは吐き出せたが，電極用ジェルは飲み込んでしまっていた。

2. 防止対策

異食・誤飲の防止対策には次のようなものがある。

①異食や誤飲を防ぐためには，その対象になり得るものを管理したり，環境調整が必要である。

②義歯を誤って誤飲することもあり，患者の生活周辺物品の確認をする。

③危険性のあるものは患者の目の届きにくい場所に保管するか，患者の家族などに危険性を説明して持ち帰ってもらうなどの協力を得ることも必要である。

3. 誤嚥・窒息

誤嚥（ごえん）・窒息は発生後，呼吸停止から心停止に至る可能性もあることを知っておく必要がある。

1. 誤嚥・窒息の事例

誤嚥・窒息の事例には次のようなものがある。

①「入院前にもパンを食べていた」という患者の情報から，食事にパンが出るように指示をした。朝食の時間に患者よりナースコールがあり，ベッドサイドで苦しがっている患者の背部を叩打した。するとパンが塊（かたまり）で出てきた。後日，確認すると「家では食パンしか食べていなかった。ロールパンがやわらかく，一度にほおばった。食パンはスープに浸して食べていた」ということがわかった。

②患者は夜間休めないため，睡眠導入薬を内服した。翌朝，ボーっとしている状況であったが，患者より「ご飯は食べられる」と発言あり，朝食を配膳した。みそ汁でむせて誤嚥性肺炎を起こしかけた。

2. 防止対策

誤嚥・窒息の防止対策には次のようなものがある。

①嚥下（えんげ）機能，意識状態，認知症など，患者が誤嚥や窒息をしやすい状態でないかアセスメントする。そのアセスメントに基づいた食事の援助をする。家族からも患者の食事状況などについて情報収集する。

②入院前の食事内容を把握し，嚥下機能の低下を疑う場合は，摂食前に摂食嚥下機能を評価し，食事前に嚥下機能訓練を行う。

③誤嚥や窒息をしにくい食事形態（形状，性状，大きさなど）を検討する。管理栄養士と連携し個々の患者に適した食事を提供する。

④誤嚥や窒息をしにくい(気管に入りづらい)食事時の姿勢を検討する。食後も一定時間，その姿勢が維持できるように配慮する。
⑤窒息を起こしやすい食材に，パン，餅，こんにゃくなどがある。窒息が考えられる場合は，これらの提供を控える。
⑥患者に誤嚥や窒息が考えられる場合は，家族にも食物によるリスクを説明し，食品の持ち込みなどをしないように協力を得る。
⑦患者が食物をのどに詰まらせたときは，吸引，背部叩打法，ハイムリック法などで異物を除去し気道確保を行う。心肺蘇生が必要な場合もあり，すぐに応援を求める。
⑧誤嚥・窒息しにくい食事形態に変更しても誤嚥・窒息のリスクは常にあることを知っておく。

Ⅲ 災害対策・防災管理

A 災害医療の基本

「忘れた頃にやってくる」「10年に一度」「一生涯のうち一度」といわれてきた“災害”であるが，自然災害，人為的災害，複合災害を含めると世界中のどこでも，誰もが生涯のうち複数回体験する可能性があり，身近な問題として認識されつつある。

1995(平成7)年の阪神・淡路大震災，地下鉄サリン事件，2001(平成13)年のアメリカの同時多発テロ事件，2005(平成17)年のJR福地山線脱線事故，2009(平成21)年の新型インフルエンザの全世界での流行，2010(平成22)年のハイチ(南部)地震，2011(平成23)年の東日本大震災，2016(平成28)年の熊本地震，2018(平成30)年の豪雨災害などは記憶に新しく，一度に多くの被災者が発生している。

医療の原点は生命の尊厳であり，それを踏まえたうえで，限られた人・場所・物という条件のなかで，多数の傷病者を対象に，いかに最大の救命効果を上げることができるかが災害医療の眼目である。

1. 災害の定義と種類

災害とは「人間とその社会を取り巻く環境の破壊や，より広い気象・生態系の変動・異常などによって，重大かつ急激な発生のためにその対策に非常な努力を要したり，外部からの援助を必要としたりするほどの大規模な非常事態」[23]である。

この概念を医療に当てはめてみると，多数の傷病者が発生する何かしらの事態が起きると，日常診療中の病院でも，医療資源の需要と供給のバランスが変化し，局地災害と同様の対応に迫られる可能性がある。通常の診療機能を維持できないくらい多数の傷病者が一時に受診した場合(約20人以上の患者が同時に発生する場合)がこれに該当する。

救急施設ならば，どこでもこれに近い状態になるのではないだろうか。たとえば近くの高速道路で負傷者10人くらいの交通事故が起きた場合や，患者数が20人をこえる食中毒

表2-8　多数傷病者が発生する可能性のある災害

災害	具体例
❶自然災害	地震，津波，台風，洪水，火山噴火，土砂崩れなど
❷人為的災害	大規模交通災害（航空機事故，列車事故，船舶事故，自動車事故など），技術事故災害（火災・爆発，化学物質漏洩，原発事故など），戦争・紛争（犯罪，テロ，武力衝突など）
❸特殊災害	化学物質，生物剤（細菌・ウイルスなど），核物質など
❹複合災害	上記３つが複合的に起こるもの

資料／2020年東京オリンピック・パラリンピックに係る救急・災害医療体制を検討する学術連合体看護ワーキンググループ：2020年東京オリンピック・パラリンピックにおける看護師の対応ガイドライン，2019，p.27．http://2020ac.com/documents/ac/03/1/1/2020AC_Ns_guideline_201902.pdf（最終アクセス日：2019/10/28）

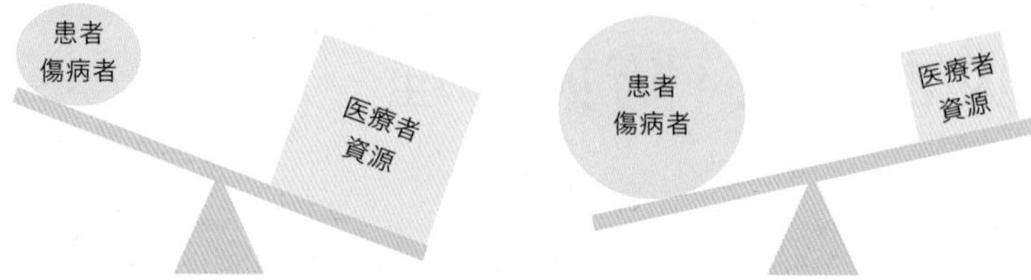
患者
傷病者
医療者
資源
患者
傷病者
医療者
資源
平常時
たくさんの医療者と資源を用いて１人を助ける
災害時
最大多数の患者を少ない医療者と資源で救う

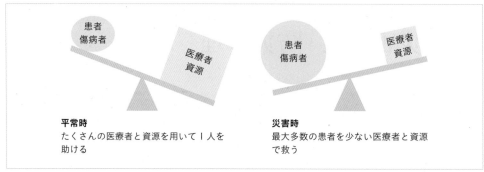

図2-18　平常の救急医療の延長上にある災害医療

が発生した場合などである。このように，その事態は首都直下型地震や熱波などによる自然災害だけでなく，人為的災害やその双方が関連した複合型の可能性もある（表2-8）。

つまり災害の医療は平時の救急医療の延長線上にある。また，大規模災害が発生したとき，医療者もパニックになるため，平常時以上のことは絶対にできないものである。そこでは，平常時の医療体制の延長線上で，①平常時のふだんから使い慣れたシステムをそのまま活用できるのか，②平常時の方法を少し変更した災害時対応に切り替えるのか，医療モードを決定する必要がある（図2-18）。

2. 災害対策と災害医療システム

わが国では，これまで経験した災害対応からの課題と知見を元に，様々な法規と災害医療システムが整備されてきた。阪神・淡路大震災では，被災者の多くは建物の崩壊による外傷性窒息，挟圧，火災による熱傷，全身打撲であった。本震災以降，瓦礫の下の医療，クラッシュシンドローム（圧挫症候群）に対応した医療の必要性が認識され，指揮命令系統と統制の欠如が指摘された。同年に起きた地下鉄サリン事件では，化学災害への備えと2次災害予防の重要性が認識された。

また，東日本大震災においては，①津波による溺水・汚泥による窒息，②倒壊した建物による外傷や押し流されている間に生じる打撲や挫創，③火災による熱傷，④低体温症，⑤原子力発電所付近の放射線障害など，発生する傷病者の特徴はまったく異なっていた。

1 災害に関連する法規

▶ 災害対策基本法　災害対策全体を体系化し，総合的かつ計画的な防災行政の整備および推進を図ることを目的として制定されたものであり，過去の教訓を踏まえた災害対策の強化を図るための改正が行われている。この法律は，国土ならびに国民の生命，身体および財産を災害から保護し，社会の秩序の維持と公共の福祉の確保に資するべく，様々な規定をおいている。

▶ 災害救助法　災害に際して，国が地方公共団体，日本赤十字社そのほかの団体および国民の協力の下に，応急的に必要な救助を行い，被災者の保護と社会の秩序の保全を図ることを目的に，1947（昭和22）年に制定され，その後も災害に合わせて改定され続けている。

2 災害拠点病院

阪神・淡路大震災時，医療機関の災害医療に対する準備・対応が不十分であったことから，1996（平成8）年に当時の厚生省の発令によって定められた「災害時における初期救急医療体制の充実強化を図るための医療機関」として，地域ごとに指定された。

「基幹災害拠点病院」については原則として都道府県ごとに1か所，「災害拠点病院」については原則として二次医療圏ごとに1か所が整備されている。

災害拠点病院は，災害時における患者の多数発生に対応するため，入院患者については通常時の2倍，外来患者については通常時の5倍程度に対応可能な設備や食料，飲料水，医薬品など3日分程度を備蓄することが必要とされる。基幹災害拠点病院は，さらに要員の訓練や研修機能を有することを必須としている（表2-9）。

表2-9 災害拠点病院指定要件

❶ 24時間緊急対応し，災害発生時に被災地内の傷病者等の受入れ及び搬出を行うことが可能な体制を有すること。
❷ 災害発生時に，被災地からの傷病者の受入れ拠点にもなること。なお，「広域災害・救急医療情報システム（EMIS）」が機能していない場合には，被災地からとりあえずの重症傷病者の搬送先として傷病者を受け入れること。また，例えば，被災地の災害拠点病院と被災地外の災害拠点病院とのヘリコプターによる傷病者，医療物資等のピストン輸送を行える機能を有していること。
❸ 災害派遣医療チーム（DMAT）を保有し，その派遣体制があること。また，災害発生時に他の医療機関のDMATや医療チームの支援を受け入れる際の待機場所や対応の担当者を定めておく等の体制を整えていること。
❹ 救命救急センター又は第二次救急医療機関であること。
❺ 被災後，早期に診療機能を回復できるよう，業務継続計画の整備を行っていること。
❻ 整備された業務継続計画に基づき，被災した状況を想定した研修及び訓練を実施すること。
❼ 地域の第二次救急医療機関及び地域医師会，日本赤十字社等の医療関係団体とともに定期的な訓練を実施すること。また，災害時に地域の医療機関への支援を行うための体制を整えていること。
❽ ヘリコプター搬送の際には，同乗する医師を派遣できることが望ましいこと。

資料／厚生労働省：災害拠点病院指定要件，2019.

3. 災害対応の原則

災害対応アプローチ方法として必須の7原則にCSCATTTがある[24)]。これは，発災直後にとるべき行動のそれぞれのアルファベットの頭文字をとって並べたものであり，発災直後の行動の基盤となる考え方である。CSCAは対応の運営部分を意味しメディカル・マネジメント（医療管理）とよび，TTTは提供される医療支援を表しメディカル・サポート（医療支援）とよぶ。

1 C：Command & Control（指揮・統制）

病院の日々の運営と災害時の対応との主な相違点の一つとして，明確な指揮命令系統の必要性がある。災害時は，組織的に効果的な活動することが求められる。そのためには，病院内でのタテの指揮命令系統（Command）と関係各機関の各レベルでのヨコの連携（Control）の確立のために災害対策本部の設置が必要である。

2 S：Safety（安全）

災害時に対応するスタッフは，災害時安全確保の原則である3S（Self：まず自分，Scene：次に現場，Survivor：そして傷病者）を忘れてはならない。医療スタッフと環境の安全が確保できることによって，初めて患者にあらゆる医療を提供できるのである。

3 C：Communication（情報伝達）

災害時対応で失敗する原因で最も多いものは情報伝達の不備である。情報伝達の失敗は，災害現場と病院との間や，病院内部においても本部から各部署への命令が伝わらないため，指揮命令系統の確立ができず，他機関との連携はさらに困難となる。

そのため，情報伝達の手段（たとえば職員の招集，災害時の管理体制および部署間の連携）を計画し，検証しておくことが極めて重要である。さらに予測できる失敗（たとえば通話が殺到し病院の電話回線が使用できなくなるなど）を特定し，解決策を確保することも重要である。

4 A：Assessment（評価）

迅速に状況を評価し，傷病者の数と重症度を見積もることが重要である。集められた情報を分析し，最初の医療対応を決定する。このときの評価は完全に正確である必要はなく，災害発生後，時間経過とともに精査・修正することによって活動方針を立てる一連の活動としての評価である。

5 T：Triage（トリアージ）

傷病者の緊急度や重症度を迅速に評価し，治療や搬送の優先順位を決定する。この過程は動的であり，傷病者の変化を見極めるために，すべての段階において繰り返し行われる必要がある。災害時は迅速性を優先したSTART（Simple Triage and Rapid Treatment，図2-19）法を活用する。また，その結果はトリアージタグ（図2-20）に記載する。

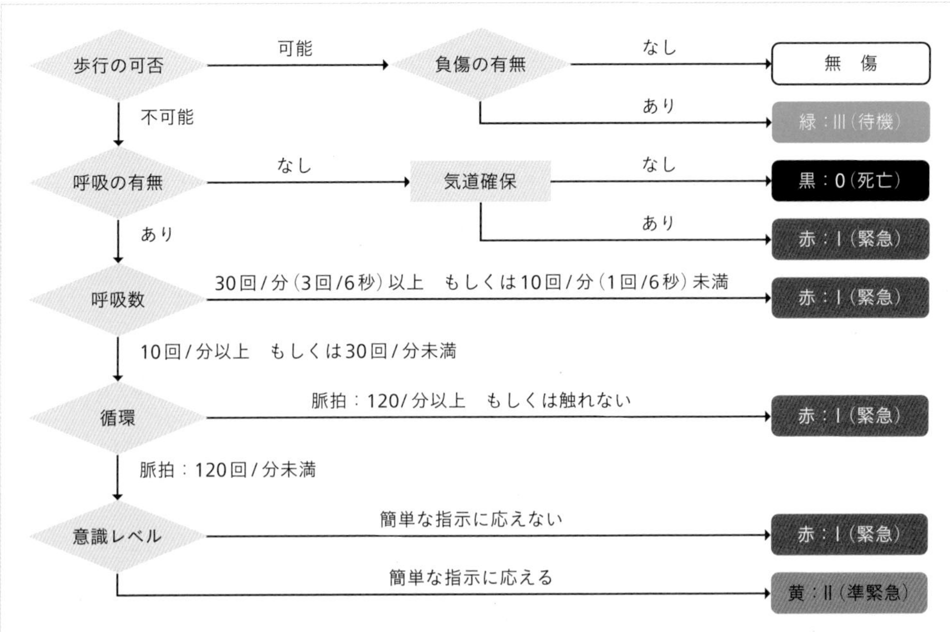

図2-19 START（Simple Triage and Rapid Treatment）法

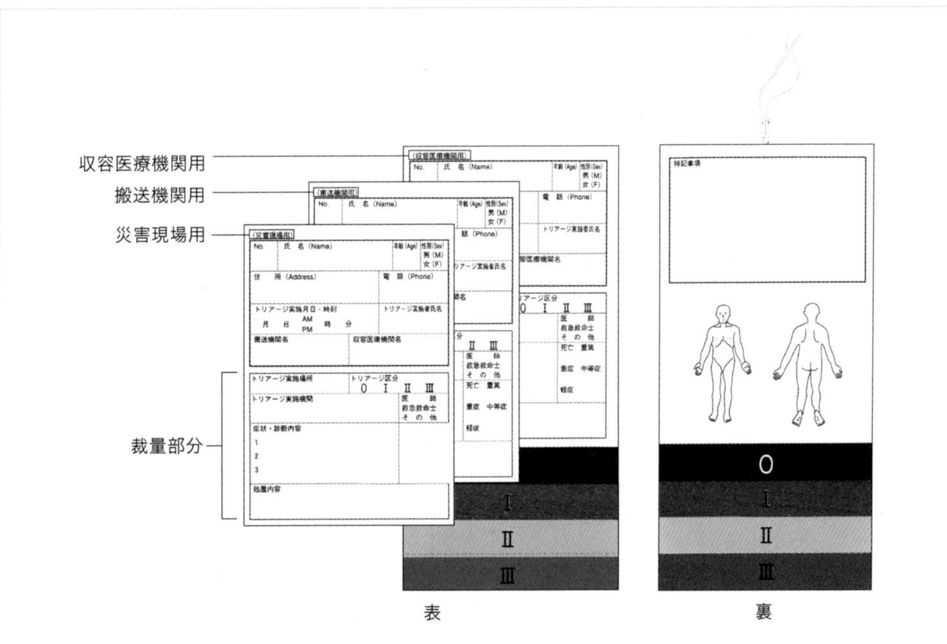

図2-20 トリアージタグ

6 T：Treatment（治療）

災害時の治療の目標は「最大多数に最善を尽くす」ことである。これは救命の可能性の高い傷病者を特定し，治療することである。実際に行われる治療は，実施要員の技能，傷病者の重症度，使える時間と資源を反映し決定する。

7 T：Transport（搬送）

重症患者の大多数は救急車両で病院に搬送されるが，それ以外で来院する患者にも対応できる体制が整っている必要がある。また，トリアージ後，適切な搬送が生死を分けるため，①搬送される患者の情報，②搬送手段の情報，③搬送先の情報，④搬送中の医療の提供に関する情報の調整が必要であり，搬送中も医療の継続が不可欠である。

＊　＊　＊

災害対応にはこの7つが有機的に連携することが重要であり，CSCATTTは災害現場においても，病院においても重要な対応の原則であり，日常の医療においても考慮されるべきものである。

4. 災害に対する医療機関の準備

災害時の病院における事業の中心は，病院機能を維持したうえでの被災患者を含めた患者すべての診療であり，発災直後からの初動期，急性期，その後の亜急性期，慢性期へと災害医療サイクルをたどる（図2-21）。医療は，その変化する災害のフェーズに対してつなぎ目なく円滑に行われる必要がある。

そのために病院は，多数の傷病者の受け入れを想定し，地域防災計画や防災業務計画において設定されている地域における病院の位置づけから想定される災害と病院の役割をあらかじめ知り，院内体制を整備する必要がある。そして災害時には，病院の被災状況，地

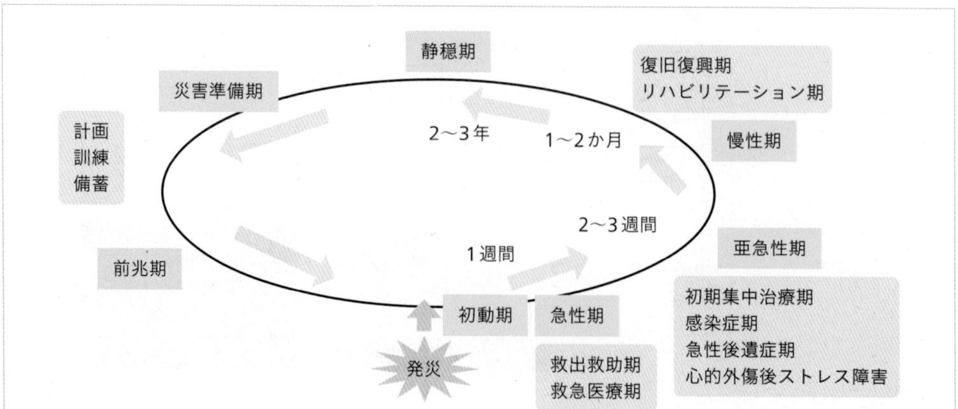

図2-21 災害医療サイクル

リーダー

地震発生時の対応

1. 安全を確保せよ
   - ◆自分
   - ◆患者
   - ◆スタッフ
2. 避難経路を確保せよ
3. 状況を把握せよ
   - □患者・スタッフの安全確認
   - □各部屋の被害状況
   - □負傷者の有無
   - □手術の進行状況
4. 報告せよ
   - □状況を管理へ報告

図2-22 アクションカードの例

域における特性，地域のニーズの変化に対応できるよう，病院機能の損失をできるだけ少なくし，機能の立ち上げ・回復を早急に行い，継続的に被災患者の診療にあたれるような事業継続計画（business continuity plan：BCP）を盛り込んだマニュアルや個々の役割を示したアクションカード（図2-22）を活用できるよう評価・検証を繰り返すことが必要である。

B 災害看護の役割

災害発生時，看護師は，まずは第一に冷静になり，自らの安全を確保したうえで，状況を把握し，看護的ニーズを把握し，突然の出来事に対し，被災者・家族の心情を理解しながら，冷静にかつ迅速にケアにあたることが重要である。しかし，広範かつ深刻な破壊が起こったときは，治療にあたるべき病院も破壊され，医療従事者も被災者となる。このような物的にも人的にも限られた状況下でも，看護師としての原点・基本に立ち，臨機応変で柔軟な対応と創意工夫をすることが災害看護における重要な点である。看護師は発災時に，どこにいるか，どこに所属しているか，どの災害医療サイクルの段階にかかわるかで，その役割に応じた看護が求められるのである。

災害発生時の看護チームの役割および責任は計画され，「災害時マニュアル」などに明文化され，医療チームのなかでの対応として訓練されていることが必要である。看護スタッフは，一定期間，同じ病院に在籍していることが多く，病院とその環境について熟知しているため，災害時における院内の診療エリアの運営に適している。

また，看護管理者は，日常的に院内の診療エリアの運営や病床管理にあたっているため，その全般的な統制を図ることができる。スタッフを人員配置し，役割を任命し，その対応の報告・連絡・相談からケアの評価・修正を行い，病院統括者への報告の元，24時間体制で適切な看護ケアが継続できる責任を負うことが望まれる。

文献

1) 日本医療機能評価機構医療事故防止事業部：医療事故情報収集等事業 2021 年年報，日本医療機能評価機構，2022.
2) 日本医療機能評価機構：医療事故情報収集等事業，医療安全情報集，No.135「スタンバイ」にした人工呼吸器の開始忘れ（第2報），2019，p.92-93.
3) 医薬品医療機器総合機構：PMDA 医療安全情報；No.21 輸液ポンプの流量設定時の注意について，2011.
4) 日本医療機能評価機構：医療安全情報集；No.95 セントラルモニタの送信機の電池切れ，2015.
5) 前掲書 4).
6) 日本赤十字社：患者取り違えに関連した医療事故の概要：輸血関連，輸血情報 0910-122，2009.
7) 前掲書 1)，p.24.
8) 日本医療機能評価機構：医療安全情報；No.121 経鼻栄養チューブの誤挿入，2016.
9) 日本医療安全調査機構：医療安全情報；No.3 在宅における胃瘻カテーテル交換時のリスク，2013.
10) 日本医療機能評価機構：医療安全情報集；No.85 移動時のドレーン・チューブ類の偶発的な抜去，2015.
11) 日本医療機能評価機構：医療安全情報；No.130 中心静脈ラインの開放による空気塞栓症，2017.
12) 日本医療機能評価機構：医療安全情報集；No.105 三方活栓の開閉忘れ，2019.
13) 日本医療機能評価機構：医療安全情報集；No.3 グリセリン浣腸実施に伴う直腸穿孔，2011.
14) 日本医療機能評価機構：医療安全情報；No.157 立位でのグリセリン浣腸による直腸損傷，2019.
15) 前掲書 14).
16) 前掲書 14).
17) 日本医療機能評価機構医療事故防止事業部：医療事故情報収集等事業第 13 回報告書，2008，p.142.
18) 日本医療機能評価機構：医療安全情報；No.162 ベッドへの移乗時の転落，2020.
19) 日本医療機能評価機構：医療安全情報集；No.5 入浴介助時の熱傷，2011.
20) 日本医療機能評価機構：医療安全情報集；No.17 湯たんぽ使用時の熱傷，2011.
21) 日本医療安全調査機構：医療安全情報；No.46 清拭用タオルによる熱傷，2019.
22) 前掲書 20).
23) Gunn, S.W.A 著，青野允訳：災害医学用語事典；和・英・仏・西語，へるす出版，1992.
24) Advanced Life Support Group，MIMMS 日本委員会監訳：Hospital MIMMS 大事故災害への医療対応；病院における実践的アプローチ，永井書店，2009.

参考文献

- 医薬品医療機器総合機構：PMDA 医療安全情報；No.34 グリセリン浣腸の取扱い時の注意について，2012.
- 医薬品医療機器総合機構：PMDA 医療安全情報；No.42 経鼻栄養チューブ取り扱い時の注意について，2014.
- 企業等の事業継続・防災評価検討委員会（内閣府防災担当）：事業継続ガイドライン；わが国企業の減災と災害対応の向上のために（解説書），2007.
- 厚生省：災害時における初期救急医療体制の充実強化について，厚生省健康政策局長通知（健政発第 451 号），1996.
- 厚生労働省：報告事例情報分析集；事例 418 複数の輸液ポンプ使用中のラインの誤接続，2003.
- 佐々木勝：災害発生時の集中治療室の役割，ICU と CCU，37（3）：183-189，2013.
- 日本医療安全調査機構：医療安全情報；No.3 在宅における胃瘻カテーテル交換時のリスク，2013.
- 日本医療機能評価機構：医療事故情報収集等事業医療安全情報集，No.1〜No.50（平成 18 年 12 月〜平成 23 年 1 月），2011.
- 日本医療機能評価機構：医療事故情報収集等事業医療安全情報集；No.51〜No.100（2011 年 2 月〜2015 年 3 月），2015.
- 日本医療機能評価機構：医療事故情報収集等事業医療安全情報集；No.101〜No.150（2015 年 4 月〜2019 年 5 月），2019.
- 日本医療機能評価機構医療事故防止事業部：医療事故情報収集等事業第 42 回報告書（2015 年 4 月〜6 月），2015.
- 日本医療機能評価機構医療事故防止事業部：医療事故情報収集等事業第 45 回報告書（2016 年 1 月〜3 月），2016.
- 日本医療機能評価機構医療事故防止事業部：医療事故情報収集等事業第 61 回報告書（2020 年 1 月〜3 月），2020.
- 日本医療機能評価機構医療事故防止センター：医療事故情報収集等事業第 5 回報告書（2006 年 1 月〜3 月），2006.
- 日本看護協会医療・看護安全対策室：シリンジポンプの取り扱いによる事故を防ぐ，医療・看護安全管理情報 No.10，協会ニュース，vol.427，2003.
- 日本集団災害医学会監：DMAT が実施する診療，DMAT 標準テキスト，へるす出版，2011，p.195-248.
- 日本集中治療医学会危機管理委員会：災害時対応と準備についてのガイダンス，2018. http://2020ac.com/documents/ac/04/5/4/2020AC_JSICM_ICU_20181105.pdf（最終アクセス日：2020/3/14）
- 日本集中治療医学会危機管理委員会：集中治療室における危機管理体制の現状；全国調査，日本集中医学会雑誌，18（1）：119-125，2011.
- 本間正人，他：BCP の考え方に基づいた病院災害対応計画作成の手引き，平成 24 年度厚生労働科学研究費補助金（地域医療基盤開発推進研究事業）「東日本大震災における疾病構造と死因に関する研究」，2013.
- Sprung, C. L., et al.：Recommendations and standard operating procedures for intensive care unit and hospital preparations for an influenza epidemic or mass disaster, Intensive Care Med, 36（Suppl 1）：S4-10, 2010.

第 3 章

医療安全とコミュニケーション

この章では

- 医療安全における患者・家族と医療者間のコミュニケーションの重要性を説明できる。
- コミュニケーションエラーによる医療事故の事例から適切な情報の伝え方を説明できる。
- コミュニケーションにかかわる人間の認知特性を説明できる。
- 医療者間のコミュニケーションでのエラー防止の具体的方法をまとめられる。
- 患者・家族を医療チームの一員として位置づけるコミュニケーションの方法を述べられる。

I 正確なコミュニケーションの重要性

様々な医療事故を分析してみると，「コミュニケーション」がうまくいかなかったことが発生要因としてあげられていることも多い。医療チームにおける円滑なコミュニケーションは，良いチームワークを維持し，質の高い医療を実践するためには欠かせない要素であり，医療安全の視点においても重要な意味をもつ。安全上必要な情報が正確に伝わらないことや，チームメンバーに共有されないことは，間違った医療行為や不適切な看護ケアにつながる可能性がある。

正確なコミュニケーションは，医療の安全性を高める要因の一つといえる。情報が正しく伝わるためには，「人間は誰でも間違える」という特性を理解して，伝える側も受け取る側も情報伝達のスキルを身に着けることが必要となる。

ここでは，人間が見たり聞いたりし，それを認識するときの曖昧さを理解し，医療現場における「コミュニケーションエラー」の課題と「正確なコミュニケーション」の重要性を，事例をとおして学ぶ。

1. コミュニケーションエラーによる医療事故

医療現場におけるコミュニケーションエラーにはどのようなものがあるか，医療事故の事例を用いて考えてみよう。

1 情報が正しく伝わらない

❶聞き間違えの事例①

医師：ラシックス®を半筒（ハントウ）静脈注射で投与してください。
看護師：ラシックス®3筒（サントウ）ですね。

医師は利尿薬の「ラシックス®」注射薬をアンプルの1/2量投与するよう伝えたが，看護師には3アンプルと伝わった。看護師は復唱したが，医師はその間違いに気づかず，本来投与すべき量の6倍の薬剤が投与された。

▶ **防止対策**　口頭指示（口頭での伝達）は間違いが起こりやすいことを念頭に，数字や単位の言い方を統一する。「1/2アンプル」や「0.5mL（ミリリットル）」など，組織内で使用する共通の単位を決めておいたり，間違いが起こりにくい表現の工夫も必要である。

❷聞き間違えの事例②

臨床検査技師：高山律子（タカヤマリツコ）さん検査室にお入りください。
患者の片山悦子（カタヤマエツコ）さんが「はい」と立ち上がった。
臨床検査技師：高山さんですね。
患者（片山悦子）：はい。

臨床検査技師は，患者をフルネームで呼び入れたが，患者は聞き間違えた。自分のことだと思いこんだ患者は，臨床検査技師から「高山さんですね」と確認されても，その間違いに気づけなかった。

▶ 防止対策　患者の確認は「○○さんですね」と医療者から発信するのではなく「安全確認のためにお名前を言っていただけますか？」など，患者自身に名前をフルネームで言ってもらう。さらにネームバンドや診察カードなど，複数の方法で確認する対応が必要である。

2　必要な情報を伝えていない

❶必要な情報の省略の事例

医師：ドルミカム® 10ccにして持ってきて（1アンプル［2mL］を生理食塩水8mLに溶解し薄めて投与するつもり）。
看護師：（多いな？）ドルミカム® 10ccですか？
医師：そう，10ccにしてね。
看護師は，ドルミカム® 5アンプル（10mL）を注射器に吸引し医師に渡した。

医師は「にして」と言えば，いつもの決まった割合に薄めてくれるはずと思い込み，具体的な溶解方法の指示（情報）を伝えていないため，看護師は「にして」の意味を理解できずに薬剤を薄めず「原液で10mL必要」と理解した。

▶ 防止対策　誰にでも正しく内容が伝わるよう，必要な情報は省略しないで伝えることが重要である。

❷伝達忘れの事例

臨床検査技師より「血清カリウムの上昇があります。医師に伝えてください」と電話連絡があったが，看護師は医師に伝えるのを忘れ，対応が遅れた。

電話を受けた後，医師を探したが，医師は処置中であった。看護師は医師には処置が終わってから伝えようと思い，ほかの業務を行うことにした。業務に追われるうちに忘れてしまった。

▶ 防止対策　検査室から直接医師へ連絡してもらうルールや，メモを使うなど忘れない工夫が必要である。

3　間違った解釈

❶間違った解釈の事例

医師は内視鏡を喉まで挿入したが，反射が強く胃までは進めず，予定の検査を行えず，検査を終了した。
医師：（予定した胃の）検査はしていないよ。
看護師：わかりました（検査を実施しなかったのか，ではこの内視鏡はそのまま別の患者に使っていいのだな）。

看護師は「検査をしていない」と聞いたので，内視鏡自体を使用していないと解釈した。そのため，患者の喉まで挿入した内視鏡を洗浄・消毒しないで別の患者に使用した。

▶ 防止対策　医師が「喉までは挿入した」ことを省略しないで伝えると同時に，看護師も「この内視鏡は使っていないのですね」とか「では，この内視鏡は消毒しないでよいですね」など，自分がどのように理解したのかを表現することが必要である。

❷間違った解釈／必要な情報の省略の事例

> 看護師は当直医師より口頭で「塩化ナトリウム 10%，20mL 投与」の指示を受け実施した。その後，研修医が来たためオーダー端末に口頭で受けた指示の入力を依頼した。
> **看護師**：口頭で塩化ナトリウム 10%，20mL の指示をもらいました。この指示を打ってください（オーダー端末に指示をキーボードで打ち込んでください）。
> **研修医**：わかりました（塩化ナトリウム 10%，20mL を注射するのだな）。

看護師は，口頭指示であったため，実施済みの指示をオーダー端末に入力してほしいと依頼したつもりであったが，研修医は「注射を打つ」と解釈し，患者に静脈注射をした。その結果，患者には2倍量の薬剤が投与された。

▶ 防止対策　看護師は「注射はすでに実施済みだが，口頭指示のため，オーダー端末に指示の入力をしてほしい」という具体的な依頼内容を省略せず伝え，「打つ」などの曖昧な表現は避けるべきである。また研修医も「注射を実施するのですね」など，自分が理解した内容を言葉にして看護師に確認する必要がある。

2. コミュニケーションエラーにかかわる人間の認知的特性

コミュニケーションエラーが生じる要因には，人間の認知的特性が影響していることが多い。そのため人間の認知的特性を知ることは，情報伝達の間違いを防ぐためにも重要である。

1　周囲の状況に左右されやすい

人間は，日常生活の多くの場面では一つ一つの情報を積み上げて論理的に判断するよりも，直感的に判断することも多い。「ぱっと見」「ちょっと聴き」で頭に浮かんでくるような直感的な思考は，その時の周囲の状況や自分の経験，直前の行為など，多くのバイアスに左右される不確かな思考である。そして，人はこの不確かな直観にたびたび左右されることがある。たとえば図3-1に示したように実際にはまったく同じ長さに書かれた線が，矢印の向きによって長く見えたり，短く見えたりする。

2　聞き間違える

医療現場には「似た名前の薬剤」や「似た名前の患者」など多くの類似した情報があふれている。それらの一つ一つを注意深く正しく発信し，正しく受けとることが必要である。人間の直感に頼った聞き方をしていると，周囲の状況やその時の自分の興味に影響されて

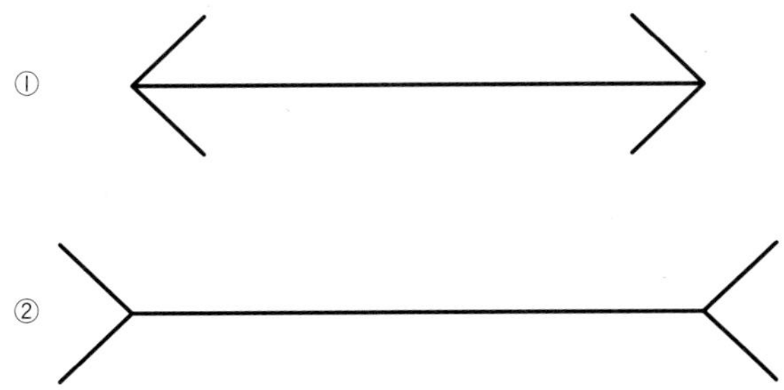

人間の認知には周りの状況に左右されやすいという特性がある。たとえば図のように同じ長さの線でも，矢印が内側を向いている①のほうが，矢印が外側を向いている②より短く見えるという錯覚を起こす。周りの条件によって異なって見えるのである。

図3-1 人間の認知の特性

「タカヤマ」さんが「カタヤマ」さんと聞こえたり，「サントウ」と「ハントウ」のように重要なことを聞き間違える可能性がある。

3 思い込みがある

医療事故の当時者が記載する「医療事故報告書」には，医療事故の要因として「思い込み」を報告してくる場合も多い。人間の脳は周囲のすべての情報をありのままに取り込んでいるわけではなく，膨大な外界からの情報を上手に取捨選択しながら取り入れている。自分にとって重要な情報に注意が向くと，そうでない情報は捨てさられてしまう。このような認知的特性がコミュニケーションエラーを引き起こすことがある。

たとえば「点滴をつないでおいて」と依頼された医師が，処置台に準備されていた点滴を投与したが，別の患者に準備されたものだった。その医師は，そこにあるものは自分が指示された患者のために準備されたものだと思い込み「点滴の患者名の確認をしなかった」といった事例である。

4 正常化の偏見（こじつけ解釈）

人間の脳は矛盾を嫌い，安定を好む傾向がある。情報に矛盾があると不安になるため矛盾の生じないように，うまく説明できる物語をつくって（理由を勝手にこじつけて）安心しようと働くことがある。

たとえば「ドルミカム® 10ccにして持ってきて」と指示された看護師は一瞬「多いな？」と不安になり「ドルミカム® 10ccですか？」と確認したが，「そう，10ccにしてね」と再度指示されたため「にして」の意味には気づかず「一度確認したから大丈夫なのだろう」と判断し，薬剤を薄めずに原液で10mLと理解するといった事例である。

過去に起きた手術時の患者を間違えた医療事故では，術前の診察時の患者とは違う状況があったが，「歯がない」→「入れ歯ではずしてきたのか」，「髪が黒くて短い」→「散髪をして染めたのだろう」など，自分の感じた情報の矛盾を理由をつけて納得してしまい，間違いを止められなかったことが知られている。

5 忘れる（記憶には限界がある）

人は忘れる動物であるといわれる。記憶を維持するには限界があるし，新たな情報，刻々と変化する状況により簡単にすり替えられる。重要な情報を「この作業を終えた後で伝えようと思っていたが忘れた」などということは，誰もが思い当たることではないだろうか。

II 医療事故防止のための他職種とのコミュニケーション

医療チームが効果的に連携・協働することは，医療の質や安全性に大きく影響する。特に看護師は，患者への直接的ケアだけでなく，診療から退院後の療養に至るまで様々な領域で幅広く活動をしており，医療チームの調整役として，あるいはコミュニケーションの要（かなめ）として重要な役割を期待されている。

ここでは多くの職種が協働する医療現場のコミュニケーションの特徴を理解し，エラーを防止するための方法を学ぶ。

1. 医療現場のコミュニケーションの特徴

1 多くのスタッフと多くの職種の協働

医療現場では，医師や看護師以外にも，看護補助者，薬剤師，理学療法士，栄養士，調理士，放射線技師，臨床工学技士，臨床検査技師など，資格をもった多くの専門職が働いているが，事務員，清掃担当者，検体や物品の搬送担当者など，医療者に限らず様々な職種のスタッフも連携・協働し，それぞれの専門スキルを発揮しながら患者のサポートを行っている。さらにその目的に合わせて，たとえば栄養サポートチーム（NST），褥瘡（じょくそう）対策チーム（PUT），呼吸サポートチーム（RST），感染対策チーム（ICT），救急医療チーム（MET）など，多くの医療チームが活動している（図3-2，表3-1）。

患者が来院してから帰るまで，今や複数の職種のスタッフの連携や協働なしには医療は成立しない。知識や専門性の違う職種間のコミュニケーションにおいては，認識や理解にギャップが生じる可能性があることを認識する必要がある。同じ職種間では当然と思い使用されている言葉が，別の職種には理解できない可能性もある。事務員，看護補助者，掃除の担当者など，特に医療者以外の職種とのコミュニケーションでは，伝える相手の状況を理解して，正しく，誰にもわかる言い方を選ぶことや，伝わるための説明のしかたなど

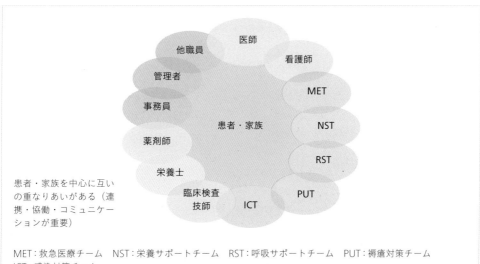

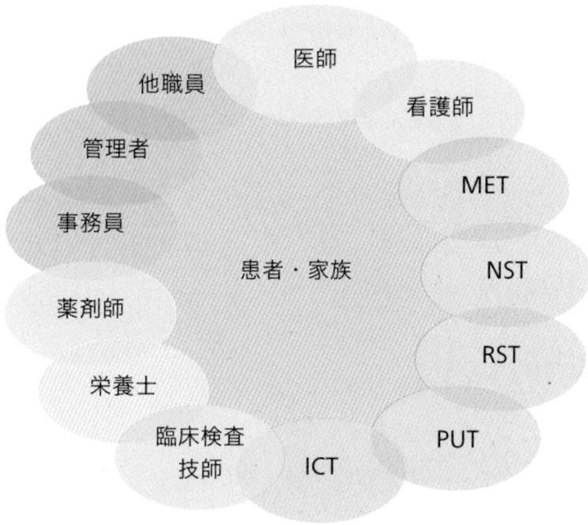

患者・家族を中心に互いの重なりあいがある（連携・協働・コミュニケーションが重要）

MET：救急医療チーム　NST：栄養サポートチーム　RST：呼吸サポートチーム　PUT：褥瘡対策チーム
ICT：感染対策チーム

図3-2 医療チームのイメージ

表3-1 主な医療チーム

救急医療チーム（Medical Emergency Team；MET）	予期せぬ心肺停止などの院内救急発生時に，集中治療や救急の医師を中心として，気管挿管や薬物投与などの救命処置や重症管理を行う。
栄養サポートチーム（Nutrition Support Team；NST）	治療の効果や合併症の発生に影響する栄養障害を予防・改善するために，患者の栄養状態を把握し，適切な栄養ケアが実施されるよう提案・指導を行う。
呼吸サポートチーム（Respiration Support Team；RST）	人工呼吸療法，酸素療法，気道管理などの呼吸ケアを受けている患者に対し，人工呼吸器の設定や離脱の促進，合併症の予防，適切な排痰援助や呼吸ケアに関する助言や提案を行う。
褥瘡対策チーム（Puressure Uler Care Team；PUT）	患者の褥瘡発生の危険因子を評価し，褥瘡の予防や早期発見，回復促進のために，マットレスの選択や体位の調整，除圧の方法やスキンケア，栄養改善（NSTとの連携），治療法の提案などを行う。
感染対策チーム（Infection Control Team；ICT）	院内感染の予防，拡大防止のために，院内における感染症の発生状況を調査，集計，分析（サーベイランス）し，問題点を抽出して，感染対策の立案，実践の評価などを行う。

の気づかいも忘れてはならない。

2 24時間絶え間なく引き継がれる業務

救急外来や入院病棟などは24時間体制で勤務のシフトが組まれている。各勤務帯の医療者から次の勤務帯の医療者へ，「申し送り」や「引き継ぎ」により業務は途切れることなく継続される。さらには患者のもとに医療が届くまでに，様々な職種の複数のスタッフがかかわっている（図3-3）。介在する人が増えるほど，引き継ぐ回数が増えるほど，間違いが起きる可能性は増える。すべての職種，すべての情報伝達の場面において，情報伝達のエラーが起こる可能性がある。

また，絶え間なく引き継がれる情報は，直接的な「引き継ぎ」だけでなく，カルテ，看

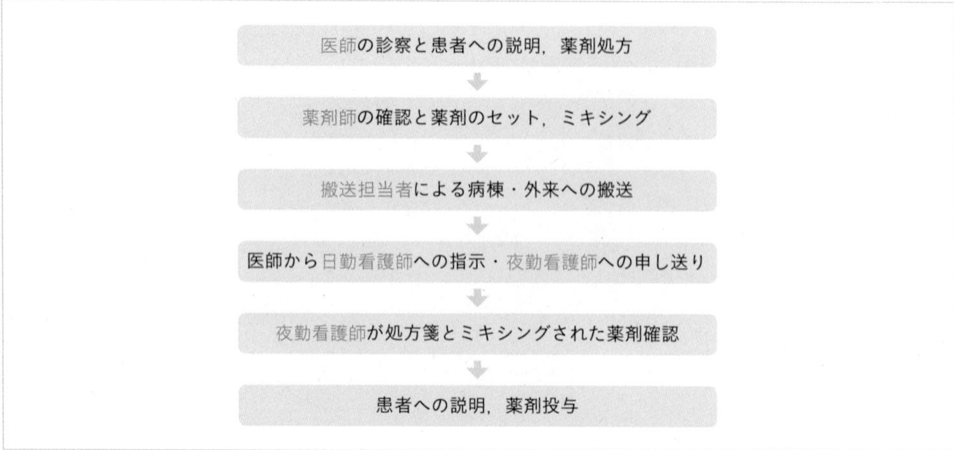

図3-3 医療には複数の職種・人がかかわる（薬剤投与の例）

護記録，帳票類などの書類，あるいはワークシート，ホワイトボード，メモ，食札，処方箋など様々な形のものがある。これらの文字情報もまた医療チーム間の情報伝達・情報共有のための重要なツールである。それぞれに記述の間違いや，誤解を生じやすい記載，不十分な記載がないよう注意が必要である。

3 多重課題となる業務が求められ絶え間なく変化する環境

看護師は複数の患者に対する複数の業務を，時間と優先順位を考えながら実践している。しかし，どんなに綿密に業務計画を立てていても，患者の病態変化や救急患者の対応など，想定外のことは起こり得る。また患者の病態の変化によって，共有すべき情報も常に変化していく。

救命のための蘇生活動など，緊急時の緊迫した状況は，心理的にも時間的にも強いプレッシャーがかかる。そのような状況では，情報の発信者も受信者も互いに不正確なやり取りになりやすい。しかし，そのようなときこそ，正しい情報を共有して，正確な「指示出し」「指示受け」を行い，医療を実践することが求められる。

忙しく刻々と変化する医療現場の環境においては“予想外のことが起きる”ことを前提にした，医療技術や連携方法のシミュレーション・トレーニングなどを行い，日頃から準備しておくことが必要である。

4 小さな情報伝達の失敗が患者の生命を脅かす

多くの人がかかわるほど，それぞれの場面において情報を正しく共有することが必要であり，医療に携わる一人一人の正確・円滑・効果的なコミュニケーションスキルが求められる。

伝言ゲームを想像してみよう。列の先頭の人に言葉（メッセージ）を伝え，それを最後の人にまで伝えていくと，最後の人に伝わった言葉（メッセージ）が先頭の人に伝えた言葉と一致することは難しく，まったく別の内容となって伝わっていることも珍しくない。そして，このゲームに参加する人が増えるほど，正確な情報は伝わりにくくなる。コミュニケーションの困難さを体験できるゲームである。

多くの人間が複雑にかかわり合う医療現場においては，正しい情報の共有が必要である一方，多重課題が課せられる忙しい環境であり，まさしく「間違いが起こりやすい危険な環境」であるといえる。ゲームであれば笑い話として楽しく終わることができるが，医療現場のコミュニケーションエラー，つまり情報伝達の失敗は患者の生命を脅かすことに直結することを忘れてはならない。

患者の治療に関することで，「あのとき，情報が伝わっていれば……」「あと一言，確認しておけば……」「記載忘れがなければ……」など，後悔するようなことは，何としても防ぎたいものである。私たちは人の生命にかかわる看護師という職業についていることを認識し，同様に医療の現場を仕事の場に選んだすべての職種がその責任を重く受け止め，不十分なコミュニケーションによる「間違い」を起こさないための知識とスキルを身につけなければならない。

2. エラーを防止するためのコミュニケーション

医療チームのメンバーが，それぞれ効果的なコミュニケーションを意識することで，多くの医療事故を防止することができる。近年，医療安全活動においてTeam STEPPS®（チームステップス）*というプログラムが注目されている[1]。これは，アメリカ医療研究・品質管理機構（Agency for Healthcare Research and Quality；AHRQ）とアメリカ国防省によって開発されたもので，良好なチームワークを形成して，医療の質を高めたり，医療事故の減少につなげるための行動ツールがまとめられている。ここではコミュニケーションエラーの防止対策において参考となるものを紹介する。

1 確実で効果的なコミュニケーションの4つの要件

自分の目線（ものの考え方や感じ方）だけで一方的に情報を伝達しては，効果的なコミュニケーションにはならない。相手に正しく伝わるように配慮して発信する必要がある。確実で効果的なコミュニケーションの要件としては，①完全であること，②明確であること（理解しやすいこと），③簡潔であること，④タイムリーであること，の4つがあげられる（図3-4）。

2 復唱確認（チェックバック）

申し送りの際，あるいは電話での口頭指示の際など，受信者が指示や伝達の内容を繰り返すことは一般によく行われている。医療現場においては，聞き間違いや勘違いが患者の

＊ **Team STEPPS®（チームステップス）**：Team Strategies and Tools to Enhance Performance and Patient Safetyの略。医療のパフォーマンスと患者安全を高めるためにチームで取り組む戦略と方法。

完　全	・関連するすべての情報を伝える ・相手はわかっているだろうなど，自分の基準（常識）で，伝える内容を省略しない
明　確	・はっきりと理解されるように情報を伝える ・相手に誤解されないよう伝える
簡　潔	・簡潔に情報を伝える ・情報を整理して，項目立ててまとめる
タイムリー	・適切な時間に情報を提供したり，情報を求める

出典／東京慈恵会医科大学附属病院医療安全管理部編：チームステップス［日本版］医療安全；チームで取り組むヒューマンエラー対策，メジカルビュー社，2012，p.104．より改変．

図3-4　効果的で確実なコミュニケーションの条件

チェックバックをした場合

医　師：Aさんにラシックス® 10mg静脈注射してくれる？
看護師：はい，チェックバックします。Aさんにラシックス® 10mg静脈注射ですね
医　師：そうです，よろしくお願いします

チェックバックをしない場合は発信者が要求する

医　師：Aさんにラシックス® 10mg静脈注射してくれる？
看護師：わかりました（←確認不十分）
医　師：確認のために，チェックバックしてくれる？
看護師：はい，チェックバックします。Aさんにラシックス® 10mg静脈注射ですね
医　師：そうです，よろしくお願いします

図3-5　チェックバックの例

生命を脅かす危険があるため，「わかりました」で終わるのではなく，復唱確認（チェックバック）の習慣を身につけておく必要がある。受信者が繰り返すだけでなく，繰り返された内容を発信者が再確認し，伝えたかった情報が正しく伝わったことを確認する（図3-5）。

復唱前に「繰り返します（チェックバックします）」と発言したり，相手が復唱しなかった場合には発信者から「復唱（チェックバック）をお願いします」と言うことで，相手に注意を向けさせ，確実な確認行為につながる効果もある。

3　最低2回は確認する・もう一度言ってみる（2チャレンジルール）

医療安全上の問題に気づいたり，相手の行動や説明に納得がいかない場合には，一度であきらめずに，最低2回は主張してみようというのが「2チャレンジルール」である。もしかしたら，自分の言ったことが正しく伝わっていないのかもしれないし，よく聞こえていなかったのかもしれない。その際には情報を追加したり言い方を変えて，相手が正しい判断ができるよう工夫したい（図3-6）。

医　師：看護師さん，ドルミカム® 10ccにして持ってきて！
看護師：（あれ？多いのではないかな）あの……，ドルミカム® 10ccですか？
医　師：そうです。10ccにして，早く持ってきて！
看護師：（この量だと不安だ！気になったことは言わないといけないな。2チャレンジルールだ。もう1回聞いてみよう）
ドルミカム®原液を10ccですか？（多いと思うのですが……）
医　師：いやいや，違うよ「10ccにして」というのは，ドルミカム® 1アンプル（2mL）を生食（生理食塩水）8mLに溶解して薄めて，トータル10ccにして持ってきてという意味だよ！

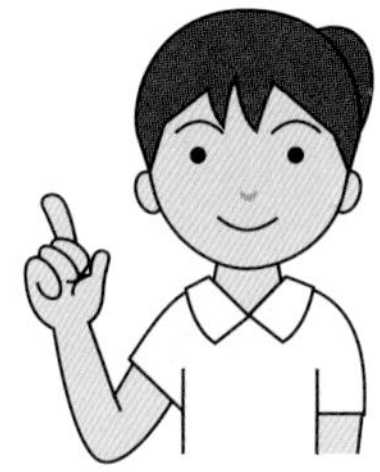

図3-6 2チャレンジルールの例

4　情報を整理して簡潔明瞭に伝える（SBAR）

看護師は患者の状態を的確にアセスメントし，その情報を医師へ伝える役割がある。適切に情報を伝え，医師から適切な判断と指示を得るために，SBAR（エスバー）というスキルがある。

これは伝えたい内容を，状況（Situation），背景（Background），考察（Assessment），提案（Recommendation）の順番で伝えるというものである。各要素の英単語の頭文字をとってSBARとよばれている。この4つの要素と順番を意識することで必要な内容を，簡潔明瞭に，漏れなく伝えることができる（図3-7）。

5　緊急時には大きな声で発信する（Call Out）

患者の状態が急変して救命活動が行われるなどの緊急事態の現場では，医療者一人ひとりが自分の役割を判断し，効果的に行動することが求められる。そのような現場での医療

状況 Situation	・患者に何が起こっているか Aさんが息切れを訴え酸素飽和度90％です
背景 Background	・患者の臨床的背景は何か 2日前に骨盤部の手術をした62歳の女性で，昨日から左下肢の浮腫を認めていました
考察 Assessment	・問題に対する自分の考えは何か DVT（深部静脈血栓症）から肺塞栓を起こしているのではないでしょうか
提案 Recommendation	・問題に対する自分の提案は何か 採血やエコー（超音波検査）などで確認したほうがいいと思うので，すぐにきてもらえますか？

確実・効果的に伝達するため**状況・背景・考察・提案**を順番に明瞭に伝達する。

図3-7 SBAR（エスバー）

チームの情報共有のスキルとして，大きな声で全体に伝えるCall Out（コールアウト）といわれるスキルがある。

緊急時には「先生をよんでください」「救急カートを持ってきてください」「血圧は○○です」「挿管します」など，重要なことを大きな声で周囲に知らせ，協力を得ることも重要なコミュニケーションスキルであることを理解しておきたい。

6 チェックリストなどを活用した確実な引き継ぎ（ハンドオフ）

医療現場で頻繁に行われている「引き継ぎ」（ハンドオフ）は情報を正確に伝える重要な行為であるが，多くのエラーが生じやすい場面でもある。「検査結果が出ておらず，未確認であることが引き継がれなかった」とか「アレルギー情報を伝え忘れた」など，不十分な引き継ぎにより，正しい治療が受けられなかったり，患者にとって有害な事象が起きる可能性もある。

確実な引き継ぎのための工夫として「引き継ぎチェックリスト」や「情報端末」を利用することもよい方法である。「これくらいは言わなくてもわかっているだろう」とは考えず，重要事項を具体的に表現することや，相手が正しく理解したか重要なことは復唱確認（チェックバック）し，「ほかに聞きたいことはないか」と問いかけ，相手に確認のチャンスを与えることも重要である。

7 エラーの指摘をためらわない（気づきを発信する）

「人間は誰でも間違える」可能性をもっているが，実践に至るまでのプロセスにおいて，医療チームの誰かが「あれ？ 変だな」と疑問に思ったり，間違いに気づくこともある。通常，その気づきを発信し，確認することで間違いは未然に防止されるが，時には気づいていても指摘や確認ができない場合もある。発信しなかった理由には「指摘すべきとはわかっているが，人間関係の悪化が心配」「気になったが，確信がもてなかった」「もし間違っていたら恥ずかしい」「立場の違いがあって言いにくい（上司と部下，先輩と後輩）」「何か特別な理由があるのかもしれない」「私でなくても，ほかのだれかが言ってくれるだろう」など，様々な思いがあると考えられる。

しかし，患者の安全を第一に考えれば，これらの「気まずさ」や「ヒエラルキー（権威的勾配）」「無関心・無責任」の壁を乗り越える勇気をもつことも医療者としての責務である。その場合には，相手を否定するのではなく，気づきを教えて支援するアサーティブなコミュニケーションを心がけたい。“エラーを指摘することはチーム活動である”という認識が必要である。

III 医療事故防止のための患者とのコミュニケーション

患者・家族との正確なコミュニケーションは医療事故防止においても重要である。近年，患者・家族も医療チームの一員と考えて，積極的に自分の受ける医療行為への参加を促す「患者とのパートナーシップ」の重要性が強調されている。

1. 患者・家族へのわかりやすい説明

1 疾患・治療・検査などの説明

患者に医療チームの一員として参加してもらうためには，自分の病気に関する知識をもち，自分が受ける医療について理解してもらう必要がある。特に侵襲を伴う検査や治療においては，起こりうる合併症やリスクも理解したうえで，患者・家族に同意を得ることが必要である。そのためには患者・家族と医療者との間の知識や情報の格差を理解して，医療用語をできるだけ一般的な言葉を使って，わかりやすく説明する努力も求められる。また，患者には不安や動揺で落ち着いて医療者の説明を聞けない状況や，難しい言葉を使う忙しそうな医療者に気づかい質問しにくい状況のあることを，理解しておきたい。

患者・家族に，説明内容がわかりにくい場合や疑問を感じた場合には，遠慮なく質問してほしいことを伝えたり，聞きやすい雰囲気(ふんいき)づくりにも心がけたい。国立国語研究所は「病院の言葉をわかりやすくする提案」[2)]をホームページ上に公開している。たとえば「誤嚥(ごえん)」を患者に説明するには「食べたり飲んだりしようとしたときに，飲食物が食道ではなく気管に入ってしまうことです」というように具体的な説明のしかたが提案されており参考になる。

また，患者・家族への説明文書には，図や写真などを活用するとわかりやすくなる。

2 療養上の安全対策に関する説明

特に転倒・転落の事故防止は，患者・家族の理解や協力が不可欠である。看護師は介助が必要な患者には「トイレのときはナースコールを押してください」と伝えているにもかかわらず，「看護師を呼ばずに自力で動いて転倒した」といったケースは多い。

看護師を呼ばない理由として，「自分でできると思った」「自分が転ぶとは思わなかった」という過信や「看護師さんが忙しそうだから」「恥ずかしいから」などの遠慮や羞恥心も影響している。そのような患者の心理を理解し，安全のために呼んでほしいと伝えることや，患者の排泄タイミングをアセスメントし，看護師から排泄介助の声かけをするなどの配慮をしたい。

また，治療のために留置されるチューブやカテーテル類などは，抜去や接続はずれなどの医療事故が起きる可能性がある。患者が意識しないで動いたことが要因となることもあるため，からだの動かし方などを説明したり，カテーテル類が引っ張られないような工夫を患者と一緒に考えるなど，危険予防の情報を共有することも大切である。

2. 患者自身による医療行為の安全確認

患者間違いや検査・治療部位の間違い予防のために，患者にフルネームを言ってもらうことや，医療行為の実施直前に部位や内容などを確認して，患者自身に安全のチェック機構となってもらうことは大変効果的である。

患者とともに行う確認内容の例

- 氏名の確認（患者間違い防止）
- 手術・治療・処置の部位の確認（部位間違い防止）
- 自分が受けた検査結果の確認（検査結果の未確認・未伝達防止）
- 薬剤や食事の内容（指示や処方，配膳内容などの間違いの予防）

そのためには，医療者から患者へ「安全のために協力してほしい」ことを依頼して，どのような協力をしてほしいのか患者の理解を得る必要がある。そのための工夫として患者向けのリーフレット（図3-8），ポスター，DVDの活用などがある。

3. 患者からの情報の発信

患者が他院から処方されている薬剤やサプリメント，薬剤や食べ物でのアレルギー情報などは，患者自身が医療者に伝えなければならない情報である。薬剤の種類によっては，手術前に中止しなければならないものや，新たに処方する薬との組み合わせや量などの調整が必要となる場合もある。

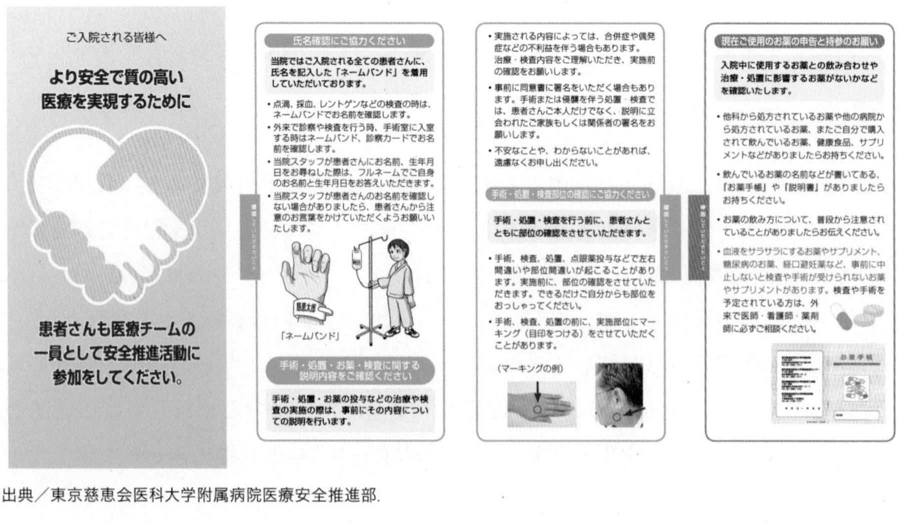

出典／東京慈恵会医科大学附属病院医療安全推進部.

図3-8 患者とのパートナーシップ（リーフレットの例）

医療者が患者にアレルギーのある薬剤や食品の情報を知らずにそれらを提供した場合には，アナフィラキシーショックなど重大な事故につながる恐れもある。患者が「聞かれなかったから言わなかった」ということがないように，それらの情報は必ず伝えてほしいことを医療者から発信することも重要である。患者が感じた疑問や不安を，いつでも気兼ねなく相談できたり，質問できるような環境をつくり，患者と医療者のよりよいコミュニケーションに努めることは，医療事故防止のみならず医療の質向上にもつながるものである。

文献

1） Agency for Healthcare Research and Quality：Team STEPPS®．http://teamstepps.ahrq.gov/（最終アクセス日：2020/3/15）
2） 国立国語研究所「病院の言葉」委員会：病院の言葉をわかりやすくする提案，2009．https://www2.ninjal.ac.jp/byoin/（最終アクセス日：2020/3/15）

参考文献

・河野龍太郎：医療におけるヒューマンエラー；なぜ間違えるどう防ぐ，第2版，医学書院，2014．
・相馬孝博：これだけは身に付けたい患者安全のためのノンテクニカルスキル超入門；WHO患者安全カリキュラムガイド多職種版をふまえて，メディカ出版，2014．
・種田健一郎，他：チーム医療とはなんですか？ 何ができるとよいですか？；チームSTEPPS（ステップス）：エビデンスに基づいたチームトレーニング，医療の質・安全学会誌，17（4）：430-441，2012．
・東京慈恵会医科大学附属病院医療安全管理部編：チームステップス［日本版］医療安全；チームで取り組むヒューマンエラー対策，メジカルビュー社，2012．
・東京慈恵会医科大学附属病院看護部・医療安全管理部：Team STEPPSを活用したヒューマンエラー防止対策；SBARを中心とした医療安全のコミュニケーションツール，日本看護協会出版会，2017．
・米国医療の質委員会・医学研究所，医学ジャーナリスト協会訳：人は誰でも間違える；より安全な医療システムを目指して，日本評論社，2000．
・山内桂子：医療安全とコミュニケーション，麗澤大学出版会，2011．
・World Health Organization，大滝純司，相馬孝博監訳：WHO患者安全カリキュラムガイド；多職種版2011，東京医科大学，2012．http://meded.tokyo-med.ac.jp/wp-content/themes/mededu/doc/news/who/WHO%20Patient%20Curriculum%20Guide_A_01.pdf（最終アクセス日：2020/3/15）

国家試験問題

1 A病院の組織図を図に示す。

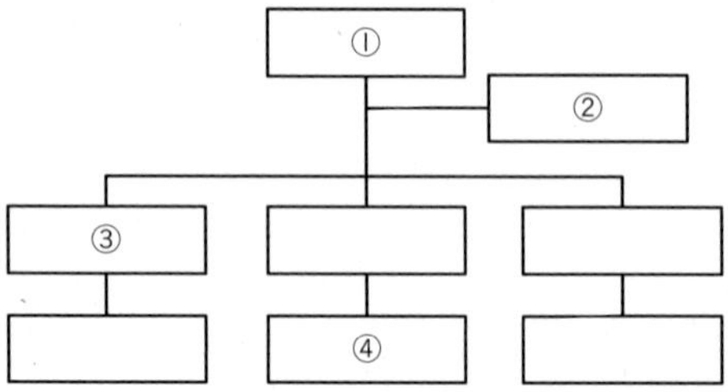

医療安全管理を担う部門が，組織横断的な活動をするのに適切な位置はどれか。

（107回 PM66）

1. ①　2. ②　3. ③　4. ④

2 医療法における病院の医療安全管理体制で正しいのはどれか。（108回 PM71）

1. 医療安全管理のために必要な研修を2年に1回行わなければならない。
2. 医療安全管理のための指針を整備しなければならない。
3. 特定機能病院の医療安全管理者は兼任でよい。
4. 医薬品安全管理責任者の配置は義務ではない。

3 医療過誤で誤っているのはどれか。（93回 AM38）

1. 何らかの不注意によって生じた事態をいう。
2. 業務上必要とされる注意を怠った場合に責任を問われる。
3. 刑事上，民事上および行政上の法的責任を問われる。
4. 法令上に明文化されていないものは責任を免れる。

4 医療現場における暴力について正しいのはどれか。**2つ選べ。**（106回 PM87）

1. 精神科に特有のものである。
2. 病室環境は誘因にならない。
3. 目撃者は被害者に含まれない。
4. 暴力予防プログラムに合わせて対処する。
5. 発生を防止するためには組織的な体制の整備が重要である。

国家試験問題 解答・解説

看護実践マネジメント 1 解答 2

×1：委任的リーダーシップは，部下に権限を委譲し，仕事遂行の責任を委ねるようなリーダーシップのあり方である。
○2：参加的リーダーシップは，考えを合議して決められるようチームメンバーに仕向けるというリーダーシップのあり方である。
×3：教示的リーダーシップとは，チームメンバーに具体的に指示し，事細かに監督するというリーダーシップのあり方である。
×4：カリスマ的リーダーシップとは，超人的な才能を保持するとみられるカリスマ型リーダーが，チームメンバーから大きな服従を得るというリーダーシップのあり方である。

看護実践マネジメント 2 解答 3

×1：患者受け持ち方式である。
×2：機能別看護である。
○3：プライマリナーシングである。患者との信頼関係を深めやすく，個別性に応じたケアが特徴である。
×4：チームナーシングである。

看護実践マネジメント 3 解答 1

○1：患者や家族は，医療チームの中心となるメンバーである。
×2：状況に応じて，チームリーダーになる職種は変わる。
×3：患者や家族の意思に基づき，メンバー全員で方針を決定する。
×4：リハビリテーションの実施は，理学療法士が主体となることもあるが，方針はメンバー全員で決定する。

看護実践マネジメント 4 解答 4

×1，2，3：いずれも必要な対策であるが，特定の状況にある看護師が対象であり，最優先とはいえない。
○4：1，2，3のどの状況にある看護師にとってもかかわる課題であり，最も優先されると考えられる。

看護実践マネジメント 5 解答 2

×1，3，4 ○2
バリアンスには「標準から逸脱した」「想定外」といった意味合いがある。クリニカルパスにおいては，パスの目標が達成されない状況を意味し，パスの改善に役立てる。

看護実践マネジメント 6 解答 3

×1，2，4 ○3
電子カルテは，患者の医療情報に素早くアクセスできる。また，多職種の認識や新しい情報が追加更新される。しかし，電子化された情報は，紙媒体に比べると容易に大量の情報が漏洩する可能性がある。そのため，扱い方を理解していることが重要となる。

看護実践マネジメント 7 解答 1

○1 ×2，3，4
看護基準とは，ケアの提供に際して何をどのように行うかの基準であり，各施設の看護ケアの質を保証するものである。

医療安全 1 解答 2

×1，3，4 ○2
院内全体の医療安全には，部門や職種を超えた組織横断的なシステム改善が必要となる。そのため院内の各部門や各職種の代表者から組織される部門が該当することになる。設問図では，複数の組織部門にまたがり編成される2が適切となる。

医療安全 2 解答 2

×1：安全管理の体制確保には，年2回程度の職員研修が，基準とされている。
○2：適切である。
×3：特定機能病院には，医療安全管理部門に医師または薬剤師を専従配置するよう定められている。

×4：病院等の管理者が安全管理体制を確保し，医薬品使用の安全な管理のために責任者を配置することは義務である。

医療安全 3 **解答 4**

○1，2：医療過誤とは，医療の過程において医療従事者が当然払うべき業務上の注意義務を怠り，患者に障害を及ぼした場合をいう。

○3：医療過誤では，刑事上，民事上，行政上の法的責任が問われる。

×4：法令に規定されていなくとも，道義上の責任を問われることになる。

医療安全 4 **解答 4，5**

×1：保健医療福祉現場のすべてを「暴力が発生する場所」ととらえる。

×2：暴力のリスク要因として，加害者に関するもの，被害者に関するもの，環境に関するものなどがある。また，病室環境も誘因になる。

×3：暴力は被害者だけではなく，すべての人に悪影響を及ぼす。加害者，目撃者などにも関係し，目撃者も被害者になり得る。

○4：暴力予防プログラムに合わせて対処することで，適切かつ，迅速な対応がなされる。これにより，被害を最小限に留めることができる。

○5：看護におけるリスクマネジメントは，医療安全に限定するものではない。様々なリスクについてマネジメントが求められており，暴力対策はそのなかの一つとして組織的に取り組むことが重要である。

索引

欧文

Act … 6
Action … 6
Airway … 35
Assessment … 224, 239
Background … 239
Breathing … 35
Call Out … 239
Check … 6
Circulation … 35
Command … 224
Communication … 224
Control … 224
CSCATTT … 224
DAR形式 … 118
Disability … 35
Do … 6
Exposure … 35
OFF-JT … 60
OJT … 60
PDCAサイクル … 6
PFM … 157
Plan … 6
Recommendation … 239
Safety … 224
SBAR … 239
Situation … 239
SNS … 128
SOAP … 118
SPD … 104
Team STEPPS® … 237
TQM … 179
Transport … 226
Treatment … 226
Triage … 224

和文

あ

アイデンティティ … 56
アウトカム … 147
アクシデント … 132, 164, 187
アクションカード … 227
アクセス管理 … 106
アサーティブ・コミュニケーション … 94
アサーティブな自己表現 … 94
アセスメントシート … 119
安全 … 224
安全機能付き針 … 49
安全使用推進室 … 172
安全な医療を提供するための10の要点 … 172
安全文化 … 179
暗黙知 … 67

い

意識 … 35
意識障害 … 217
意思決定 … 155
異常検出 … 169
異食 … 220
いのちを守り支える看護 … 99
医薬品管理 … 106
医薬品の安全管理体制 … 175
医療安全 … 89, 132, 164
医療安全管理委員会 … 177
医療安全管理指針 … 176
医療安全管理室 … 177
医療安全管理者 … 178
医療安全管理体制 … 175
医療安全情報 … 174
医療安全推進室 … 171
医療安全推進者 … 178
医療安全推進週間 … 170
医療安全推進総合対策 … 172
医療安全対策検討会議 … 172, 176
医療安全調査委員会 … 180
医療安全のしくみ … 137
医療介護総合確保推進法 … 145
医療過誤 … 132, 164
医療機関 … 143
医療機関における安全管理体制整備を徹底する施策 … 172
医療機器管理台帳 … 110
医療機器の点検 … 111
医療機器の保守点検 … 175
医療行為 … 74
医療行為の安全確認 … 242
医療事故 … 132, 164, 173
医療事故事例情報 … 173
医療事故対応委員会 … 180
医療事故調査委員会 … 180
医療事故調査制度 … 138
医療チーム … 30, 76
医療の質評価 … 147
医療費 … 143
医療必要度 … 122, 149
胃瘻カテーテル … 207
インシデント … 133, 164, 187
インスリン製剤 … 198
インターネット … 128
院内報告制度 … 178

う

ウイルス性疾患 … 46
ウォーターシール … 211
運動の習慣 … 43

え

影響緩和 … 169
栄養サポートチーム … 235
エラーの指摘 … 240
エラープルーフ化 … 168
エリクソン … 55

お

オプトアウト … 126
おぼれ … 217
思い込み … 233
温罨法 … 218
温度管理 … 106
温度板 … 119

か

カート交換方式 … 105
戒告 … 181
介護支援連携指導 … 156
介護保険制度 … 143
改善 … 6
外来診療録 … 20
外来場面における患者誤認 … 189
過失 … 181
家族 … 241
家族のサポート体制 … 17
家族の状況 … 17
過程 … 147
空の巣症候群 … 57
がん化学療法 … 196
環境側の要因 … 135

看護過程…6
看護管理日誌…120
看護技術力…133
看護記録…20, 118, 121
看護ケア提供システム…78
看護計画…118, 123
看護サマリー…100
看護実践…42
看護師の業務範疇…74
看護師の責任…100
看護小規模多機能型居宅介護…146
看護職のストレス…44
看護職の生活…42
看護職賠償責任保険制度…182
看護チームリーダー…79
看護の質の向上…124
看護判断力…133
看護必要度…122, 149
看護マネジメント…8
看護目標…14
観察項目…123
患者…241
患者安全推進年…170
患者確認の基本…187
患者確認システム…188
患者誤認…187
患者参画型のカンファレンス…97
患者志向…84
患者の安全…132
患者の状態の指標…150
患者用クリニカルパス…88
感情労働…44
感染対策チーム…235
カンファレンス…10, 95

き

既往歴…16
聞き間違え…230, 232
技術レベルの誤り…166
起訴…181
基礎情報…118
基礎データ…14, 20
気づき…240
気道…35
機能別看護方式…79
基本技術…32
基本的安全確認行為…187
キャリア…54
キャリアアップ…54
キャリアアンカー…58
キャリア開発…55
キャリア開発支援…59
キャリア開発プログラム…59
キャリア開発ラダー…62
キャリアサイクル理論…56
キャリアステージ論…56
キャリア発達…55
キャリア発達理論…59
救急医療チーム…235
救命…180
教育…167
共感疲労…44
胸腔ドレナージ…211
行政上の責任…181
行政処分…182
協働志向…84
業務改善…89
業務時間の管理…23
業務遂行状況…26
業務中断…33
業務停止…181
業務の可視化…39
業務の効率化…89
業務の所要時間…34
記録…27
記録係…98

く

苦痛…35
暮らしを守り支える看護…99
グリセリン浣腸…212
クリニカルインディケータ…121
クリニカルパス…88, 121, 147
クリニカルラダー…62
訓練…167

け

ケア計画…31
経過記録…20, 118
計画…6
経過表…20, 119
経管栄養…207
経時記録…20, 119
刑事事件…181
継続介入…156
経鼻栄養チューブ…207
刑法…181
血液製剤…109, 205
血液曝露事故…46
結果…147
結果回避義務…181
結果予見義務…181
血漿分画製剤…205
権威的勾配…135
原型評価表…149
健康管理…42
検査における患者誤認…191
検体採取…193
現病歴…15

こ

誤飲…220
抗がん薬曝露…47
攻撃的自己表現…94
考察…239
向精神薬…108
光線管理…106
構造…147
口頭指示…76
行動選択の天秤モデル…135
公判請求…181
高齢者…195
声出し…188
誤嚥…220
呼吸…35
呼吸サポートチーム…235
国民皆保険制度…142
心のゆとり…33
こじつけ解釈…135, 233
個人情報…125, 128
個人情報保護…128
コミュニケーション…230, 234
コミュニケーションエラー…230
コミュニケーションの技術…81
コミュニケーション力…134

さ

サービス担当者会議…96
災害医療…221
災害医療システム…222
災害救助法…223
災害拠点病院…223
災害対策…222
災害対策基本法…223
在庫管理…106
サイフォニング現象…201

サポート体制 … 17
サマリー … 118, 123
産科医療補償制度 … 175
三方活栓 … 211

し

ジェネラリスト … 67
司会者 … 98
時間 … 115
指揮 … 224
自己実現 … 55
事故抜去 … 208
自己抜去 … 208
事故防止 … 124
指示 … 74
指示受け … 74
システムズ思考 … 9
事前期待 … 8
事前の準備 … 26
持続可能な社会保障制度の確立を図るための改革の推進に関する法律 … 144
示談 … 181
実行 … 6
湿度管理 … 106
事務的作業 … 123
シャイン … 56
社会活動 … 18
社会資源 … 155
社会的状態 … 19
宗教 … 18
重症度 … 122, 149
主催者 … 98
手指衛生 … 47
手術場面における患者誤認 … 191
主訴 … 16
守秘義務 … 126
循環 … 35
生涯学習 … 66
生涯教育 … 66
状況 … 239
少子高齢社会 … 143
小児の患者 … 195
情報 … 116
情報化 … 114
情報(の)共有 … 74, 81
情報共有ツール … 89
情報収集 … 18
情報端末 … 240
情報伝達 … 224, 236
情報の一元化 … 123
情報の省略 … 231
情報量 … 114
情報漏えい防止 … 127
静脈ライン … 210
職員研修 … 178
職業 … 18
職業感染 … 46
食事 … 43, 219
職種構成志向 … 84
褥瘡対策チーム … 235
職場での暴力 … 49
叙述的記録 … 118
処置 … 180
視力障害者 … 195
シリンジポンプ … 201
人工呼吸器 … 199
新生児標識 … 188
人的資源 … 26
心電図モニター … 203
心理的状態 … 19
診療記録 … 20
診療所 … 143
診療録 … 20

す

水封 … 211
睡眠時間 … 43
スケジュール管理 … 22
ストラクチャー … 147
ストレス対策 … 43
ストレス反応 … 44
ストレスへの対処 … 44
ストレッサー … 43
スペシャリスト … 67
スリップ … 166

せ

生活パターン … 42
正常化の偏見 … 233
セキュリティ … 127
セクシュアルハラスメント … 51
接続の間違い … 210
接続部のはずれ … 210
セルフマネジメント … 7
専門看護師 … 67
専門資格制度 … 72
専門性志向 … 84

そ

総合的質経営 … 179
相談 … 39
ソープ形式 … 118
組織 … 4
尊厳を守り支える看護 … 99

た

退院後の生活 … 18
退院支援 … 154
退院支援計画 … 155
退院時共同指導 … 156
退院調整 … 154
退院調整看護師 … 155
体液曝露事故 … 46
体温環境 … 35
対人賠償 … 183
代替化 … 168
タイムアウト … 192
タイムスケジュール … 24, 26
タイムマネジメント … 7
多重課題 … 30, 236
多重課題遂行 … 32
正しい患者 … 194
正しい経路 … 194
正しい時間 … 194
正しい方法 … 194
正しい目的 … 194
正しい薬剤 … 194
正しい用量 … 194

ち

地域医療構想 … 145
地域医療支援病院 … 144
地域ケア会議 … 96
地域との連携 … 156
地域における医療及び介護の総合的な確保を推進とするための関係法律の整備等に関する法律 … 145
地域包括ケアシステム … 146
地域連携クリニカルパス … 92, 148
チーフセーフティマネジャー … 137
チーム医療 … 84, 155
チーム形成のプロセス … 93
チームナーシング方式 … 79
チームメンバー … 26
チームワーク … 93

知恵…116
チェックバック…237
知識…116
知識ベースの誤り…166
窒息…220
注意義務…181
注意力…167
注射薬…196
長期入院…195
調整役…98
調停…181
帳票…123
重複記録…123
治療…180, 226
治療計画…15

つ

2チャレンジルール…238

て

提案…239
定期点検…110
定数補充システム…105
データ…116
データベース…118
電子カルテ…123
電子保存の3原則…125
伝達忘れ…231
転倒…214, 217
転倒・転落アセスメントスコアシート…214
転落…214, 217

と

同一性…56
動機づけ…167
統制…224
同調行動…135
盗難…107
特定機能病院…143
特定行為に係る看護師の研修制度…69
特定行為を実施する認定看護師…70
特定認定看護師…70
トリアージ…224
トリアージタグ…225

な

内服薬…194
名前の確認…187
なりすまし防止…127

に

日常点検…110
日本医療機能評価機構…186
日本看護協会…182
入院期間…15
入院時サマリー…20
入院場面における患者誤認…190
入院目的…15
入浴介助中の医療事故…216
入浴介助中のインシデント…216
人間側の要因…135
認定看護師…69

ね

ネームバンドの活用…188
熱傷…216
ネットワークモデル…84, 87

の

ノンテクニカルスキル…187
ノンテクニカルスキルの構成要素…187

は

バーンアウト…44
ハイアラート薬品…106
背景…239
排除…168
配膳時における事故…219
配膳における患者誤認…191
媒体…114
ハイリスク薬品…106
ハインリッヒの法則…179
パタニティハラスメント…51
発達課題…55
発達段階…55
ハラスメント…51
パワーハラスメント…51
搬送…226
ハンドオフ…240

ひ

引き継ぎ…240
引き継ぎチェックリスト…240
非主張的自己表現…94
人による確認…167
ヒヤリ・ハット…133, 164, 187
ヒヤリ・ハットの事例…173
ヒューマンエラー…31, 134, 165
病院…4, 143
病院内物流管理…104
評価…6, 224
評価指標…11
標準予防策…47
病床機能の分化…145
病床機能報告制度…145
病診連携…144
病病連携…144
品質管理…106

ふ

ファシリテーション…97
ファシリテータ…98
フォーカスチャーティング…118
不起訴処分…181
復唱確認…237
服務規程…181
不正行為…125
物品供給システム…105
プライマリナーシング方式…79
フルネームによる患者確認…188
プロセス…147
プロセス管理…89

へ

ベナー…59

ほ

報告…39, 74, 180
放射線被曝…47
保健師助産師看護師法…181
保険診療…142
補助具…17

ま

マタニティハラスメント…51
マネジメント…4
マネジメントサイクル…6
マネジメントの役割…5
麻薬…107
麻薬及び向精神薬取締法…107

み

ミステイク…165
民事訴訟…181
民法…181

む

6つのR…193

め

メンタルヘルス…44

も

申し送り…21
燃え尽き症候群…44
目標管理…89
モジュール型継続受持方式…79
問題解決思考…9

や

夜勤…36

ゆ

有効期限管理…106
優先順位…23, 32, 34
輸液ポンプ…203
輸血…204
輸血手順…204
輸血用血液製剤…205
輸血療法…109
指さし呼称…188

よ

容易化…169
要配慮個人情報…126
要約…118
欲求阻止…56
与薬における患者誤認…190

ら

ライフサイクル…54
ライフサイクル理論…55
ライフステージ…54
ラプス…165

り

リーダーシップ…79
リスクマネジメント…165
略式命令請求…181
療養環境…154
臨床指標…121
倫理…128

る

ルールレベルの誤り…166

れ

レヴィン…134
連携・協働モデル…84, 87
連絡…39, 180
連絡モデル…84, 86

わ

ワークシート…120
和解…181
ワクチン接種…49
割り込み業務…34

新体系看護学全書

看護の統合と実践❶

看護実践マネジメント／医療安全

2009年1月20日　第1版第1刷発行　　定価（本体2,300円＋税）
2012年11月30日　第2版第1刷発行
2020年11月30日　第3版第1刷発行
2021年12月20日　第4版第1刷発行
2024年1月31日　第4版第3刷発行

編集｜小澤　かおり©　　〈検印省略〉
発行者｜亀井　淳
発行所｜株式会社メヂカルフレンド社

https://www.medical-friend.jp
〒102-0073 東京都千代田区九段北3丁目2番4号 麹町郵便局私書箱48号
電話｜(03) 3264-6611　振替｜00100-0-114708

Printed in Japan　落丁・乱丁本はお取り替えいたします
ブックデザイン｜松田行正（株式会社マツダオフィス）
印刷｜港北メディアサービス（株）　製本｜（有）井上製本所
ISBN 978-4-8392-3391-4　C3347　　000636-035

新体系看護学全書

専門基礎分野

人体の構造と機能❶ 解剖生理学
人体の構造と機能❷ 栄養生化学
人体の構造と機能❸ 形態機能学
疾病の成り立ちと回復の促進❶ 病理学
疾病の成り立ちと回復の促進❷ 微生物学・感染制御学
疾病の成り立ちと回復の促進❸ 薬理学
疾病の成り立ちと回復の促進❹ 疾病と治療1 呼吸器
疾病の成り立ちと回復の促進❺ 疾病と治療2 循環器
疾病の成り立ちと回復の促進❻ 疾病と治療3 消化器
疾病の成り立ちと回復の促進❼ 疾病と治療4 脳・神経
疾病の成り立ちと回復の促進❽ 疾病と治療5 血液・造血器
疾病の成り立ちと回復の促進❾ 疾病と治療6 内分泌／栄養・代謝
疾病の成り立ちと回復の促進❿ 疾病と治療7 感染症／アレルギー・免疫／膠原病
疾病の成り立ちと回復の促進⓫ 疾病と治療8 運動器
疾病の成り立ちと回復の促進⓬ 疾病と治療9 腎・泌尿器／女性生殖器
疾病の成り立ちと回復の促進⓭ 疾病と治療10 皮膚／眼／耳鼻咽喉／歯・口腔
健康支援と社会保障制度❶ 医療学総論
健康支援と社会保障制度❷ 公衆衛生学
健康支援と社会保障制度❸ 社会福祉
健康支援と社会保障制度❹ 関係法規

専門分野

基礎看護学❶ 看護学概論
基礎看護学❷ 基礎看護技術Ⅰ
基礎看護学❸ 基礎看護技術Ⅱ
基礎看護学❹ 臨床看護総論
地域・在宅看護論 地域・在宅看護論
成人看護学❶ 成人看護学概論／成人保健
成人看護学❷ 呼吸器
成人看護学❸ 循環器
成人看護学❹ 血液・造血器
成人看護学❺ 消化器
成人看護学❻ 脳・神経
成人看護学❼ 腎・泌尿器
成人看護学❽ 内分泌／栄養・代謝
成人看護学❾ 感染症／アレルギー・免疫／膠原病
成人看護学❿ 女性生殖器
成人看護学⓫ 運動器
成人看護学⓬ 皮膚／眼
成人看護学⓭ 耳鼻咽喉／歯・口腔
経過別成人看護学❶ 急性期看護：クリティカルケア
経過別成人看護学❷ 周術期看護
経過別成人看護学❸ 慢性期看護
経過別成人看護学❹ 終末期看護：エンド・オブ・ライフ・ケア
老年看護学❶ 老年看護学概論／老年保健
老年看護学❷ 健康障害をもつ高齢者の看護
小児看護学❶ 小児看護学概論／小児保健
小児看護学❷ 健康障害をもつ小児の看護
母性看護学❶ 母性看護学概論／ウィメンズヘルスと看護
母性看護学❷ マタニティサイクルにおける母子の健康と看護
精神看護学❶ 精神看護学概論／精神保健
精神看護学❷ 精神障害をもつ人の看護
看護の統合と実践❶ 看護実践マネジメント／医療安全
看護の統合と実践❷ 災害看護学
看護の統合と実践❸ 国際看護学

別巻

臨床外科看護学Ⅰ
臨床外科看護学Ⅱ
放射線診療と看護
臨床検査
生と死の看護論
リハビリテーション看護
病態と診療の基礎
治療法概説
看護管理／看護研究／看護制度
看護技術の患者への適用
ヘルスプロモーション
現代医療論
機能障害からみた成人看護学❶ 呼吸機能障害／循環機能障害
機能障害からみた成人看護学❷ 消化・吸収機能障害／栄養代謝機能障害
機能障害からみた成人看護学❸ 内部環境調節機能障害／身体防御機能障害
機能障害からみた成人看護学❹ 脳・神経機能障害／感覚機能障害
機能障害からみた成人看護学❺ 運動機能障害／性・生殖機能障害

基礎分野

基礎科目 物理学
基礎科目 生物学
基礎科目 社会学
基礎科目 心理学
基礎科目 教育学